Non sono venuto per insegnarti.
Sono venuto per amarti.
L'amore sarà il tuo maestro.

ULTERIORE MATERIALE DISPONIBILE

Scopri gli Antichi Segreti di Guarigione che Possono Cambiare la Tua Vita

Tu o qualcuno che ami avete un problema di tipo:
- ✓ Fisico
- ✓ Mentale
- ✓ Emozionale
- ✓ Spirituale

C'è qualcosa di cui soffri da anni e per la quale vorresti sollievo?
Nel nostro sito, al quale puoi registrarti GRATUITAMENTE, sono disponibili tutti i link, i video e il materiale citati in questo libro. Sono il mio regalo per te.
www.MyAncientSecrets.com/Belong

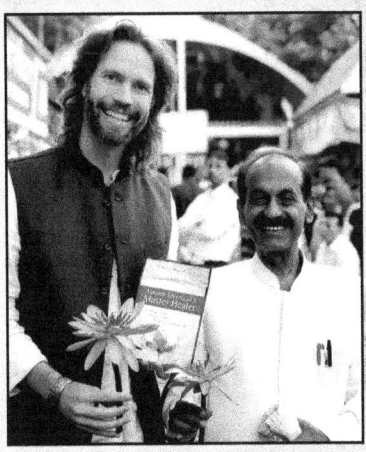

Il dott. Clint G. Rogers e ill dott. Naram

ISCRIVENDOTI GRATUITAMENTE scoprirai:
- ✓ Come ridurre istantaneamente l'ansia
- ✓ Come perdere peso e tenerlo sotto controllo
- ✓ Come rafforzare il sistema immunitario e migliorare il livello di energia
- ✓ Come alleviare i dolori articolari attraverso l'alimentazione
- ✓ Come scoprire lo scopo della tua vita
- ✓ E tanto altro ancora…

Avrai a disposizione i video correlati a ogni capitolo, che ti illustreranno i segreti contenuti in questo libro, così da poter aiutare te stesso e gli altri.
Potrai anche sperimentare una potente pratica, chiamata *"30 Giorni per Sbloccare il tuo Antico Potere Segreto"*. Durante questa esperienza scoprirai come mettere in pratica immediatamente gli antichi segreti di guarigione nella tua vita.
(NOTA: Quanto sopra riguarda contenuti di livello più avanzato non presenti nel libro).

Scoprili Ora su: MyAncientSecrets.com/Belong

Prefazione

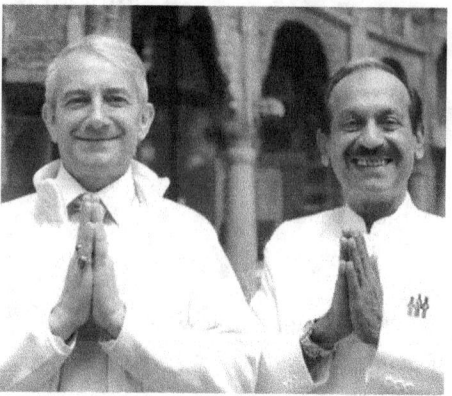

Sono felice e onorato di presentare l'edizione italiana di questo prezioso libro, tradotto con eleganza da un gruppo di dedicati volontari.

Ho conosciuto il dottor Naram nel 1994 quando, ancora studente della facoltà di Medicina e Chirurgia, lo incontrai in occasione di una conferenza che egli teneva a Bologna. Da allora sono sempre rimasto al suo fianco, seguendolo instancabilmente in India, in Nepal, in Europa e in America, condividendo con lui non solo le intense giornate dedicate alle visite dei pazienti ma anche momenti di vita e di quotidianità ricchi di insegnamenti e densi di profonda amicizia. È al dottor Naram che devo gli insegnamenti che mi sono di ispirazione e guida nell'esercizio della mia professione clinica di medico: vedere in ogni paziente una incarnazione divina, sentirsi onorati dalla possibilità di prestare aiuto ed evitare ogni pregiudizio rispetto alle richieste di guarigione del paziente che possono apparire difficili o addirittura impossibili.

In questo testo Clint G. Rogers, che conosco fin dall'inizio della sua avventura con il dottor Naram, ha saputo non solo raccogliere con grande accuratezza gli Antichi Segreti, ma ne ha colto l'essenza più vera e ha saputo renderli fruibili al lettore. Leggendo e mettendo in pratica i preziosi suggerimenti che egli descrive, ci accorgeremo di essere accompagnati in un percorso di evoluzione che partendo dal sapere e dal conoscere, passa attraverso il fare e il mettere in pratica, fino a raggiungere la realizzazione dell'Essere (i tre stadi del conoscere, del mettere in pratica ciò che si conosce e dell'Essere).

Il dottor Naram e gli Antichi Segreti ci forniscono gli strumenti per un percorso di salute, di ricerca e di evoluzione che origina dalla fondamentale domanda: "Che cosa voglio dalla Vita?" Come medico, credo che la Salute sia la cosa più importante di cui disponiamo per riuscire a gioire e godere pienamente di ciò che abbiamo ottenuto quale risposta a tale fondamentale domanda.

È incommensurabile la perdita che per me ha rappresentato quel 19 Febbraio 2020, in cui ho perso l'uomo Pankaj, padre, fratello, amico. Ma gli insegnamenti del dottor Naram sono ancora vivi: Egli che è vissuto per gli insegnamenti, rivive ora in questi.

Dott. Giovanni Brincivalli
Medico chirurgo specializzato in Ayurveda e Siddha Veda

"Dottor Giovanni, i pazienti sono importanti...
solo i pazienti sono importanti..."
-Dott. Naram

concorso di Mr. Mondo. Tutto ciò ha molto a che fare con un sistema di pensiero positivo e apprezzo molto il fatto che il dottor Naram mi abbia sempre dato soluzioni per avere un ottimo stato di salute e raggiungere i miei sogni in modo totalmente naturale, senza alcun elemento di tossicità." *

— Sadanand Gogoi (cinque volte vincitore di Mr. India, categoria Master)

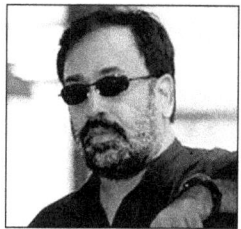

"Dopo averlo iniziato a leggere, non volevo più smettere! Questo libro rappresenta un ponte tra Oriente e Occidente, come già in passato aveva fatto *"Autobiografia di uno Yogi"*, e lo fa in un modo sincero, coinvolgente e rigenerante. Si diffonderà in tutto il mondo e toccherà milioni di vite, dato che la rivelazione degli antichi segreti da parte del dottor Naram è in grado di rivoluzionare il nostro credo in fatto di salute e di guarigione a un livello più profondo." *

— Pankuj Parashar (Artista, musicista e regista di Bollywood)

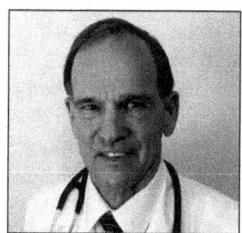

"Ogni medico che si è formato nella medicina allopatica occidentale ne apprezza i punti di forza ma ne comprende anche i limiti. Le teorie di Einstein hanno cambiato per sempre il nostro concetto di energia e di fisica. Al di fuori del nostro modo corrente di pensare si celano delle verità che vale la pena scoprire, così come vale la pena essere consapevoli che esistono dei forti condizionamenti impliciti quando si parla di medicina. L'apertura al patrimonio di conoscenze della medicina orientale, accumulate nel corso di migliaia di anni, offre alla medicina occidentale la possibilità di un completamento e di una espansione del suo campo di azione, con il risultato di una maggiore efficacia e di una maggiore capacità di guarigione. Questo libro, *Antichi Segreti di un Maestro Guaritore*, mi ha aperto la mente e spero lo faccia anche con voi, in un universo dove c'è ancora tanto da imparare e da cui trarre beneficio:" *

— Bill Graden, medico

Si prega di fare riferimento all'esclusione di responsabilità in ambito medico per i contenuti descritti nel presente libro.
Ulteriori importanti riferimenti per questo libro si trovano su MyAncientSecrets.com

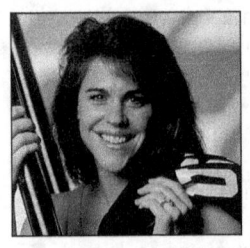

"Incredibile! Questo libro, *Antichi Segreti di un Maestro Guaritore*, rappresenta una sfida per il concetto stesso di vita e di salute che la maggior parte di noi ha. Ogni storia qui raccontata ha un impatto tale da cambiarci la vita. Nel leggere ogni singola pagina non posso fare a meno di pensare a quanto fortemente vorrei che mio figlio e le persone che amo potessero leggerlo." *

- Wendy Lucero-Schayes (Tuffatrice olimpica, nove volte campionessa nazionale statunitense)

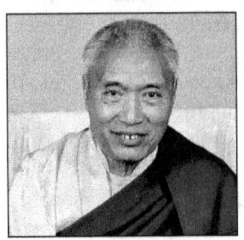

"Seguire i vecchi metodi tradizionali per la guarigione illustrati in questo libro è una cosa molto importante. Il dottor Naram è come una eminenza dei corretti metodi per produrre autentici antichi rimedi utilizzando ingredienti naturali, così da aiutare le persone a guarire in profondità senza riportare effetti collaterali o sviluppare altri disturbi. Io stesso ho sofferto di problemi gastrici, diabete e pressione alta. Ma dopo tre anni di trattamenti del dottor Naram sto molto meglio. Mi ha aiutato veramente tanto e ora mi sento decisamente bene." *

- Sua Eminenza Namkha Drimed Ranjam Rinpoche
(Capo Supremo della tradizione Ripa, Buddismo Nyingma Vajrayana)

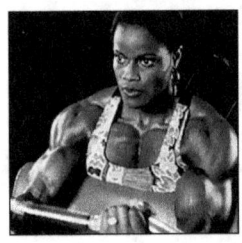

"Sono emozionata di poter condividere questi segreti con altre persone e più in generale per la diffusione in tutto il mondo del benessere portato da questa antica scienza di guarigione, perché so quanto ha aiutato me. Avevo dei fibromi e molte perdite di sangue, tanto da sentirmi fortemente anemica. I medici volevano asportarmi l'utero, ma io ero convinta che se è vero che il corpo crea dei problemi è anche vero che è in grado di guarire se stesso. Dopo aver incontrato il dottor Naram ho cambiato interamente dieta e ho iniziato ad assumere dei rimedi erboristici per aiutare il mio fisico a disintossicarsi e a rigenerarsi. Ora ho il piacere di dire che mi godo molto di più la vita. Non solo i fibromi sono scomparsi, ma anche le mie ginocchia, che si erano danneggiate dopo anni di culturismo a livello agonistico, stanno meglio! Occorre avere fede e cambiare l'atteggiamento mentale da ciò che era a ciò che è. Ma se hai un ardente desiderio, come diceva sempre il dottor Naram, puoi trasformare il tuo sogno in realtà." *

- Yolanda Hughes (culturista due volte vincitrice di competizioni internazionali)

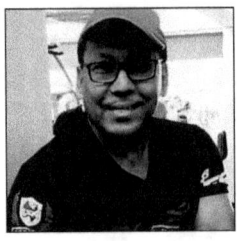

"La gente chiamava il dottor Naram in tanti modi, io lo chiamavo semplicemente il mio guru della guarigione. Da anni assumo i suoi rimedi erboristici per sostenere naturalmente i miei livelli di ormoni e di testosterone in particolare, eseguendo regolarmente le analisi del sangue per osservarne l'impatto, e mi sento in grande forma. A settantaré anni vado ancora in palestra e mi alleno per il

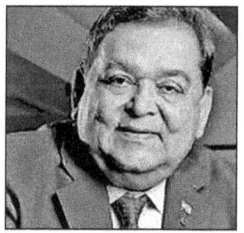
"Ho conosciuto il dottor Naram più di 30 anni fa e ho visto crescere in tutto il mondo la sua missione di diffondere la guarigione... sottolineando l'importanza degli antichi insegnamenti di guarigione per la società attuale. Egli ha portato al mondo le antiche pratiche di guarigione che erano andate disperse nel corso delle generazioni. Sono certo che via via che scoprirete perle di antica saggezza che potrete applicare alla vostra vita quotidiana, troverete questo racconto reale, narrato dal ricercatore universitario dottor Clint G. Rogers, davvero affascinante e fonte di ispirazione." *
- A.M. Naik (Amministratore delegato del Gruppo Larsen & Toubro, uno dei manager più rispettati in India e nel mondo)

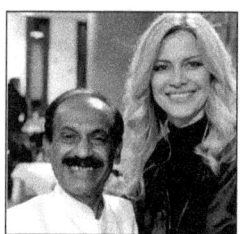
"Questo libro, *Antichi Segreti di un Maestro Guaritore*, è come un raggio di luce per tutte le persone. Me ne sono semplicemente innamorata. È così interessante e darà tanta speranza a chi ne ha bisogno. Non avrei mai voluto finirlo! Ho scoperto che imparare i segreti di Amrapali è d'obbligo. È senza dubbio uno dei miei libri preferiti." *
- Arianna Novacco (Rappresentante italiana per Miss Mondo, 1994)

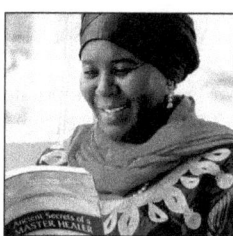
"Questo potente libro cambierà molte vite in giro per il mondo. Il Corano e l'Hadith, a proposito della salute, riportano la frase del Profeta Maometto (pace a Lui) che dice: "Dio non ha mandato alcuna malattia senza inviare anche una cura" (Hadith n.5354). Grazie agli antichi segreti descritti in questo libro tanti troveranno la cura adatta a loro! Prego affinché sempre più persone dedichino la loro vita a imparare e condividere questa antica scienza al fine di aiutare le persone in tutta l'Africa e nel mondo intero." *
- Sua Eccellenza dott.ssa Batilda Salha Burian (ex Ambasciatrice della Tanzania in Giappone, Australia, Nuova Zelanda e Corea del Sud

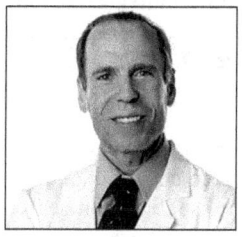
"Storie straordinarie di persone che sono guarite da ogni genere di malattia e di disturbo non costituiscono dei "miracoli" della medicina. Questi risultati sono infatti prevedibili quando si seguono determinati principi. La salute è un vostro diritto. Clint è un ricercatore della verità e la sua curiosità lo ha condotto su un sentiero e verso una missione unici. Egli possiede un'incredibile conoscenza delle utilissime, ma per lo più sconosciute, antiche tecniche di guarigione. Auguro a lui tutto il meglio sia per questo libro sia, più in generale, per la sua missione di aiuto verso l'umanità intera."*
- Joel Fuhrman, dottore in medicina (Presidente della Fondazione per la Ricerca nella Nutrizione e sei volte autore bestseller secondo il New York Times)

Commenti e testimonianze sugli Antichi Segreti di un Maestro Guaritore

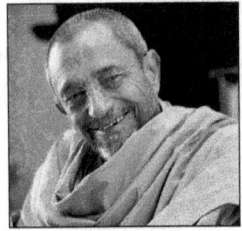

"Il dottor Clint G. Rogers ha reso un grande *seva* (servizio) con questo libro. Il mondo ha bisogno di tanto aiuto, dato che è inquinato non solo come la maggior parte della gente potrebbe pensare... esiste anche un inquinamento mentale, emozionale e spirituale. Gli antichi segreti di guarigione contenuti in questo libro costituiscono una soluzione più profonda per i più grandi problemi del mondo attuale. Ho conosciuto e stimato il dottor Naram per più di 40 anni, ho incontrato di persona il suo sommo maestro, Baba Ramdas e conosco il potere del lignaggio ininterrotto a cui egli apparteneva, che ha avuto origine da Jivaka (medico personale del Buddha). Ho visto il dottor Naram usare gli antichi princìpi di guarigione per aiutare le persone che gli ho inviato a curare e l'ho visto guarire artriti reumatoidi, epilessie, ipermenorree, epatiti, polmoniti, sclerosi multiple, arresti cardiaci, tumori, infertilità, fibromi, diabete, disfunzioni tiroidee, complicanze della gravidanza, colesterolo alto, pressione alta, perdita dei capelli, asciti, problemi al tratto urinario, fratture al coccige, gravi ernie, psoriasi, autismo, eczemi, spondilosi cervicali, e patologie mentali, solo per citare alcune patologie o disturbi. Il dottor Naram aveva un *siddhi* (potere) di guarigione ricevuto per grazia del suo maestro. Gli antichi segreti di guarigione rivelati in questo libro sono necessari ora più che mai." *

- H. Hariprasad Swami (Presidente della Yogi Divine Society)

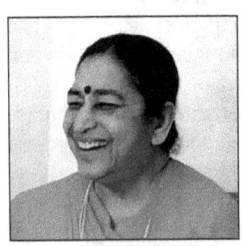

"Il dottor Pankaj Naram era un'autorità a livello mondiale degli antichi segreti di guarigione. Questo libro è fonte d'ispirazione e svela come applicare gli antichi segreti di guarigione nella vita di tutti i giorni per ottenere immensa energia, salute e felicità. Personalmente, prendo i suoi rimedi naturali per il diabete e il colesterolo e ho riscontrato risultati straordinari. Molte religiose dell'Ashram di Bhakti stanno assumendo i suoi preparati erboristici ricevendone incredibili benefici, tanto che alcune di loro sono completamente guarite. Che si tratti di diabete, tiroide, artrite, dolori articolari, mal di schiena, asma o altro ancora, tutte stanno sperimentando risultati straordinari. Ringrazio il dottor Clint G. Rogers per questo magnifico libro, che ogni essere umano dovrebbe leggere." *

- Venerabile Premben, Sadhvi Suhrad (Yogi Mahila Kendra)

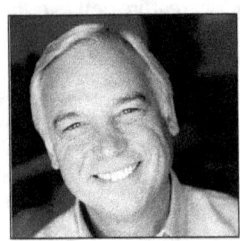

"Ho conosciuto di persona il dottor Naram, straordinario essere umano, così quando ho appreso che il dottor Clint G. Rogers aveva scritto questo libro sugli antichi segreti di guarigione mi sono letteralmente entusiasmato. La maggior parte delle persone non ha mai avuto la fortuna di trascorrere neanche qualche minuto col dottor Naram, ma grazie a questo libro chiunque potrà sentirsi comunque con lui in un viaggio che lo immergerà in una fortissima gioia, pace, chiarezza e profonda saggezza. Questo libro, che coglie brillantemente l'eredità lasciataci dal dottor Naram, rappresenta un dono davvero eccezionale per questo mondo. Fatevi un regalo e leggetelo." *

- Jack Canfield (Leader strategico e coautore di *Brodo caldo per l'anima*)

Antichi Segreti Di Un Maestro Guaritore

Antichi Segreti di un Maestro Guaritore

Un Occidentale Scettico, un Maestro Orientale, e i più Grandi Segreti della Vita

CLINT G. ROGERS, PHD

Edizioni Wisdom of the World

ANTICHI SEGRETI DI UN MAESTRO GUARITORE
Un Occidentale Scettico, un Maestro Orientale e i più Grandi Segreti della Vita
Clint G. Rogers, PhD

Copyright © 2021 di Paul Clinton Rogers Tutti i diritti riservati
Nessuna parte di questo libro può essere riprodotta in un sistema di informazioni, o trasmessa in qualunque forma o con ogni mezzo elettronico, meccanico, o fotocopiata, registrata o altrimenti diffusa, senza il permesso scritto dell'editore.

Pubblicato da Wisdom of the World Press
www.MyAncientSecrets.com

ISBN-13: 978-1-952353-19-2
eISBN: 978-1-952353-16-1

Tradotto da Ilaria Quondomestefano e Marzia Faggiano
Speciali ringraziamenti per la collaborazione a Anna Maria Dattilo, Piergiorgio Lizza, Alda Fontana, Francesca Conti.
Grafica di copertina di Daniel O'Guin.
Grafica interna di Jennie Smallenbroek

Stampato negli Stati Uniti

Note relative ai nuovi termini: Questo libro introduce molte parole che vi giungeranno probabilmente nuove, o almeno tali sono state per me. Per esempio, quando per la prima volta ho sentito la parola marma pensavo potesse trattarsi di qualunque cosa, un tipo di burro, un animale da compagnia, o il nomignolo che un pirata ubriaco darebbe a sua madre ("Accidenti marma, ti voglio bene!"). Ovviamente non era così. Alcune parole all'inizio potranno suonarvi strane. Ho fatto del mio meglio per tradurle e per riportarne talvolta la pronuncia; soprattutto, ho cercato di fare del mio meglio per spiegare come possano applicarsi al caso specifico. Ogni capitolo termina con le annotazioni che ho preso sul mio diario relative ai rimedi, alle citazioni e alle domande che mi sono posto. Vi invito a essere come degli esploratori, sperimentando voi stessi le risorse che ho condiviso. Testatele e guardate che cosa accade. Trovate anche un glossario nella parte finale del libro.

*Esclusione di responsabilità in campo medico: Questo libro ha scopi puramente divulgativi. Non è pensato per un utilizzo, né tantomeno dev'essere usato a scopo di diagnosi o di trattamento di disturbi fisici o mentali. L'autore non fornisce indicazioni mediche, né suggerisce l'uso di alcuna particolare tecnica, come forma di trattamento per problemi fisici, emozionali o di salute in generale senza la supervisione di un medico, sia essa diretta o indiretta. Si raccomanda pertanto di consultare un buon medico, soprattutto nel caso in cui si stiano assumendo dei farmaci. L'intenzione dell'autore è unicamente quella di fornire informazioni di carattere generale in tema di benessere fisico, emotivo e spirituale. I casi narrati in questo libro sono notevoli, ma è importante ricordare che gli effetti possono variare da individuo a individuo, dipendono da molti fattori e non vanno considerati in senso generale come tipici. Qualora doveste applicare su voi stessi le informazioni contenute in questo libro, il che è un vostro diritto, sappiate che né l'autore né l'editore si assumono alcuna responsabilità al riguardo. Voi soli siete responsabili delle vostre azioni e delle loro conseguenze. Vi invitiamo ad informarvi approfonditamente, affinché possiate operare le migliori scelte per allinearvi ai risultati che desiderate.

INDICE

Una Lettera per Voi	xvii
Capitolo 1: Antichi Segreti di Guarigione che Possono Salvarvi la Vita	1
Capitolo 2: Il 95% delle Persone Non Sa Cosa Vuole	19
Capitolo 3: L'India Mistica, un'Antica Scienza e un Maestro Guaritore	41
Capitolo 4: Cosa Conta di Più?	59
Capitolo 5: Un Grande Segreto per Riuscire in Tutto	67
Capitolo 6: Si Può Normalizzare la Pressione Sanguigna in Pochi Minuti?	83
Capitolo 7: Un Momento Che Mi Ha Cambiato la Vita	95
Capitolo 8: La Fonte della Giovinezza	117
Capitolo 9: Miracoli dei Nostri Giorni da una Antica Scienza	127
Capitolo 10: Gravidanza in Menopausa: È Possibile?	151
Capitolo 11: Una Dieta Segreta per Vivere Oltre 125 Anni	163
Capitolo 12: Antichi Segreti per Curare Anche gli Animali	181
Capitolo 13: Lezioni dalla Storia: i Più Grandi Ostacoli e le Più Grandi Scoperte	195
Capitolo 14: Segreti per Scoprire lo Scopo della Vostra Vita	209
Capitolo 15: Elefanti, Pitoni e Momenti Inestimabili	221
Capitolo 16: Un Nuovo Problema Inatteso	231
Capitolo 17: Dirsi Addio	237
Capitolo 18: Antica Saggezza, Mondo Moderno	243

Epilogo: Guida Divina, Segreti di Auto-Guarigione e
Principi per Manifestare i Vostri Sogni nella Realtà   257

Postfazione: Miracoli Mistici dell'Amore   265

Note dell'Autore: E dopo?   279

APPENDICE:

Glossario   285

Confronto fra Allopatia (Medicina Occidentale
Moderna), Ayurveda e Siddha-Veda   290

Note dal Mio Diario (Segreti Gratuiti per Voi)   292

Formule Erboristiche Citate in questo Libro   293

Foto Divertenti e Testimonianze   294

Un'Altra Storia Divertente per Voi   296

Note sull'Autore   304

Non state leggendo queste parole per caso. Voi e io siamo connessi, e credo che siate giunti a questo libro in questo preciso momento per un motivo specifico.

Quali sono le persone che amate profondamente? E quanto sareste disposti a dare loro il vostro aiuto se e quando ne avessero disperatamente bisogno?

L'amore è una delle forze più potenti in voi. Non sottovalutate mai ciò che è capace di fare.

Anche per un ricercatore universitario con una mentalità scientifica come la mia, l'amore rappresenta la forza che mi ha spinto fuori dalla mia zona di comfort, alla ricerca di soluzioni al di là di quello che pensavo fosse logico o possibile.

"Figlio mio!" Il tono di voce di mio padre indicava chiaramente che qualcosa non andava. "Puoi tornare a casa? Ho bisogno di parlare con te."

Era la primavera del 2010. Ero ricercatore presso l'Università di Joensuu in Finlandia e ricevetti la telefonata mentre ero in viaggio in India. Non avevo idea che la mia vita stesse per cambiare così drasticamente.

Tornai negli Stati Uniti non appena mi fu possibile e incontrai mio padre nel suo ufficio a Midvale, nello Utah. Come chiuse la porta alle nostre spalle, ci sedemmo fianco a fianco sulle sedie di fronte alla sua scrivania. Egli guardò a terra, non sapendo come iniziare. Dopo quello che sembrava un silenzio insopportabilmente lungo, i suoi occhi si spostarono lentamente fino ad incontrare il mio sguardo confuso.

"Non so come dirtelo", disse, "ma il dolore fisico è talmente acuto... Di notte, giaccio sveglio con un dolore così forte che onestamente non so se ho voglia di vivere per vedere la luce del mattino. È molto probabile che io non sopravviva un'altra settimana."

Le sue parole mi tolsero il respiro e fui immediatamente inondato dalla tristezza e paralizzato dalla paura. Questo non era da mio padre. Era sempre stato il mio eroe, la mia roccia, al mio fianco in ogni fase della mia vita. L'ultima volta che l'avevo visto stava bene, almeno per quel che ne sapevo. Sicuramente aveva qualche problema, ma come tutti coloro che hanno una certa età. E adesso? Tutto quello che mi sembrava importante prima di quel momento svaniva in lontananza mentre cercavo disperatamente di capire come aiutarlo. Mio padre aveva già

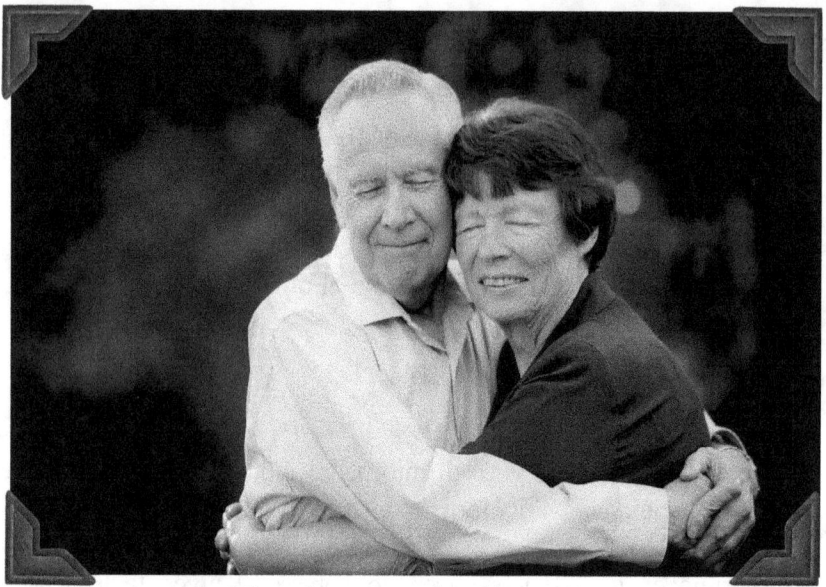

Mio padre e mia madre, abbracciati.

ricevuto le migliori cure mediche che potesse trovare: quattro illustri medici lo stavano curando con dodici diversi tipi di cure per tutto, da una forma grave di artrite, all'ipertensione, l'ipercolesterolemia, i disturbi gastrointestinali e quelli del sonno, ma nulla sembrava funzionare. Al contrario, il dolore stava aumentando. Ero sconvolto nel corpo e nella mente. Mi sentivo come se avessi ricevuto un inatteso pugno nello stomaco.

Niente nella mia vita mi aveva preparato per un momento simile. E nulla di ciò che avevo fatto fino a quel momento mi aveva fornito gli strumenti necessari per sapere come essere d'aiuto. Per anni avevo lavorato aiutando le persone a investire in borsa i risparmi della pensione: finanziariamente gratificante, ma insoddisfacente a livello personale. Poi avevo ottenuto un dottorato in psicologia e tecnica applicata. Gli studi di dottorato mi avevano insegnato il rigore della ricerca accademica, ma non sapevo nulla sulla guarigione. Come mi disse una volta uno dei miei docenti universitari, "accumulare specializzazioni di solito significa solo che sai sempre di più su ciò che sai sempre meno."

E adesso eccoci qui. Mio padre mi disse: "Due dei miei dottori mi hanno detto che questo mese non sanno cos'altro fare per me." Aveva stabilito che la fine era vicina e voleva semplicemente che lo aiutassi a sistemare le cose nel caso non avesse avuto molto tempo davanti. Vedendo che aveva perso fiducia nel fatto che si sarebbe ristabilito, gli dissi: "Papà, non ho mai realmente condiviso con te ciò che ho visto in India. Posso raccontarti alcune storie?"

Condivido con voi in questo libro le esperienze che ho raccontato a lui. Non sapevo se lo avrebbero aiutato oppure no, ma ero disperato e non sapevo cos'altro fare.

Forse è questo che la vita inevitabilmente fa con tutti noi. Ci porta a un punto tale di disperazione dove tutto ciò che abbiamo e chiunque siamo non è abbastanza. E ne siamo consapevoli. È a quel punto che ci arrendiamo oppure giungiamo a qualcosa che va oltre ciò che ci è familiare, un potere superiore.

Mentre scrivo, realizzo che voi - o qualcuno che amate - potreste trovarvi a quel punto in questo stesso momento. Prego che questo libro trasformi e benedica la vostra vita donandovi ciò di cui avete più bisogno: speranza e coraggio. Spero che esistano soluzioni a tutti i diversi problemi che potreste incontrare e che abbiate il coraggio di mantenere una mente aperta a riceverle, anche se provengono da fonti inaspettate.

Quanto è accaduto con mio padre mi ha aiutato a capire come l'amore può guidarci anche nei momenti più bui della nostra vita. Tornerò più avanti nel libro a quel difficile colloquio con mio padre, ma prima sento il bisogno di condividere l'inaspettata serie di eventi che lo hanno preceduto.

Nel 2009 incontrai il dottor Pankaj Naram in California. Sebbene relativamente sconosciuto negli Stati Uniti, era riconosciuto come un maestro guaritore da oltre un milione di persone in vari paesi dell'Europa, dell'Africa e dell'Asia, inclusa l'India, dove era nato. Proveniva da un lignaggio millenario ininterrotto di maestri guaritori che ebbe origine con il medico personale del Buddha, in cui ogni maestro aveva conservato e tramandato antichi segreti per aiutare chiunque a migliorare a livello mentale, fisico, emotivo e spirituale.

Personalmente non ero mai stato attratto dalla medicina alternativa o dalle persone che la promuovevano, essendo convinto che le migliori scoperte in campo medico provenissero da ben finanziate ricerche scientifiche condotte nelle università e negli ospedali. Coloro che il dottor Naram aveva aiutato affermavano che egli aveva riconosciuto istantaneamente quali fossero i problemi che li affliggevano semplicemente toccando loro il polso. Quindi aveva prescritto loro dei rimedi naturali, basati cioè su quanto è presente in natura, che li avevano aiutati a guarire, anche nel caso di condizioni incurabili. Le loro descrizioni me lo fecero figurare come un guaritore Jedi uscito da un film della saga di Star Wars!

Quando incontrai il dottor Naram ero profondamente scettico. Come era possibile che fosse in grado di fare ciò che mi avevano detto? Prima dei fatti descritti in queste pagine, la mia attitudine in materia di salute era quella che si potrebbe etichettare come tipicamente americana. Consumavo notevoli quantità di alimenti confezionati e cibi precotti, e ogni volta che mi ammalavo facevo delle ricerche su Google per scoprire cosa potessi fare oppure andavo da un medico. Per la diagnosi del mio problema mi aspettavo che i medici utilizzassero un termometro per misurare la temperatura, che mi bucassero con aghi sterili per prelevare sangue dal mio corpo, che in alcuni casi mi bombardassero con radiazioni elettromagnetiche o che mi chiedessero di urinare in un contenitore. In base ai risultati, mi aspettavo la prescrizione di una pillola o di un'iniezione per farmi stare meglio o, in casi estremi, un intervento chirurgico. Davo per scontato che mi sarebbe stata proposta la soluzione migliore in base alle ultime ricerche. Per queste ragioni non riuscivo a capacitarmi di come il dottor Naram potesse diagnosticare in modo così accurato e aiutare così efficacemente le persone con quelle che lui chiamava le sei chiavi segrete di una guarigione più profonda.

Anche dopo aver incontrato il dottor Naram e aver visto l'impatto che il suo operato aveva sui suoi pazienti, ero pieno di dubbi e facevo fatica a comprendere quello che avevo visto. Con la curiosità di un ricercatore universitario mista a una buona dose di scetticismo occidentale, trascorsi molto tempo a visitare le sue cliniche, facendo domande a lui e a coloro che aveva curato. Anche mentre scrivo queste parole, mi rendo conto che se non avessi vissuto in prima persona i fatti qui narrati, difficilmente avrei potuto credere che fossero veri.

Il viaggio mi ha portato dal Lowes Luxury Hotel di Hollywood, in California, alla migliore pizzeria in Italia; dalla devastazione di Ground Zero a New York ai bassifondi di Mumbai, in India; dalla mia attività di ricerca nella pulita e ordinata Università di Joensuu in Finlandia, ai voli in elicottero per visitare crateri e templi nascosti nelle remote aree delle montagne dell'Himalaya. Insieme al dottor Naram ho visitato negli ultimi dieci anni oltre cento città in ventuno paesi. Molto più sorprendenti dei luoghi in cui ho viaggiato sono state le persone che ho incontrato, che venivano a migliaia per farsi visitare dal dottor Naram: da poliziotti, preti e mafiosi a suore, star del cinema e prostitute. Ho visto arrivare donne che indossavano sari, burka e bikini; uomini con divise da lavoro o abiti religiosi e anche un paio di swami nudi! Giungevano miliardari in abiti scuri ben stirati, colossi degli affari, della politica e dei media così come ragazzi di strada che indossavano vestiti sporchi e laceri. Le persone portavano i loro figli, i loro vicini e i loro animali. Con il dottor Naram ho incontrato potenti rinpoche ricoperti di vesti color zafferano e lama nei loro templi dorati; yogi o swami vestiti di arancione, adorati da milioni di persone, in ashram sulle rive di grandi fiumi; mistici maestri tantrici Aghori avvolti in mantelli neri, all'esterno di ardenti pire funebri. Sono stato testimone dei problemi che ognuno di loro aveva e ho osservato come il dottor Naram, vestito di bianco smagliante, aiutava indistintamente tutti.

In ogni posto ho filmato e documentato, con il loro consenso,

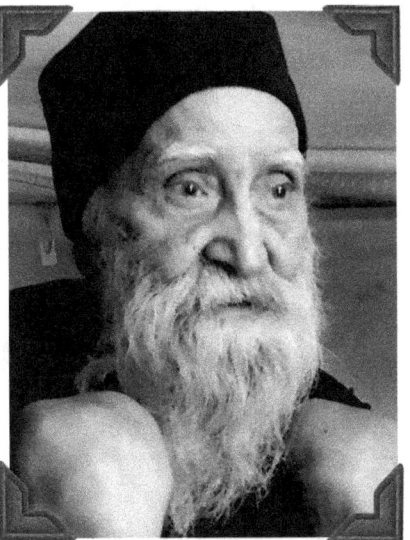

Tyaginath, maestro Aghori di 115 anni, che ho incontrato diverse volte insieme al dott. Naram.

centinaia di casi di pazienti, fotografandoli (alcuni di loro compaiono in questo libro) e chiedendo loro di mostrare le copie dei referti medici e altre prove delle loro esperienze. Immagino che almeno qualcuno dei loro problemi (come ansia, indigestione, ipertensione, infertilità, aumento di peso, perdita di capelli e autismo) sia qualcosa che avete sperimentato anche voi. Spesso ho parlato con le persone prima che incontrassero il dottor Naram e poi ancora a distanza di anni, assistendo all'intero arco della loro trasformazione.

Ho anche registrato molte delle mie innumerevoli conversazioni con il dottor Naram, che rivelano segreti tramandati nei secoli dai maestri. Con mia grande sorpresa ho scoperto che tanti rimedi risolutivi per i nostri problemi di salute si possono trovare nelle nostre case e nelle nostre cucine, se solo sappiamo cosa fare.

Alimentato dall'amore per mio padre, *"Antichi Segreti di un Maestro Guaritore"* ripercorre il mio viaggio da scettico occidentale di questa antica scienza curativa fino a... beh, lo scoprirete leggendo. Il tempo trascorso con il dottor Naram ha messo in discussione la mia stessa persona e le mie convinzioni sulla salute e sulla vita come niente mai era riuscito a fare prima. Questo libro raccoglie le esperienze del primo anno di quel viaggio.

Purtroppo il dottor Naram ci ha lasciati il 19 Febbraio 2020, solo pochi mesi prima della pubblicazione di questo libro. È per questo che condividere adesso ciò che egli ci ha insegnato è divenuto più importante che mai.

Parlando con altri di questi preziosi segreti, sono rimasto stupito dal fatto che siano poche le persone che conoscono l'esistenza di una così antica scienza di guarigione. E allora, perché siete arrivati a questo libro? Avreste potuto non venire mai a conoscenza del fatto che una guarigione più profonda come questa rappresenta una scelta a vostra disposizione.

Venirne a conoscenza adesso può cambiare totalmente la vostra vita, così come quella delle persone che amate, mostrandovi probabilmente che è possibile molto più di quanto vi potreste aspettare. E questo mi riempie di entusiasmo.

Clint G Rogers, PhD
Mumbai, India
Marzo 2020

CAPITOLO I

Antichi Segreti di Guarigione che Possono Salvarvi la Vita

Le cose migliori della vita accadono inaspettatamente. Le migliori avventure non sono mai state pianificate come poi si sono rivelate essere. Liberatevi dalle aspettative. Il meglio verrà quando e da chi meno ve lo aspettate.
— Autore Sconosciuto

Mumbai, India

Amare profondamente è una forza che può sollevarvi ad altezze celestiali... e talora condurvi su un sentiero che porta negli abissi dell'inferno.

Reshma pregava per trovare una qualunque soluzione pur di salvare la sua unica figlia, che si trovava in pericolo di vita a causa delle complicanze dovute ai trattamenti contro la leucemia. "Non ci sono speranze", le avevano detto i medici dell'ospedale di Mumbai. "Non abbiamo mai visto nessuno uscire da una condizione così grave. È ora di lasciarla andare."

Cosa possiamo fare quando qualcuno che amiamo profondamente sta per morire e vorremmo disperatamente aiutarlo, ma non sappiamo in quale modo? E come vi sentireste se tutto quello che avete provato a fare per aiutarlo avesse solo peggiorato la situazione?

Guidata dall'Ispirazione o dalla Disperazione?

Mi trovavo a Mumbai, in India, a visitare la clinica del dottor Naram, che mi avevano detto essere un guaritore di fama mondiale. Mi avevano portato fin là una serie di circostanze improbabili, sulle quali mi soffermerò nel prosieguo. Per il momento vi basti sapere che dovevo ancora capire fino in fondo per quale motivo mi trovavo in India e che in generale tutta l'attività che ruotava attorno al dottor Naram mi risultava confusa.

Durante uno dei miei ultimi giorni passati interamente alla sua clinica gli domandai perché mai le persone venissero da tutto il mondo solo per vederlo cinque minuti. Come avevano saputo di lui? Sorrise e mi invitò nello studio per assistere alla registrazione di un suo programma televisivo sugli antichi segreti di guarigione, trasmesso in centosessantanove paesi. Per curiosità decisi di andare.

Sebbene durante le riprese il dottor Naram parlasse principalmente in hindi, il procedimento di registrazione mi affascinò. Non ero mai stato prima dietro le quinte di uno spettacolo televisivo ed ero stupito da quanto scrupoloso impegno ci fosse dietro ogni singolo dettaglio. Ci vollero circa quaranta minuti per ottenere la giusta illuminazione prima che il regista finalmente dicesse: "Pronti, silenzio, azione!"

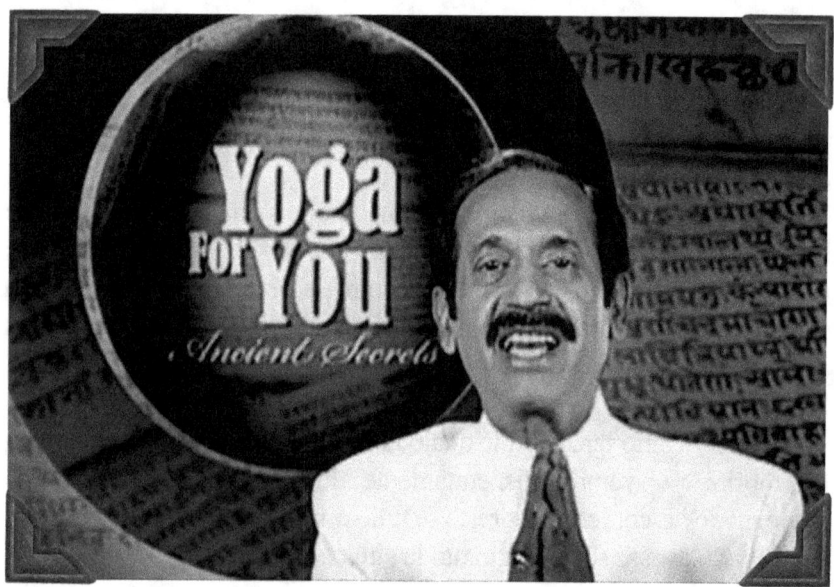

Il dott. Naram in un programma TV trasmesso da ZeeTV in 169 paesi

Ci fu un momento di silenzio. Poi il dottor Naram iniziò a parlare davanti alla telecamera come se stesse parlando al suo migliore amico. Tutti erano affascinati dalla sua presenza e dalla sua voce. C'era voluto così tanto tempo per arrivare a quel punto, che fui molto infastidito nel sentire un gran trambusto. Una donna con indosso uno scialle verde aveva fatto improvvisamente irruzione nello studio urlando e sbraitando, del tutto incurante del silenzio che nella stanza si era creato intorno a lei.

Anche il regista era chiaramente irritato. E tuttavia il dottor Naram, vedendo la donna, gli chiese di interrompere la registrazione. Quindi le si avvicinò e con pazienza si mise in ascolto mentre lei supplicava: "Dottor Naram, ho bisogno di lei. Per favore, per favore, salvi la vita di mia figlia. Sta per morire. La scongiuro." Non appena scoppiò a piangere, provai tenerezza.

"Guardo il suo programma TV ogni mattina in Bangladesh", gli disse, "dove offre aiuto a così tante persone! Ogni volta che ci ammaliamo, usiamo i rimedi naturali che lei condivide, e funzionano. Ho trovato l'indirizzo di questo studio televisivo, sono salita su un taxi e sono venuta qui affinché lei possa salvare mia figlia."

La donna si chiamava Reshma. Aveva viaggiato con la figlia undicenne, Rabbat, per oltre mille miglia dal Bangladesh a Mumbai verso uno dei migliori ospedali oncologici al mondo. Rabbat aveva una leucemia e dopo l'arrivo in ospedale era stata vittima di una terribile infezione polmonare, uno degli sfortunati possibili effetti collaterali delle cure che le avevano somministrato. Reshma raccontò di come Rabbat, un tempo sorridente e giocosa, fosse scivolata rapidamente nel coma non appena l'infezione l'aveva colpita. Ora, in coma da undici giorni, giaceva incosciente e dipendeva interamente da un ventilatore polmonare. Pur disponendo delle attrezzature mediche più costose, la situazione aveva indotto i medici specialisti dell'ospedale a considerare le sue possibilità di sopravvivenza pari a zero, esortando Reshma a rimuovere il supporto vitale.

Reshma, nel tentativo di salvare la loro figlia, aveva esaurito tutte le risorse finanziarie di suo marito e della famiglia intera, indebitandosi gravemente. Se anche avesse disposto dei mille dollari al giorno necessari per mantenerla in vita nel reparto di terapia intensiva - denaro che non aveva - il tempo stava scadendo. Quanto più a lungo Rabbat non mostrava segni di ripresa, tanto più energicamente i medici premevano su Reshma

> *"Non importa quanto sia grande il problema o la difficoltà, mai perdere la speranza!"*
> - Baba Ramdas (Maestro del dottor Naram)

affinché staccasse il supporto vitale.

Come ogni madre devota, Reshma cercava freneticamente chiunque o qualunque cosa la potesse aiutare. La pressione affinché fosse rimosso ogni supporto vitale si faceva sempre più forte, quando una piccola scintilla di speranza si accese non appena Reshma ricordò improvvisamente che il dottor Naram viveva a Mumbai. La disperazione e l'intuizione di madre l'avevano portata fin dove il dottor Naram stava registrando, appena dodici ore prima che egli lasciasse di nuovo il paese. Il dottor Naram viaggiava così spesso che raramente si trovava in India, tanto meno nello studio di registrazione, quindi Reshma prese quella circostanza come un segno di Dio.

"Lei deve essere qui per un motivo", disse, "Allah [Dio] mi ha portato da lei. Lei è la mia unica speranza."

Mi sembrava davvero eccessivo porre tutta quella pressione su qualcuno in una situazione così disperata, per questo osservai attentamente la reazione del dottor Naram.

Egli sfiorò delicatamente il braccio di Reshma, dicendole: "Il mio maestro mi ha insegnato che non importa quanto sia grande il problema o la difficoltà, mai perdere la speranza!"

Nonostante stesse per lasciare il paese, promise di mandare uno dei suoi migliori allievi in ospedale il giorno dopo per visitare sua figlia. Quindi, rivolgendosi a me, disse: "Clint, perché non accompagni il dottor Giovanni? Potresti imparare qualcosa di prezioso."

Non avevo programmato di passare uno dei miei ultimi giorni in India in un ospedale, ma andai comunque. Quella decisione finì per cambiarmi la vita.

La distanza tra la vita e la morte

Il giorno seguente Reshma accolse con ansia il dottor Giovanni e me all'ingresso dell'ospedale. Aveva lunghi capelli scuri raccolti da un elastico dietro la testa e indossava uno scialle verde che la avvolgeva. Senza perdere tempo, ci accompagnò velocemente al reparto di terapia intensiva, dove sua figlia Rabbat giaceva in coma. Come tutte le unità di terapia intensiva negli ospedali, anche quella era asettica e malinconica. Nei quattro letti che riempivano la stanza giacevano persone in coma profondo. Un senso di pesantezza aleggiava nell'aria e sperai fortemente di non dover rimanere lì a lungo. Accanto a ogni letto si trovavano i familiari in un silenzio sommesso. I loro sussurri e pianti silenziosi penetravano attraverso l'incessante bip di macchine e monitor. Quell'atmosfera piena di tristezza mi ricordava la vista di un obitorio ed ero scosso al pensiero che queste famiglie, inclusa quella di Reshma, avrebbero verosimilmente potuto trovarsi presto accanto a una bara o a un'ardente pira funebre che avvolgeva la persona amata.

Il dottor Giovanni si avvicinò al letto di Rabbat. Indossava pantaloni bianchi e una camicia bianca abbottonata, aveva i capelli leggermente brizzolati e un modo di fare gentile. Mentre leggeva il polso di Rabbat, i suoi occhi pieni di compassione, normalmente accompagnati da un ampio sorriso allegro, erano velati di preoccupazione.

Mi trovavo accanto a Reshma, ai piedi del letto di sua figlia. "Non molto tempo fa la vedevo giocare a saltare la corda, sorridere e mangiare il gelato nel nostro giardino", mi disse mentre guardavamo il fragile corpicino di sua figlia avvolto in un bozzolo di coperte.

Rabbat respirava a malapena. I suoi occhi, tenuti chiusi da sottili strisce adesive, si contraevano. Il giovane viso e il corpo apparivano gonfi e tumefatti dal richiamo della morte. Un ago appuntito le bucava

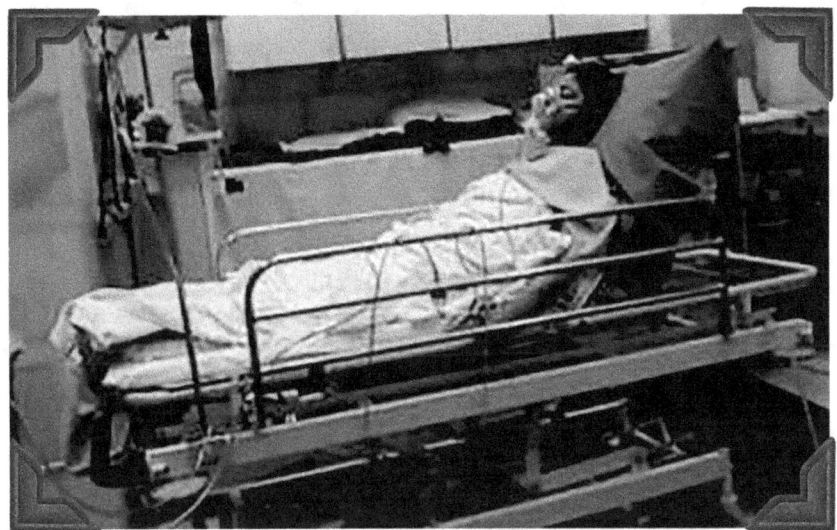

Rabbat, in coma, fotografata da sua madre.

il polso ed era collegato ad una sacca di soluzione fisiologica. I tubi che le sporgevano dal naso e dalla bocca la aiutavano a respirare, mentre gli elettrodi attaccati al petto e alla testa monitoravano i suoi parametri vitali.

Incerto su cosa dire mentre guardavamo sua figlia priva di coscienza, pensai alla domanda che il dottor Naram mi fece al nostro primo incontro, la stessa domanda che poneva a tutti. Quindi la rivolsi a Reshma: "Che cosa desideri?"

Con le lacrime che le rigavano le guance, mi guardò dritta negli occhi, rispondendo in un inglese incerto: "Tutto quello che voglio è che la mia bambina apra gli occhi e dica di nuovo 'Mamma'". Mentre parlava le tremava la voce.

> *"Che cosa desideri?"*
> **(Domanda chiave che il dottor Naram poneva a molti.)**

L'enormità di quella supplica e il dolore che esprimeva mi opprimevano il cuore, non sapendo nel modo più assoluto come questo potesse mai realizzarsi.

Osservando l'ambiente altamente tecnologico e moderno dell'ospedale, pensai che se al mondo esisteva qualcuno in grado di salvare sua figlia non poteva che trovarsi lì.

La struttura medica corrispondeva in tutto e per tutto a quelle che avevo visto negli Stati Uniti o in Europa. Era uno dei migliori ospedali per cure contro il cancro e il medico che aveva in cura Rabbat era un rinomato oncologo. Essendo uno dei migliori nel suo campo, non solo in India o in Asia, ma anche nel resto del mondo, sembrava terribilmente ovvio che se egli non aveva una soluzione, probabilmente non ne esisteva una in nessun altro luogo.

Era forse arroganza da parte del dottor Naram pensare che i suoi antichi metodi di guarigione potessero avere maggiori probabilità di successo, quando i migliori esperti non davano più speranze? O magari sapeva che non c'era nulla che potesse fare e per questo aveva mandato il suo allievo invece di venire personalmente? Ma se era così, perché non era stato semplicemente onesto con Reshma dicendole che non aveva una soluzione? Perché darle false speranze mandando il dottor Giovanni? Temevo che le speranze di Reshma fossero mal riposte e che, affidandosi agli antichi metodi di guarigione del dottor Naram, sarebbe andata incontro a un inevitabile, immenso dolore.

Stare accanto a Reshma che guardava impotente sua figlia mi fece riflettere. Iniziai a "sentire" e comprendere più che mai la pressione e il trauma che Reshma stava vivendo. Aveva sacrificato tutto. Aveva lasciato suo marito e altri due figli piccoli in Bangladesh, alla ricerca della cura migliore per la sua unica figlia femmina. Aveva sperato che ne valesse la pena quando Rabbat aveva mostrato segni di miglioramento, fino a quel giorno infausto in cui un'infezione fungina aveva invaso improvvisamente e interamente il corpo di sua figlia. "Un giorno Rabbat ha iniziato a tenersi la gola", spiegò mestamente Reshma, "dicendo che sembrava che qualcuno la stesse soffocando. Poco dopo è entrata in coma." La triste realtà era che gli effetti collaterali dei trattamenti per i quali si erano indebitati minacciavano ora la vita di Rabbat più del cancro stesso. L'infermiera aveva detto a Reshma che se i tubi dell'ossigeno fossero stati rimossi dalla sua bocca, probabilmente sarebbe sopravvissuta solo pochi minuti.

L'amore di Reshma per sua figlia era immenso e potente come l'oceano, ma stava ora arrivando alle stelle per poi infrangersi sulla sabbia. Abbassando lo sguardo sul corpo di sua figlia, si trovava di fronte a domande strazianti. Era questo il risultato finale di tutte le sue preghiere, dei soldi spesi, delle lacrime? Doveva essere proprio lei a fare la terribile scelta di porre fine alla vita di sua figlia? Come poteva essere? Era una decisione che nessuno avrebbe mai dovuto affrontare, l'inconcepibile terrore di una madre.

Assistere alla disperazione di Reshma scatenò dentro di me emozioni che erano rimaste a lungo sepolte. Avevo otto anni, mi trovavo a fare visita a mia sorella in ospedale, non molto tempo prima della sua morte inaspettata. Da bambino quale ero, vedevo mia sorella soffrire e mi sentivo impotente nel fare qualsiasi cosa al riguardo. Sorpreso da quel ricordo, mentre Reshma piangeva sommessamente accanto a me, sentii le lacrime riempirmi gli occhi.

In quel momento, fui colpito dal pensiero di quanto fosse fragile la vita; la distanza tra la vita e la morte per ognuno di noi potrebbe essere solo di uno o due respiri. Presi coscienza dell'aria che entrava e usciva dai miei polmoni.

Ho capito che ogni respiro è un dono.

La tristezza che provavo presto si trasformò in consapevole disagio. In quel momento percepii che forse era stato davvero un errore venire in

India e soprattutto trovarmi lì a guardare quella bambina lottare per ogni residuo respiro, senza avere la più pallida idea se il dottor Naram o i suoi antichi metodi l'avrebbero mai potuta aiutare.

Perplesso per la decisione di Reshma di contattare il dottor Naram - e nel tentativo di superare il disagio che provavo - spostai la mia attenzione sul dottor Giovanni.

Cipolle e lacrime

Osservai il dottor Giovanni controllare il polso di Rabbat e chiamare al telefono il dottor Naram per discutere della situazione.

Prima di una formazione di oltre diciassette anni con il dottor Naram, aveva conseguito una laurea in Medicina e Chirurgia presso la più antica università europea, peraltro una delle più prestigiose. Dopo il nostro primo incontro, mi ero chiesto perché mai un medico con una formazione così solida, proveniente da una prestigiosa facoltà di medicina, fosse interessato a studiare questi antichi metodi di guarigione e, per giunta, da così tanto tempo. In quel momento mi chiesi invece come il dottor Giovanni, nonostante la sua notevole esperienza sia in medicina occidentale sia in quella orientale, avrebbe mai valutato quella prognosi verosimilmente infausta.

In clinica avevo visto il dottor Naram e il dottor Giovanni prescrivere formule a base di erbe o rimedi casalinghi. Sebbene i pazienti mi raccontassero che questi rimedi li aiutavano a guarire, sospettavo che ciò fosse dovuto più che altro all'effetto placebo: probabilmente i suoi pazienti credevano fermamente che il dottor Naram potesse aiutarli e le loro convinzioni producevano l'effetto positivo di farli sentire meglio. Ma come poteva l'effetto placebo funzionare su Rabbat, che si trovava in stato di incoscienza? Lei non poteva semplicemente credere che qualcosa l'avrebbe aiutata ed essere esaudita! La fede è fede, ma i fatti sono fatti. Questa ragazzina era in coma e non era in grado di ingerire niente, il che rendeva impossibile farle ingoiare in un qualche modo i rimedi casalinghi o i rimedi a base di erbe. Come sarebbe mai stato possibile somministrarle un rimedio naturale?

Ascoltai attentamente mentre il dottor Giovanni iniziava a parlare. "Il dottor Naram dice che ci sono alcune cose che dobbiamo fare immediatamente." Invece di consigliare un misto di tecniche moderne e antiche, occidentali e orientali, il dottor Giovanni si concentrò esclusivamente sugli antichi metodi di guarigione.

Come prima cosa, prese dalla sua borsa delle compresse di erbe, che chiese a Reshma di tritare, le mescolò con il "ghee" (si pronuncia "ghi" ed è un burro chiarificato, ottenuto rimuovendone la parte solida con una cottura molto lenta) e le applicò sull'ombelico di Rabbat. Spiegò che "in tutti i casi in cui la persona non può mangiare, questa zona del corpo funziona come una seconda bocca" e che questo punto di accesso "veniva usato nei tempi antichi per introdurre nel corpo i nutrienti necessari".

Questo approccio sembrava a dir poco strano, ma poiché i medici dell'ospedale avevano già fatto del loro meglio e non vi era nulla da perdere, nessuno lo fermò.

Successivamente, il dottor Giovanni diede istruzioni a Reshma su dove e con quale frequenza premere alcuni punti specifici sulla mano, sul braccio e sulla testa di sua figlia. "Secondo la tradizione del dottor Naram, questo strumento di guarigione più profonda si chiama *marma shakti*", disse il dottor Giovanni a Reshma.

Lo spettacolo più singolare era osservare un rispettabile medico europeo dedicarsi con tanta sicurezza a quelle strane pratiche. E ciò che fece dopo fu a dir poco bizzarro.

"Abbiamo bisogno di una cipolla", disse, " e di un po' di latte". Qualcuno gli portò dalle cucine una cipolla, che egli posò sul tavolo vicino al viso di Rabbat. Mentre la affettava in sei pezzi, sembrava che l'odore della cipolla facesse contrarre e lacrimare un poco gli occhi della bambina. Il dottor Giovanni mise i pezzi in una ciotola che poggiò su un tavolo alla sinistra della testa di Rabbat. Quindi chiese a Reshma di versare il latte in una seconda ciotola e di posarla sul lato destro della testa di sua figlia.

"Non deve fare nulla con le ciotole", le spiegò. "Le lasci semplicemente qui mentre Rabbat dorme."

Era surreale. Qui, circondati dalle attrezzature mediche più costose e all'avanguardia, affettavamo una cipolla e versavamo una ciotola di latte! Non proferii parola, ma pensai "È tutto vero?" Non avevo preso parte, ma avevo seguito il tutto da un lato della stanza, non volendo essere in alcun modo associato a questa bizzarra attività al limite della superstizione. Non riuscivo a comprendere come qualunque cosa il dottor Giovanni avesse mai utilizzato avrebbe potuto fare la differenza. Reshma almeno sembrava riconoscente di avere qualcosa da fare oltre che guardare sua figlia aggrapparsi alla vita.

Poiché non vi era alcuna possibilità che a Rabbat potesse recare danno, il personale dell'ospedale lasciò che Reshma e il dottor Giovanni operassero indisturbati, ma lo sguardo sui loro volti rifletteva il mio stesso dubbio sul fatto che ne sarebbe venuto fuori qualcosa di buono.

Quel pomeriggio, quando il dottor Giovanni ed io lasciammo l'ospedale, pensai che non avremmo mai più rivisto Rabbat, a meno che non fossimo stati invitati al suo funerale. Mentre il nostro autista si faceva lentamente strada tra i clacson di un ingorgo di Mumbai, una mesta tristezza mi avvolse. Quella sensazione mi era fin troppo familiare, la scena di fondo della mia vita a prescindere dalle esperienze di quel giorno. I ricordi mi sommersero. Sebbene la maggior parte delle persone potrebbe affermare che fin da giovane apparivo come una persona felice e appagata, nel profondo mi sentivo diversamente. Serbavo dentro di me una pervasiva, malinconica solitudine di cui parlavo raramente, anche a chi mi era più vicino. Piuttosto, cercavo diversivi e distrazioni da questa sensazione.

Sebbene non mi sia mai spaventato all'idea della mia morte, la paura di perdere qualcuno che amavo aveva sempre suscitato in me emozioni particolarmente dolorose, sin da quando mia sorella Denise morì quando ero bambino. E il fatto che si fosse tolta la vita, dopo diversi tentativi, l'aveva resa ancora più cruda.

Ricordo quella notte quando, inciampando nell'uscire fuori dalla stanza buia dove stavo guardando la tv, fui catapultato in un attimo dalla finzione farsesca di una famiglia da sit-com alla feroce realtà della mia. Camminavo verso il soggiorno, confuso dalle luci lampeggianti dell'ambulanza all'esterno. Mio padre mi trascinò in una stanza laterale dove gli altri miei fratelli e sorelle piangevano raggomitolati insieme. Tra le lacrime, papà mi disse che mia sorella se n'era andata. Si era suicidata.

Anche se avevo solo otto anni, mi ponevo continuamente le stesse domande. Come mai niente di quello che avevano fatto i miei genitori o i medici era servito a qualcosa? Che cosa avrei potuto fare per aiutarla? C'era qualcos'altro che avrei potuto dire o fare per cambiare le cose? Lo psicologo che seguiva la mia famiglia mi disse che non dovevo sentirmi in colpa, eppure non riuscivo a darmi pace.

Negli anni successivi, le domande che mi ponevo da bambino si trasformarono in un forte desiderio di sapere cosa fosse la vita. Perché vale la pena vivere? Sono sufficientemente presente per le persone che amo? Sto veramente impiegando il tempo che ho a disposizione per fare cose che contano veramente? Sto vivendo la mia vita in modo che ne valga la pena?

Trovarmi in ospedale con Reshma e Rabbat risvegliò in me tutte quelle domande e tutti quei sentimenti. Ancora una volta riflettei su quanto sia davvero breve e preziosa la vita.

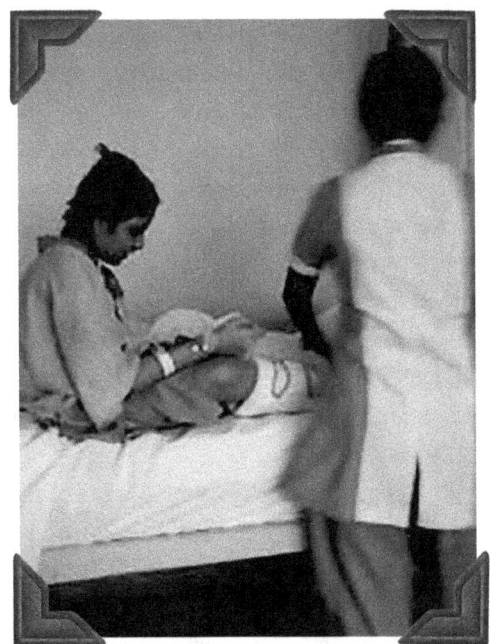

Rabbat viene assistita dall'infermiera poco dopo il risveglio dal coma.

Qualcosa di inimmaginabile

Il giorno dopo Reshma ci chiamò dandoci notizie sorprendenti. La dipendenza di Rabbat dal ventilatore si era ridotta dal cento al cinquanta per cento: la ragazzina era in grado di respirare maggiormente da sola! Sebbene fosse ancora in coma e i suoi parametri vitali rimanessero critici, le sue condizioni cominciavano a stabilizzarsi. Il dottor Giovanni sembrava fiducioso, ma io continuavo a dubitare che si trattasse di qualcosa di più di una tregua momentanea per una madre che cercava disperatamente qualunque segno di speranza.

Tre giorni dopo la nostra visita in ospedale, Reshma ci chiamò nuovamente: "È sveglia!"

"Cosa?", chiese sorpreso il dottor Giovanni.

"Si è risvegliata!", esclamò Reshma. "Rabbat, la mia bambina, ha aperto gli occhi!". Con voce tremante ed enfatizzando ogni singola parola, aggiunse: "Mi ha guardato negli occhi e mi ha chiamato Mamma!." La sua voce si spezzò in un pianto sommesso e pieno di gratitudine.

Ero scioccato, la mente confusa. Come poteva essere vero?

Il dottor Giovanni e io tornammo in ospedale. Aveva portato con sé ulteriori preparati di erbe per lei, visto che ora era in grado di ingerirle. Devo ammettere a malincuore che persino mentre procedevamo nel traffico mi chiedevo se al nostro arrivo avremmo ancora trovato Rabbat fuori dal coma. Forse aprire gli occhi era stata solo una combinazione del momento?

I dubbi si dileguarono nel momento in cui varcammo la porta della sua stanza d'ospedale e vedemmo quella bella ragazzina, ora sveglia, seduta sul letto!

Appena il dottor Giovanni le prese il polso, Rabbat guardò i numerosi anelli che portava sulle dita della mano. Pensando che potesse essere superstizioso, gli chiese: "Hai forse paura del futuro?" Ridemmo, sorpresi per quanto fosse vigile e cosciente. Fui colpito dalla sua voce ferma e dal fatto che parlasse inglese meglio di sua madre. I suoi occhi brillavano di vitalità e di meraviglia.

Ho registrato questo incontro con la mia videocamera.

"Stai bene", le dissi. "...Non come prima, a casa", rispose lei. "Se mi avessi vista prima, ti renderesti conto che questa Rabbat e quella Rabbat non sono esattamente la stessa persona!"

"Beh, hai un aspetto decisamente migliore dell'ultima volta che ti ho vista", le dissi con dolcezza. Lei sorrise.

"Come è iniziato tutto questo?", le chiesi.

Rabbat raccontò del dolore che si era manifestato nel suo corpo da un giorno all'altro e del senso di smarrimento sul perché le cose stessero

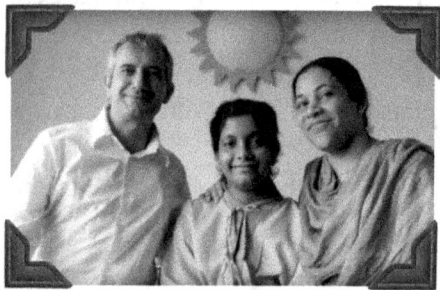 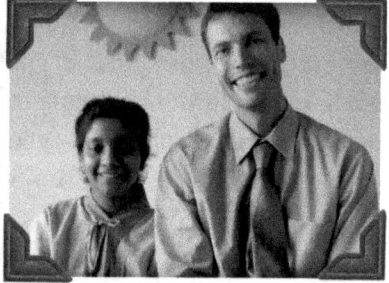

Il dottor Giovanni e io con Reshma e Rabbat all'ospedale, dopo l'uscita dal coma.

inesorabilmente peggiorando. Condivise i suoi ultimi ricordi prima di entrare in coma e i suoi primi pensieri quando ne uscì. Reshma aveva raccontato a Rabbat chi era stato a curarla e così, oltre a ringraziare il dottor Giovanni, disse "Ogni ringraziamento del mondo a zio Naram. È l'uomo dei miracoli per avermi salvato la vita!"

"Il dottor Naram è tuo zio?", chiesi io confuso.

Lei rise. "Ma no, nella mia cultura chiamiamo le persone adulte zio e zia come segno di affetto e di rispetto."

Sorrisi della sua risposta, ma ero frastornato da ciò che stavo vedendo. Era in coma! In che modo poteva essere stato determinante premere dei punti sul suo corpo o mettere della cipolla e del latte accanto alla sua testa? Questo risultato era legato anche a ciò che aveva fatto il dottor Giovanni o si era invece risvegliata per via di altri fattori che nulla avevano a che vedere?

Come se il risveglio di Rabbat dal coma non fosse di per sé già stato abbastanza, la parte più sciockante fu per me rappresentata non solo dal suo recupero, ma da quello che vedemmo accadere agli altri pazienti in coma che si trovavano nella medesima stanza di terapia intensiva.

Guarigione Contagiosa

Molte delle persone che varcano le porte della terapia intensiva non ne escono vive. Il caso volle che anche la sorella dell'infermiera responsabile delle cure di Rabbat giacesse in coma nel letto di fronte alla ragazzina. Era arrivata in ospedale con un grave problema al fegato, che i medici non potevano curare. Con le tossine che continuavano ad accumularsi inesorabilmente nel suo fisico, era scivolata rapidamente in uno stato di incoscienza. Come nel caso di Rabbat, i dottori avevano comunicato all'infermiera che per sua sorella non c'era speranza.

Vedendo il sorprendente recupero di Rabbat, l'infermiera chiese a Reshma cosa avesse mai fatto per renderlo possibile. Reshma le spiegò tutto nel dettaglio e l'infermiera iniziò a seguire la stessa identica procedura per sua sorella.

Quando finimmo la visita con Reshma e Rabbat, l'infermiera portò il dottor Giovanni e me a vedere sua sorella. I suoi occhi, che solo qualche giorno prima erano chiusi per quella che sembrava essere l'ultima volta,

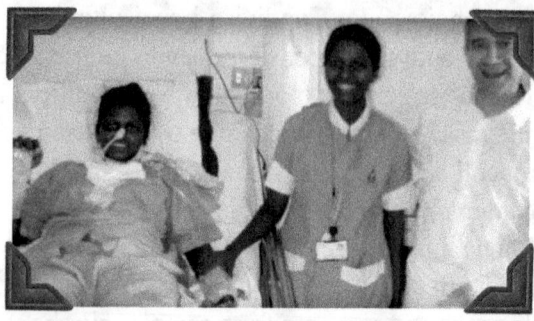
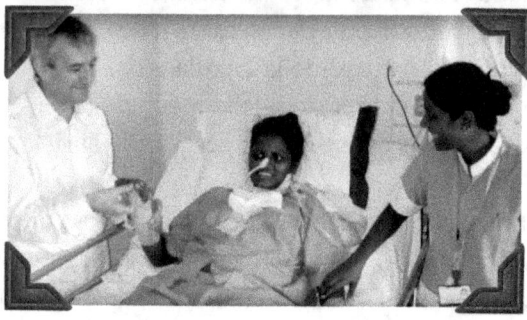

*In alto: il dottor Giovanni, l'infermiera e sua sorella il giorno dopo l'uscita dal coma.
In basso: il dottor Giovanni mostra un punto marma all'infermiera e a sua sorella.*

ora erano aperti e la donna era completamente vigile. Sorrise nell'istante in cui ci vide.

"C'è voluto un pochino di tempo, utilizzando gli antichi metodi di guarigione", disse l'infermiera. "All'inizio i miglioramenti sono stati lenti e impercettibili, fino a quando, finalmente, si è risvegliata. E ora potete vedere di persona lo straordinario risultato!" Così ci disse, fuori di sé dalla gioia e piena di gratitudine.

L'infermiera mi comunicò che anche le famiglie di altri pazienti avevano iniziato ad applicare gli antichi metodi di guarigione. Dei quattro pazienti che si trovavano in coma in quella stanza, tre erano coscienti e non si trovavano più in terapia intensiva, mentre uno era già tornato a casa dall'ospedale. Parlò di quanto fosse stupefatta per il fatto che gli antichi metodi avessero reso possibile una guarigione così profonda anche nei casi in cui i medici stessi si erano arresi.

Uscii dall'ospedale letteralmente sbigottito, riflettendo se a casa, negli Stati Uniti, avrebbero mai creduto a quanto avrei raccontato loro di ciò che avevo visto. Sentivo che avrebbero potuto pensare che in India mi ero fumato qualcosa! Ero contento di aver portato con me la mia videocamera e il mio diario per "fermare" ciò a cui avevo assistito.

Note dal mio Diario
Tre Antichi Segreti di Guarigione per Aiutare Chi si trova in Stato di Coma **

1) Rimedi a Base di Erbe - Tritare le erbe necessarie, mescolare con il ghee formando una pasta e applicare sull'ombelico (ad esempio, le formule a base di erbe che il dottor Giovanni ha utilizzato per Rabbat sono delle compresse che il dottor Naram ha creato per sostenere il corretto funzionamento del cervello e dei polmoni*; in seguito, per la sorella dell'infermiera ne ha aggiunta una per il fegato*).

2) Marma Shakti - Quelli che seguono sono i punti marma shakti di digito-pressione che il dottor Giovanni ha insegnato a Reshma affinché li eseguisse su Rabbat. Reshma ha eseguito le seguenti digito-pressioni con costanza per 15-21 volte al giorno mentre pronunciava il nome di Rabbat e le sussurrava parole amorevoli.

    a) Premere e rilasciare per 6 volte consecutive la parte superiore del polpastrello dell'indice della mano destra

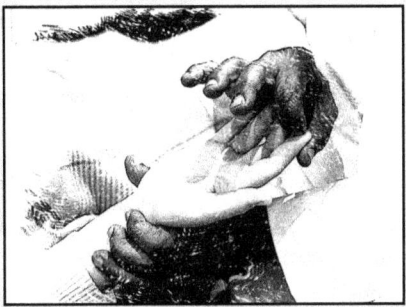

    b) Premere e rilasciare per 6 volte consecutive il punto che si trova tra la parte inferiore del naso e la parte superiore

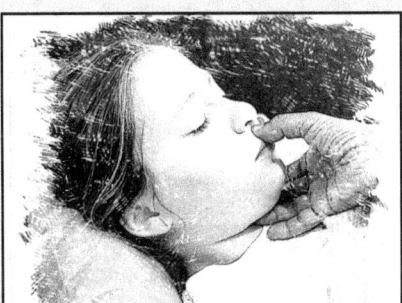

c) Comprimere gentilmente la testa per 6 volte, ponendo il palmo di una mano sulla fronte e il palmo dell'altra sul retro della testa, "arricciando" le dita e i pollici per toccare e stringere il cuoio capelluto.

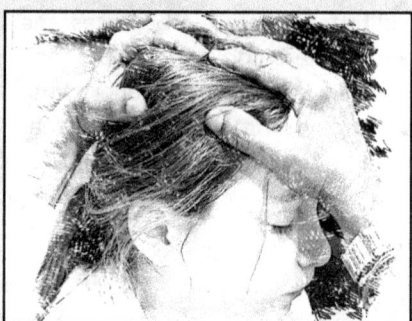

d) In alcuni casi, possono essere aggiunti ulteriori punti.

3) Rimedi a base di ingredienti preparati in casa

Tagliare una cipolla cruda in 6 pezzi e metterla in una ciotola posizionata al lato sinistro della testa; versare del latte in un'altra ciotola e posizionarla al lato destro della testa. Lasciare sul posto le ciotole mentre la persona si trova in stato di incoscienza.

(Due ulteriori segreti per aiutare qualcuno in stato di coma verranno descritti nel prosieguo del presente libro).

* Le informazioni relative a tutte le formule e le compresse a base di erbe menzionate in questo libro si trovano elencate in una tabella posta nell'appendice finale. Ulteriore materiale disponibile: per conoscere Reshma, Rabbat, la sua infermiera e il dottor Giovanni attraverso il video che ho registrato e per comprendere più profondamente questo metodo, visitate il sito a cui potete accedere previa registrazione gratuita www.MyAncientSecrets.com/Belong.

**Esclusione di responsabilità in campo medico: Questo libro ha scopi puramente divulgativi. Le informazioni contenute nel presente libro e/o disponibili on line non sono pensate, né dovrebbero in alcun modo essere utilizzate, a scopo di diagnosi o di trattamento di qualunque tipo di problematica che riguardi il campo della medicina o della psicologia. Al momento della pubblicazione del presente libro non risulta che l'efficacia degli antichi rimedi di guarigione di cui trattasi sia stata oggetto di conferma o di smentita da parte della medicina occidentale a seguito dell'effettuazione di specifiche ricerche, compresi eventuali studi clinici. Gli antichi segreti di guarigione qui descritti si fondano unicamente su antichi insegnamenti che riguardano il benessere complessivo della persona. L'autore non intende fornire indicazioni terapeutiche né prescrivere l'uso di alcuna particolare tecnica quale forma di trattamento di problematiche che attengono al campo della medicina senza la previa consultazione di un buon medico, al quale vi invitiamo a rivolgervi per qualunque necessità. Si fa inoltre presente che i casi rappresentati in questo libro sono degni di nota, ma è importante ricordare che gli effetti possono variare da individuo a individuo, considerato che dipendono da vari fattori, e che non vanno considerati in senso generale come "tipici". Qualora doveste utilizzare su voi stessi una qualunque indicazione contenuta in questo libro, cosa che è vostro diritto fare, sia l'autore sia l'editore declinano qualunque responsabilità al riguardo. Siete voi gli unici responsabili delle vostre azioni e dei risultati che da queste scaturiscono. Vi invitiamo a informarvi approfonditamente, affinché possiate operare le migliori scelte per "allinearvi" ai risultati che desiderate.

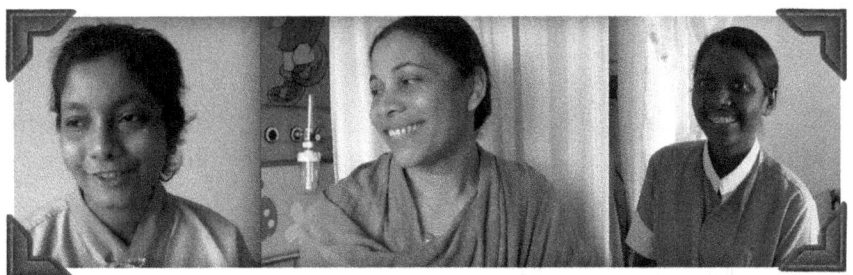

Immagini dal mio video: Rabbat, sua madre Reshma e l'infermiera felice.

Mi chiedevo: "come possono questi antichi metodi dare luogo a una guarigione così profonda?" Se erano così efficaci anche in casi estremi di vita o di morte, come era possibile che non fosse maggiore il numero di persone che li conosceva quale ulteriore possibilità di cura disponibile? Cosa sarebbe accaduto se la mia famiglia li avesse conosciuti quando mia sorella aveva disperatamente bisogno di aiuto? Sarebbero forse stati in grado di salvarle la vita? E perché cipolle e latte? Come aveva funzionato? Funzionava in ogni caso? Da dove provenivano questi "antichi segreti" e come il dottor Naram li aveva appresi? E soprattutto, perché mi trovavo ad essere testimone di tutto questo?

Potrebbe a questo punto essere utile raccontare come ho conosciuto il dottor Naram. Accadde mentre visitavo la California nell'Ottobre del 2009. All'epoca non avevo assolutamente alcun interesse per la guarigione alternativa e nessun desiderio di viaggiare in India. Ero invece impegnato in qualcosa che per me era molto più importante: cercare di fare colpo su una ragazza che avevo appena conosciuto...

Note per il Vostro Diario

Al fine di rendere più profondi e più intensi i benefici che sperimenterete dalla lettura di questo libro, prendetevi qualche minuto e annotate le vostre risposte alle seguenti importanti domande:

Quali sono le persone che amate?

_____

_____

_____

_____

_____

Che cosa desiderate? (Per voi stessi? Per coloro che amate?)

_____

_____

_____

_____

_____

A quali ulteriori intuizioni, interrogativi o prese di coscienza siete giunti leggendo questo capitolo?

_____

_____

_____

_____

_____

CAPITOLO 2

Il 95% delle Persone Non Sa Cosa Vuole

Se vuoi far ridere Dio, parlagli dei tuoi progetti.
–Woody Allen

Los Angeles, California (qualche mese prima)
Vi è mai successo di incontrare qualcuno che avrebbe finito per cambiare la vostra vita completamente, cosa che tuttavia avete realizzato solo molto tempo dopo?

Nell'autunno del 2009 lavoravo in Finlandia come ricercatore universitario. Durante il tempo libero facevo volontariato per un'organizzazione con sede a San Francisco chiamata "Wisdom of the World". Il progetto, denominato "Dieci giorni per raggiungere dieci milioni di persone", mirava a diffondere messaggi motivazionali durante i periodi di vacanza per contribuire a ridurre i casi di depressione e di suicidio. Per poter meglio catturare l'attenzione del pubblico avevamo ideato una serie di interviste con personaggi famosi, che potevamo promuovere ogni giorno dell'evento.

Uno dei miei compiti era prendere contatto con le celebrità e dare una mano nell'intervistarle. Dopo aver esaminato la lista di personaggi famosi, atleti e altri potenziali intervistati che avevamo compilato, mio fratello Gerald mi consigliò di incontrare Gail Kingsbury, che a quanto sembrava stava organizzando un evento in un hotel di lusso a Hollywood, Los Angeles. Mi disse anche che all'evento sarebbero state presenti molte persone famose e che l'unico modo per accedere era offrirsi come volontario. Fu ciò che feci.

Vestito com'ero con una camicia rossa a maniche corte e jeans scuri, mi sentivo fuori posto in quel lussuoso hotel, ma mi sentii invece subito a mio agio con Gail. Era una organizzatrice di eventi molto capace, ma era anche una persona "centrata nel cuore". Durante una pausa dalle nostre attività, in piedi nel corridoio, le confidai che la motivazione principale nel presentarmi come volontario era stata incontrarla e chiederle un aiuto. Il nostro progetto la colpì e promise che ci avrebbe aiutato. Quando le consegnai la lista delle varie stelle del cinema, celebrità dello sport e musicisti che avevamo pensato di intervistare, la osservò, poi fece una lunga pausa. "Sono molto sensibile all'obiettivo del vostro progetto e credo che la maggior parte delle persone presenti nella vostra lista non siano propriamente adatte: molte di loro non sono quello che sembrano e potrebbero non essere indicate per il tipo di messaggio che volete dare", disse facendo ancora una breve pausa. "Sai chi vorrei suggerirti?"

"Chi?"

"Dovresti intervistare il dottor Naram."

"Di chi si tratta?"

"È un maestro guaritore dell'India che ha avuto come pazienti persone quali Santa Madre Teresa di Calcutta e il Dalai Lama. E oggi ha un ambulatorio proprio in questo stesso hotel."

Un maestro guaritore?! Non era affatto ciò che avevamo in mente. Stavo giusto per chiederle se poteva prendere in considerazione di presentarmi qualcun altro, quando lo sguardo di Gail si concentrò su qualcuno alle mie spalle.

"Splendido! Eccolo, è qui", mi disse.

Mi girai e vidi un uomo indiano con un particolare abito bianco e una donna con una lunga giacca decorata, che camminavano nella nostra direzione. Sorrisi tra me e me, pensando di non essere il solo a sembrare fuori posto...

"Dottor Naram, lui è Clint", disse Gail appena si avvicinarono a noi. "Dottor Naram, deve conoscere il progetto che Clint sta realizzando con 'Wisdom of the World'. Magari può rilasciargli un'intervista, se ha tempo."

Il dottor Naram si voltò e mi guardò. Era alto circa un metro e mezzo, trenta centimetri più basso di me. Indossava un abito bianco in stile Nehru e aveva i capelli neri come l'ebano, con un solo filo d'argento davanti, e dei baffi ben curati. Sembrava giovane, ma ciò che mi colpì furono i suoi occhi attenti e il suo modo di conversare, energico e accattivante.

"Molto lieto di conoscerti," disse calorosamente. "Che cos'è 'Wisdom of the World'?"

Raccontai al dottor Naram del suo fondatore, il mio amico Gary Malkin, musicista pluripremiato, la cui passione è aiutare le persone a riprendere contatto con le cose migliori che esistono al mondo e dentro loro stesse. Uno dei doni di Gary è quello di creare momenti di meraviglia e di ispirazione attraverso dei media musicali, al fine di aiutare le persone a ricordare ciò che conta di più. Gli spiegai che stavamo lavorando a un progetto speciale per i periodi di vacanza.

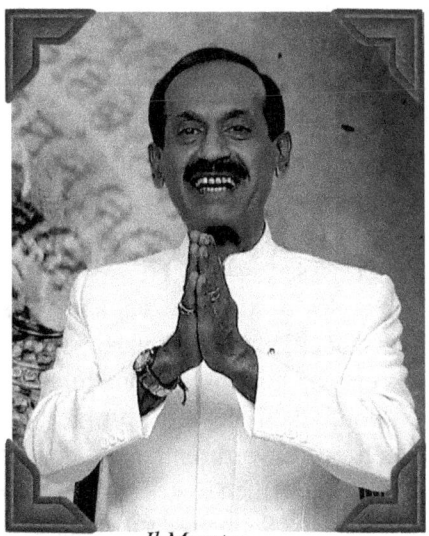

Il Maestro Guaritore dott. Pankaj Naram. Foto tratta da Wikimedia.

"Che cosa vuoi veramente?", mi chiese. La sua voce era sincera in modo disarmante. I suoi penetranti occhi marrone scuro fissavano con gentilezza i miei di colore verde-blu, affaticati e in qualche modo distratti. La mia risposta mi sorprese.

"Avevo una sorella", iniziai. "Si è tolta la vita. È stata una delle cose più difficili che abbia mai affrontato." Non era un argomento di cui parlassi volentieri e sicuramente non con qualcuno che avessi appena conosciuto. Mentre parlavo di lei percepivo il dolore di averla persa. "Voglio fare qualcosa per aiutare altre persone che si trovano nella stessa situazione di mia sorella. Voglio contribuire a portare più pace su questo pianeta."

"Capisco. Come posso esserti di aiuto?" disse, mostrando sincero interesse.

"Stiamo intervistando persone fuori dal comune che potrebbero dare un messaggio di speranza o di ispirazione. Gail mi ha detto che una delle interviste dovremmo farla a lei."

Il dottor Naram sarebbe partito la mattina seguente per la prossima città del suo tour, così ci accordammo per registrare l'intervista quella sera stessa in hotel, al termine delle sue visite in ambulatorio. Dopo aver fissato l'orario e il luogo, il dottor Naram infilò una mano nella tasca della giacca bianca e tirò fuori qualcosa.

"Questo è per te, è un dono benedetto da un grande maestro che ha più di centoquarantasette anni. Stai facendo un ottimo lavoro."

La sua mano scura, ornata da diversi anelli dall'aspetto significativo, era in netto contrasto con la manica bianco brillante della sua giacca. In mano aveva un anello lucido con un'iscrizione in una lingua che sembrava sanscrito.

Perplesso su come valutare la sua affermazione su qualcuno che aveva quell'età, lo ringraziai per il dono. Poi il dottor Naram e la donna che era con lui proseguirono lungo il corridoio e io misi l'anello in tasca.

Dopo quell'incontro insolito tornai alle mie attività di volontariato. Mentre cercavo di entrare in contatto con altre persone che volevamo intervistare, riflettei su come Los Angeles fosse invero una città piena di contrasti. Sebbene la televisione e i film si concentrino solitamente sullo stile di vita delle persone facoltose e famose di Beverly Hills e di Hollywood, sui divertimenti di Disneyland e sulle splendide spiagge della California del sud, rimasi sconvolto nello scoprire che la città ospitava più di cinquantamila senzatetto, uomini, donne e bambini, un numero superiore all'intera popolazione di Eden Prairie, nel Minnesota, dove sono cresciuto. Ebbi l'occasione di osservare da vicino le loro vite grazie a Les Brown, un noto oratore motivazionale che si era offerto volontario per aiutare la nostra causa e che aveva dato inizio al nostro evento di dieci giorni parlando da un rifugio per senzatetto in una delle zone più disagiate della città.

Per tutto il giorno la mia mente tornò al dottor Naram con il suo vestito bianco. Curioso di saperne di più su questo tipo che a breve avrei dovuto intervistare, feci delle ricerche sul web. All'epoca c'erano davvero poche informazioni su di lui in inglese. Trovai delle sue foto con alcune stelle di Hollywood e di Bollywood, come Liv Tyler, famosa per i suoi ruoli ne 'Il Signore degli Anelli', 'Armageddon' e 'L'incredible Hulk'. Vidi le foto, come aveva detto Gail, del dottor Naram con S.S. il Dalai Lama e con Santa Madre Teresa di Calcutta. Trovai anche una descrizione del lavoro portato avanti dalla sua fondazione per assistere i senzatetto, i malati, i derelitti. A parte un programma di eventi che lo dava in visita in varie città, trovai per caso su alcuni siti web solo alcuni articoli di persone che erano state in India per conoscerlo e che parlavano della sua capacità di capire una persona semplicemente toccandone il polso. Nei post c'erano molti termini che non capivo e lo stesso concetto di ciò che egli faceva mi risultava strano. Le persone sostenevano che il dottor Naram li aveva aiutati a guarire importanti malattie e problemi, in modi che si potevano concepire solo con un grande sforzo di immaginazione. Sembrava tuttavia che ovunque si fosse recato avesse servito allo stesso modo persone facoltose e persone nullatenenti. E questo era proprio ciò che stava facendo a Los Angeles, con le celebrità di Hollywood e con i senzatetto.

Mi chiedevo se stessi facendo la cosa giusta a intervistarlo. Come potevano essere vere le storie che avevo letto? E se ciò che egli aveva fatto era stato veramente risolutivo, non avrebbero forse dovuto essere

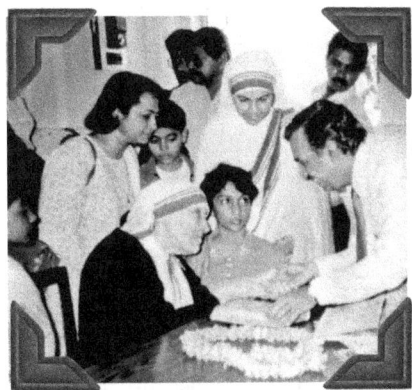
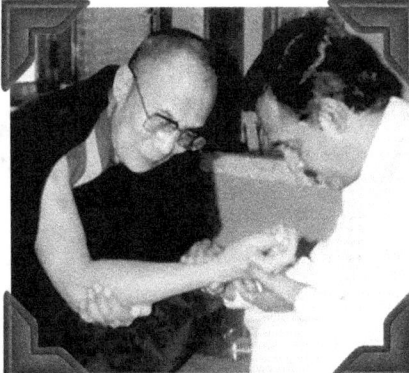
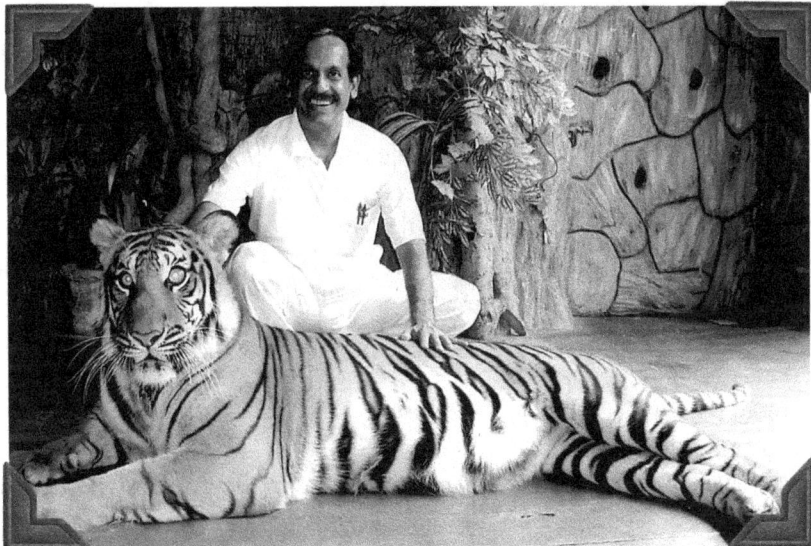

Il dott. Naram mentre legge il polso a Santa Madre Teresa di Calcutta e a S.S. il Dalai Lama. Il dott. Naram insieme a una tigre reale del Bengala

di più le persone che lo conoscevano? Non avrebbero forse dovuto essere disponibili più informazioni su di lui? Al nostro primo incontro il dottor Naram mi era sembrato sincero, simpatico e disponibile e avevo apprezzato la sua prontezza e la sua franchezza. Tuttavia mi chiedevo: "si trattava forse di una semplice messinscena?"

La mia formazione di ricercatore universitario mi imponeva di indagare ulteriormente, fino a quando non avessi avuto la prova di come le cose stavano effettivamente. Con questo pensiero in mente, mi diressi verso la camera d'albergo che fungeva da sala d'attesa per l'ambulatorio del dottor Naram.

C'erano ancora alcune persone che aspettavano di essere ricevute da lui, così mi sedetti e aspettai. Sul tavolo vidi le stesse foto che avevo visto sul web. Quando fu finalmente il mio turno, il dottor Naram mi salutò con un sorriso.

Un Maestro di 125 Anni di età?

Mi chiedevo se il dottor Naram non sarebbe stato a corto di energie alla fine del suo lavoro in ambulatorio. Invece, era pieno di vita e talmente "presente" che mi sorprese. Con la videocamera accesa, gli chiesi di presentarsi.

"Ho avuto un maestro che è vissuto fino a centoventicinque anni, che a sua volta ne ha avuto uno vissuto fino a centoquarantacinque, in un lignaggio ininterrotto di guarigione che risale a più di duemila e cinquecento anni fa. Il lignaggio di cui parlo si chiama *Siddha-Veda*. Di questo lignaggio è oggi ancora vivo il fratello del mio maestro, che è colui che ha benedetto l'anello che ti ho dato. Ha centoquarantasette anni di età. Ogni maestro ha vissuto più di centoventicinque anni, conoscendo e tramandando segreti di lunga vita, di salute e di felicità."

Non sapevo cosa rispondere. Se fosse vero che le persone possono vivere così a lungo, non dovrebbe essere un fatto conosciuto da tutti? Le persone che aveva citato non avrebbero dovuto essere menzionate nel libro del Guinness dei Primati?

"Il primo maestro del nostro lignaggio fu Jivaka. Era il medico personale del Buddha. Puoi immaginare quanto deve essere illuminato un guaritore per lavorare così da vicino con il Buddha. Altri famosi pazienti di Jivaka includevano Amrapali, considerata una delle donne più belle al mondo, e il Re Indiano Bimbisāra. Jivaka e ciascuno dei grandi maestri di questo lignaggio hanno registrato in antichi manoscritti le conoscenze segrete su come ottenere, a qualunque età, vibrante salute, illimitata energia e pace a livello della mente."

Tutto ciò che il dottor Naram diceva era pieno di sincero entusiasmo.

"Quando incontrai per la prima volta il mio maestro era vecchio di centoquindici anni o, come avrebbe detto lui, era giovane di centoquindici anni con ancora molti anni davanti! E a quella veneranda età curava ancora tra le sessanta e le ottanta persone al giorno, che si recavano da lui per i loro problemi di salute."

Quando chiesi al dottor Naram come fosse possibile vivere così a lungo, continuando oltretutto a lavorare, mi diede una "ricetta segreta" del suo maestro di centoventicinque anni per ottenere illimitata energia. Consisteva nel mettere in ammollo finocchio, mandorle e datteri durante la notte, mescolandoli insieme al mattino. Dubitavo che l'avrei mai usata, ma la scrissi comunque sul mio taccuino.

"Grazie", dissi. "Ma come fai a fare cose che gli altri reputano impossibili, come guarire da condizioni apparentemente incurabili?"

"Non sono io, ma gli antichi segreti di guarigione della mia tradizione. Il merito è del mio maestro. Conosci il termine 'nastro trasportatore'?"

Annuii.

"Io sono come un nastro trasportatore, che consegna gli antichi segreti al mondo moderno. E anche se ciò che accade spesso sembra una magia, in realtà è una scienza antica. È una tecnica di trasformazione per ottenere una guarigione più profonda."

"Giusto", pensai tra me e me.

Trovare Semi di Speranza

Tornando al motivo iniziale dell'intervista, gli chiesi: "Cosa pensi possa essere d'aiuto a coloro che lottano contro la solitudine, la depressione e persino i pensieri suicidi durante le vacanze?"

"Ottima domanda", rispose il dottor Naram. "Ho visto la depressione e il suicidio colpire sia celebrità amate e molto famose sia persone del tutto sconosciute, persone povere e persone estremamente facoltose. Ho conosciuto atei e persino leader spirituali con milioni di seguaci che si sono suicidati. Chiunque corre il rischio di perdere in questo modo qualcuno che ama."

Il dottor Naram raccontò di come fosse contattato regolarmente da persone depresse e con istinti suicidi e di quanto fosse eternamente grato ogni volta che sentiva la benedizione del suo maestro nel sapere come aiutarli. "La cosa più importante è comprenderli, non giudicarli. Alcuni bambini tentano il suicidio solo per attirare l'attenzione dei loro genitori, implorandoli di capire il loro dolore e la loro frustrazione. Una volta che il genitore comprende, le cose possono andare meglio. Coloro che lottano con la depressione affrontano una sfida enorme. E il mio maestro mi ha insegnato come aiutare chiunque a uscirne vincitore."

Ascoltavo attentamente.

"La maggior parte delle persone non sa cosa significhi essere talmente depressi da volersi togliere la vita", continuò il dottor Naram. "Cosa porta qualcuno al punto di arrivare a volersi fare del male? In alcuni casi i motivi includono l'impossibilità di affrontare paure, frustrazioni, profondo dolore, senso di colpa, rabbia, solitudine o problemi finanziari. Ognuna di queste cose può quasi paralizzare il cervello. Il mio maestro diceva che ci sono otto diversi tipi di paure che le persone possono incontrare. Una delle sfide più potenti su questo pianeta è la paura del rifiuto. Una volta che qualcuno, che si tratti di un bambino o di una bambina, di una donna o di un uomo, percepisce il rifiuto e il dolore da parte di un genitore o di un partner sentimentale, la sua mente può cadere nella spirale della depressione. E riesci a immaginare cosa deve provare in alcuni paesi un ragazzo o una ragazza omosessuale che deve affrontare il rifiuto da parte della società o addirittura da parte di Dio? In realtà è impossibile che Dio li rifiuti, perché Dio è in loro e Dio è amore, ma è così che possono sentirsi, respinti da tutti, e questo porta sofferenza. È un problema molto serio. "Poi ci sono persone che hanno degli squilibri chimici nel cervello, condizioni bipolari, depressione maniacale o difficoltà causate dagli effetti collaterali dell'abuso di droghe e alcol. La paura proveniente da così tante diverse fonti può letteralmente paralizzare il cervello e impedirgli di vedere le possibili vie di uscita. Il mio maestro mi ha insegnato i segreti per aiutare le persone a uscire da ciascuna di queste problematiche."

Il dottor Naram mi raccontò la storia di un padre e di una figlia che lo chiamarono da Roma. Lei era innamorata, un tipo di amore travolgente. Poi lei e il suo ragazzo si lasciarono e la ragazza cadde in una grave forma di depressione. Disse: "Dottor Naram, mi sono persa e adesso mi odio. Provo un dolore acuto nel cuore. Ho smesso di vivere e ho iniziato a morire. Non posso assumermi alcuna responsabilità. La vita mi sembra impossibile e non faccio che denigrarmi. Se qualcuno mostra di apprezzarmi, la prendo come una falsità."

La ragazza aveva perso il lavoro, non riusciva a dormire la notte, aveva frequenti sudorazioni ed era sopraffatta dall'ansia. Il dolore fisico le sembrava migliore di quello emotivo, così iniziò a praticare atti di autolesionismo. Fu portata in un ospedale psichiatrico e le furono somministrati farmaci che la fecero sentire svuotata, incapace di concentrarsi, come se il suo cervello fosse atrofizzato. Diceva: "Non provo gioia, non provo piacere e niente mi interessa più."

Il padre della ragazza era tormentato dalla forte preoccupazione che ogni mattina che Dio mandava in terra potesse essere il giorno in cui sua figlia sarebbe riuscita a suicidarsi e confessò al dottor Naram di sentirsi costantemente in colpa e di volerla aiutare, ma qualunque cosa dicesse o facesse sembrava solo ferirla di più. Tutto ciò che poteva fare era mantenere la speranza che un giorno le cose sarebbero migliorate.

Il dottor Naram mi disse: "Chiesi alla ragazza: 'Che cosa vuoi veramente?' E lei rispose: 'Voglio che le persone mi capiscano e non mi giudichino! Sono infelice fin nel profondo. In cuor mio mi sento triste e arrabbiata per la mia malattia. Temo di non essere in grado di aiutare me stessa. Voglio sapere come ricostruire la mia vita, lasciar andare il passato e andare avanti. Voglio ritornare a vivere, felice. E voglio scoprire e comprendere il significato dell'esistenza. Ma ho bisogno di aiuto!'"

La storia del dottor Naram mi fece pensare a mia sorella e alle volte che ero andato a trovarla in ospedale. Non avevo idea del tipo di dolore che l'aveva portata alla depressione.

"Allora, come aiuti qualcuno che si sente così?" gli chiesi.

Il dottor Naram rispose raccontando un'altra storia.

C'era un uomo che viveva un matrimonio burrascoso. Sua moglie aveva già minacciato di chiedere il divorzio per tre volte e ogni volta il dottor Naram li aveva aiutati a scoprire cosa volevano veramente e a superare le loro divergenze. Quella volta il problema era più grave che mai. In un paio di giorni quell'uomo aveva perso oltre cento milioni di dollari, denaro appartenente ad altre persone, per un crollo del mercato azionario. Una parte dei soldi proveniva da amici e dai genitori di sua moglie. Il padre di sua moglie gli aveva affidato tutti i risparmi della pensione. Gli investimenti crescevano e tutti erano contenti, fino al crollo. In quel momento non sapeva proprio come fare fronte alla situazione.

A tarda notte sua moglie chiamò il dottor Naram in preda al panico. Mentre sullo sfondo il suo bambino piangeva in modo incontrollabile, gli disse: "Proprio in questo momento mio marito è seduto per terra davanti a me. Ha una pistola in bocca, il dito sul grilletto!"

Il dottor Naram disse: "Puoi mettere il telefono vicino a tuo marito, in vivavoce? E dopo puoi uscire dalla stanza, così posso parlare da solo con tuo marito?" Così fece.

Il dottor Naram disse: "Namaste" e poi lo chiamò con il suo nome. "Che cosa desideri?"

L'uomo si tolse la pistola dalla bocca quel tanto che bastava per riuscire a dire: "Desidero porre fine alla mia vita."

"Molto bene", rispose il dottor Naram. "Come posso aiutarti a morire?" Ci fu una lunga pausa. L'uomo era scioccato. "Voglio aiutarti ad ottenere quello che vuoi veramente. Se tu vuoi morire, allora come posso aiutarti?"

"Non scherzi con me, dottor Naram."

"Cosa è che vuoi veramente?", gli chiese il dottor Naram.

Mi spiegò che quelle domande facevano parte del metodo insegnato dal suo maestro per aiutare le persone a superare i pensieri suicidi, ma che non raccomandava ad altri di farle senza un adeguato addestramento. Parlando con quest'uomo, il dottor Naram scoprì che quello che voleva veramente era sapere come uscire dalla situazione in cui si trovava. Voleva sperare che le cose potessero andare meglio e che il dolore smettesse di tormentarlo.

Il dottor Naram gli chiese di posare la pistola, in modo da poter premere un punto marma per aiutarlo a realizzare ciò che voleva e immediatamente l'uomo si sentì più calmo. Successivamente, il dottor Naram gli chiese di mescolare alcuni ingredienti della sua cucina come parte di un rimedio casalingo (mezzo cucchiaino di ghee con un filo di zafferano e un pizzico di noce moscata, da scaldare leggermente inserendone poi due gocce in ciascuna narice). Questo lo fece sentire ancora più calmo, cosa che a sua volta gli permise di recuperare la giusta prospettiva.

"Non fu una soluzione rapida", continuò il dottor Naram, "ci volle del tempo. Ma quell'uomo si impegnò a fare ciò che era necessario per una guarigione più profonda. Cambiò la sua dieta con cibi che avrebbero nutrito pensieri ed emozioni positivi. Prese regolarmente i rimedi preparati in casa, come quelli ottenuti miscelando alcuni ingredienti con il ghee da assumere due volte al giorno. I maestri del mio lignaggio hanno creato anche alcune preparazioni a base di erbe che aiutano a nutrire e ringiovanire le parti del cervello e del corpo che si sono esaurite, in modo che le persone possano entrare nuovamente in contatto con la felicità e la motivazione che si trovano già dentro di loro. Ancora una volta non è una soluzione rapida, ma funziona quando le persone si impegnano nell'intero processo. Gli diedi inoltre altri punti marma che lo aiutarono a stimolare anche la sua creatività e il suo potere creativo ritornò a livelli talmente alti che, sono orgoglioso di dire, nel giro di un paio d'anni guadagnò di nuovo tutto ciò che aveva perso, e anche di più. Rimborsò suo suocero e tutti i suoi amici con gli interessi."

Il dottor Naram sottolineò: "Il mio maestro mi ha insegnato: 'Ogni avversità, ogni situazione difficile o dolore ha in sé i semi di un uguale o maggiore beneficio'."

"Ma come prima cosa, tutti noi dobbiamo scoprire: chi sono io?"

Il dottor Naram continuò. "Nella vita, la maggior parte dei nostri problemi arriva quando si verifica un blocco, uno squilibrio o entrambi. Dobbiamo scoprire quale è il blocco e dove è lo squilibrio. Lo squilibrio può essere di tipo "vata", "pitta", "kapha" o una combinazione tra questi." Non conoscevo questi termini, ma prima che potessi chiedergli delle spiegazioni, egli continuò. "Una volta che sai chi sei, quali sono i tuoi blocchi e i tuoi squilibri, allora puoi sapere quale tipo di cibo è la tua medicina. Dobbiamo prestare maggiore attenzione non solo al cibo con cui nutriamo il nostro corpo, ma anche ai pensieri con cui nutriamo la nostra mente e ai comportamenti che alimentano le nostre emozioni. Gli antichi segreti forniscono una guida per ciascuna di queste cose."

Ascoltai, non credendo che ciò che il dottor Naram diceva potesse essere vero. Mia sorella assumeva pesanti dosi di farmaci contro la depressione con tendenza suicidaria e nemmeno questo l'aveva aiutata. In che modo premere determinati punti del corpo e apportare cambiamenti alla dieta poteva avere questo tipo di effetto in un momento così critico nella vita di una persona? Quello che il dottor Naram proponeva sembrava troppo semplice per essere vero.

"Che cosa successe con la ragazza?", gli chiesi.

"Ah, sì! Lei è un esempio

> *"Ogni avversità, ogni situazione difficile o dolorosa porta in sé i semi di un uguale o maggiore beneficio."*
> – Baba Ramdas
> (Maestro del dott. Naram)

perfetto. Dato che il dottor Giovanni si trovava a Roma, le chiesi di recarsi da lui ogni quattro giorni, affinché lui eseguisse uno specifico marma su di lei, per aiutarla ad avere chiarezza su ciò che voleva ed eliminare la vecchia 'spazzatura' depositata nel suo sistema. Si sentì un po' meglio piuttosto rapidamente e dopo due mesi trovò un nuovo fidanzato con il quale voleva sposarsi. Ma si trattava semplicemente di una vendetta nei confronti del primo fidanzato, così la relazione finì e ci fu una battuta d'arresto nei progressi che stava facendo. Le dissi "Dobbiamo ricostruirti, in modo che tu non debba avere una relazione solo per evitare il vuoto e il dolore". In seguito si impegnò davvero per il suo futuro. Le diedi alcuni rimedi naturali e integratori a base di erbe che prese regolarmente e lei modificò completamente la sua dieta. Le insegnai quali alimenti evitare per non facilitare le emozioni negative e quali invece assumere per favorire le emozioni positive. Ancora una volta, ci volle del tempo, non fu una guarigione rapida. Ma iniziò ad avere più stima di se stessa. E dopo aver lavorato con lei per due anni, era così piena di fiducia da poter affrontare qualsiasi tipo di rifiuto o di sfida senza rimanerne vittima. Scoprì che il suo sogno era diventare insegnante e trovò lavoro in una scuola diventando un'ottima insegnante. Non molto tempo dopo incontrò un uomo di cui si innamorò profondamente, più di chiunque altro prima, e questo perché amava anche se stessa. Sono passati quasi nove anni da allora e ha due figli. Con entrambi i figli utilizza determinati punti marma e li nutre con determinati alimenti, in modo che crescano provando emozioni positive e avendo fiducia in se stessi."

> *"Dio è in ognuno di noi e tutti abbiamo uno scopo da scoprire."*
> –Baba Ramdas
> (Maestro del dott. Naram)

"Che consiglio daresti a chiunque si senta triste o depresso in questo momento?", domandai.

"Le cose più importanti da sapere per chiunque sono: chi sei, dove stai andando e cosa può aiutarti ad arrivarci", il dottor Naram continuò. "Il mio maestro mi ha insegnato che Dio è in ognuno di noi e che ognuno di noi ha uno scopo nella vita che dobbiamo scoprire, ma non riusciamo a vederlo o sentirlo quando siamo depressi. Un modo per iniziare ad uscirne fuori è fare le stesse cose che ho suggerito a quell'uomo e a quella ragazza."

Note dal mio Diario

Tre antichi segreti di guarigione che possono aiutarvi a calmare la mente, ritornare in equilibrio e favorire emozioni positive *:

1) Marma Shakti

Ogni giorno, ripetere con disciplina dalle 6 alle 9 volte quanto segue. Posizionare la mano sinistra nella parte posteriore della vostra testa (come per tenerla ferma) e con la mano destra premere e rilasciare il punto marma posto appena sotto il vostro naso e sopra il vostro labbro superiore, per 6 volte. Ogni volta che si preme, respirare profondamente. Può essere praticato su se stessi o su altre persone.

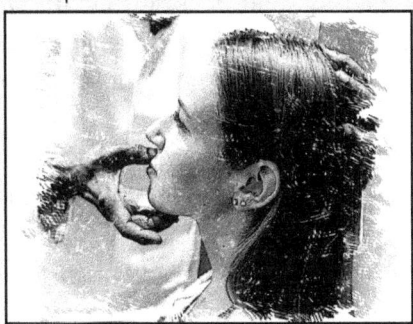

2) Rimedio che potete preparare a casa - Miscelare i seguenti ingredienti: 1/2 cucchiaino di Ghee, 1 pizzico di Noce Moscata, 1 stimma di Zafferano. Riscaldare leggermente la miscela, inclinare la testa all'indietro e inserire 2 gocce in ogni narice. Eseguire la medesima procedura 2 volte al giorno.

3) Rimedio che potete preparare a casa - Mescolare i seguenti ingredienti e assumere per bocca: 1/4 cucchiaino di polvere di Brahmi churna (Bacopa Monnieri), 1/8 cucchiaino di polvere di Jatamansi (Nardostachys Jatamansi), 1/2 cucchiaino di polvere di Curcuma, 1 cucchiaino di Ghee

Mescolare gli ingredienti fino a formare una pasta per 2 volte al giorno; assumere la mattina a digiuno e la sera prima di cena.

* Ulteriore materiale disponibile: per una dimostrazione di come premere i punti marma e per scoprire altri segreti che possono aiutare in questi casi (ad esempio suggerimenti su quali cibi assumere per alimentare emozioni positive), potete fare riferimento ai video contenuti nel sito www.MyAncientSecrets.com, a cui potete accedere previa registrazione gratuita.

Incontrare Dio?

"Cosa intendi quando dici 'Dio è in ognuno di noi'?", gli chiesi.

"In India usiamo una particolare espressione per indicare quando un ospite inatteso viene a visitare la tua casa. Si chiama "Atithi Devo Bhava", che significa trattare qualsiasi ospite, chiunque esso sia e per quanto inopportuna possa essere la sua visita, come se Dio in persona fosse venuto a visitare la tua casa. Nel mio lignaggio di guarigione Siddha-Veda lo prendiamo molto a cuore".

"Quindi credi che ogni volta che incontri qualcuno, stai incontrando Dio?", domandai.

"In India salutiamo le persone dicendo "Namaste" oppure "Namaskar" e congiungendo le mani davanti al nostro cuore. Questo saluto sta a significare "il Divino/la Divina Dio/Dea in me si inchina al Divino/la Divina Dio/Dea in te, e onora quel posto dove tu e io siamo una cosa sola."

"Quindi Siddha-Veda è una religione?" chiesi.

"Il Siddha-Veda può aiutare le persone sotto il profilo spirituale, fisico, mentale ed emotivo, ma non è una religione. È una scuola di pensiero da cui chiunque può trarre beneficio. Questi antichi segreti di guarigione vanno oltre la religione, oltre la politica, la razza, la casta o il credo. Funzionano per tutti universalmente, proprio come un'automobile può portarti dove devi andare indipendentemente dalla tua religione, dal colore della tua pelle o dal tuo orientamento sessuale. Coloro che fanno parte della mia tradizione sono dei super-specialisti, formati da una linea di grandi maestri negli antichi segreti per aiutare chiunque sperimenti dolore o malattia nel corpo, nella mente o nelle emozioni a rilasciarli. Quando una persona viene da noi in cerca di aiuto, vediamo il Dio che è in lei. Non sentiamo che gli stiamo facendo un favore, ma che al contrario è lei che ci sta facendo un regalo. Siamo onorati che sia venuta da noi. Il mio maestro mi ha insegnato che il mio dovere di guaritore è semplicemente quello di aiutare a ripulire il tempio per rendere felice il Dio che dimora in quella persona. Prendi ad esempio i casi di coloro che hanno una grave forma di depressione, fino al punto di pensare al suicidio. Quelle persone non sono quei forti sentimenti di tristezza, paura o rabbia. Non è questo ciò che loro sono, ma le loro menti e i loro corpi sono talmente condizionati da non rendersene conto. Provano quelle emozioni e non sanno come lasciarle andare. Temono che il loro problema sia così grande che non ci sia una via di uscita. In quello stato, non puoi assolutamente vedere un futuro felice. Dunque, come possiamo aiutare coloro che si sentono tristi, pazzi o impauriti? Come possiamo aiutare a ripulire il tempio dei loro corpi, delle loro menti e delle loro emozioni in modo che il Dio che è in loro sia felice? Questo è quello che il mio maestro mi ha insegnato."

Non sapevo cosa intendesse dire, ma prima che il dottor Naram me lo potesse spiegare, era arrivata l'ora di terminare l'intervista. Avevo molte più domande in quel momento che quando avevamo iniziato.

Un'antica tecnica

Mentre riponevo la mia videocamera, il dottor Naram mi chiese: "Qual è il tuo lavoro? Cosa fai esattamente per vivere?"

"Sono impegnato come volontario in questo progetto con 'Wisdom of the World' perché ci credo", risposi. "Ma lavoro all'Università di Joensuu in Finlandia come ricercatore." Mi lanciai nella solita spiegazione di quale fosse il mio lavoro. "Insegno computer, cultura, tecnica e innovazione. Il mio interesse personale è come l'innovazione tecnologica possa essere utilizzata in modo creativo per ridurre la povertà e incrementare la costruzione della pace."

Il dottor Naram era incuriosito. "Se sei interessato alla pace", disse, "bisogna che ti presenti alcune persone."

Si mise una mano in tasca e tirò fuori un vecchio telefono Nokia con un piccolo schermo a cristalli liquidi. "Dato che conosci i computer, puoi farmi vedere come funziona questo? Le persone parlano dei loro 'Blackberry', dei loro 'Apple', e io resto confuso pensando che stiano parlando di cose da mangiare, invece no, parlano

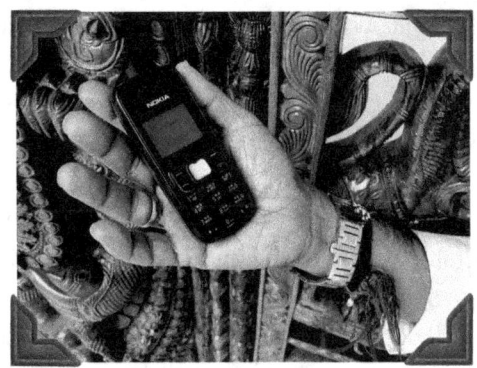

Il telefono Nokia del dott. Naram.

> *"Il novantacinque per cento delle persone sul pianeta non sa cosa vuole."*
> –Dott. Naram

del loro telefono! Dicono che quello che ho io non è uno smartphone. È forse un telefono stupido?"

Sorrisi. La sua domanda ispirava tenerezza ed era piena di umorismo al tempo stesso. Voleva sapere come salvare nuovi numeri di telefono e come leggere e inviare messaggi di testo. Mentre gli insegnavo passo dopo passo come fare, osservava con l'aspettativa e l'entusiasmo di un bambino. Quando riuscì a salvare con successo il mio numero nel suo telefono, esclamò con gioia trionfante: "Aha! Ce l'ho fatta! Questa è una macchina straordinaria, non è vero?"

Ricordando qualcosa che mi aveva detto prima, gli chiesi: "Hai detto che il tuo maestro ti ha dato la tecnica o gli strumenti. Tecnica o strumenti per fare cosa? Cosa intendevi?"

"Buona domanda. Che tu ci creda o no, il mio maestro mi ha insegnato un segreto che vale miliardi di dollari. Mi ha detto che il novantacinque per cento delle persone su questo pianeta non sa cosa vuole. Semplicemente non sanno cosa vogliono! Perciò trascorrono gran parte della loro vita come fossero davanti a una vetrina, provando questa o quella cosa, questo o quel lavoro, questo coniuge e poi un altro ancora, senza essere mai persone 'realizzate'.

Il mio maestro ha detto che il tre per cento delle persone su questo pianeta sa cosa vuole, ma non lo raggiunge mai: non ha gli strumenti giusti per farlo. L'uno per cento sa cosa vuole e lo ottiene, ma non è in grado di godersclo: mentre tentano di raggiungere l'obiettivo, queste persone si ritrovano con ipertensione, colesterolo alto, problemi alla schiena, problemi familiari, problemi nelle relazioni e cose simili. Il novantanove per cento delle persone rientra in queste prime tre categorie. Solo il restante uno per cento delle persone su questo pianeta sa cosa vuole, lo raggiunge ed è capace di godersclo."

Ascoltando questi numeri, mi chiesi: "Faccio io parte del novantacinque per cento che non sa cosa vuole? Ho molto di cui essere grato, quindi perché mi sento per lo più ancora insoddisfatto? La mia vita sta andando nella giusta direzione?"

Il dottor Naram continuò: "L'antico sistema di guarigione dell'Ayurveda che può essere studiato nelle università in India è noto come la scienza della vita. Il Siddha-Veda (o Siddha-Raharshayam) del mio lignaggio va oltre. Il Siddha-Veda contiene i segreti per una guarigione più profonda. Gli antichi segreti del lignaggio a cui appartengo possono essere trasmessi solo nella relazione diretta tra maestro e studente, e costituiscono una sorta di super-specializzazione, una tecnica di guarigione più profonda. Una parte dei segreti di guarigione o della tecnica Siddha-Veda aiuta le persone anche a scoprire, e poi a raggiungere, ciò che vogliono e lo fa in un modo tale che possano poi anche godere di ciò che hanno raggiunto."

Fece una pausa e poi riprese: "La tecnica che non capisco, tuttavia, è quella che chiamano *internets.*"

Sorrisi del fatto che aveva pronunciato la parola con una "s" finale.

"Dimmi", disse. "Pensi che gli 'internets' potrebbero aiutarmi a raggiungere più persone? Fisicamente, non riesco ad incontrare più persone al giorno di quanto già faccia." Venne fuori che vedeva un centinaio di persone al giorno in Europa, negli Stati Uniti e in Australia e trecento al giorno in India. E non riuscivo a immaginare come ciò fosse possibile.

"So che potresti raggiungere più persone con *internet*", dissi, sottolineando la correzione. "Ma, onestamente, non capisco ancora esattamente cosa tu faccia."

Mi piaceva stare con lui, mi sentivo bene. Aveva una innocenza e giocosità giovanili, unite a un profondo senso di interesse e di attenzione per l'altro che erano ristoratori. Solo che non sapevo come avrei mai potuto aiutarlo, soprattutto laddove non capivo molto di cosa stesse parlando.

Il dottor Naram disse qualcosa che sicuramente non mi aspettavo: "Perché non vieni in India e non lo vedi tu di persona? Ci sono alcune persone che vorrei tu incontrassi."

Sorpreso e confuso dall'invito, non risposi.

"All'inizio alcune cose potrebbero non avere senso per il tuo cervello, Clint", continuò il dottor Naram, "perché stai osservando la vita attraverso una lente diversa. Non puoi comprendere quello che faccio, ma standoci in mezzo, inizierai a sentire una molecola di speranza dentro di te e sarai felice. All'inizio potresti non sapere esattamente perché, ma pian piano le cose potrebbero diventarti più chiare."

Sebbene colpito dal suo invito, mi fu difficile prenderlo sul serio né avevo alcuna intenzione di andare in India a breve. Così cambiai argomento con qualcosa che mi aveva incuriosito.

"Come fai a capire qualcuno semplicemente toccandogli il polso?"

"Ti piacerebbe provare?"

Annuii e mi chiese di allungare la mano. Mise tre dita sul mio polso e chiuse gli occhi prima di parlare.

"Hai talora mal di testa? A volte hai problemi di stomaco? C'è uno squilibrio di *pitta* e alcuni *aam*, che sono tossine. Ma per il resto sei in gran salute."

Anche se quello che aveva detto sul mio mal di testa e sulla mia digestione era esatto, mi sentivo più confuso che impressionato.

"Non capisco, cosa è pitta?"

"Fuoco", disse, "ovvero l'elemento del fuoco nel tuo corpo. È un po' sbilanciato, ma non ti preoccupare, possiamo aiutarti." Annotò su un foglio di carta i nomi di diverse erbe che mi erano sconosciute.

Non potevo fare a meno di chiedermi se il suo trucco fosse quello di dire alle persone che qualcosa non funzionava, usando concetti che non capivano, solo per poter consigliare un prodotto che dovevano acquistare per risolvere il presunto "problema".

Immaginai di parlare con qualcuno, inventando un problema per poi dire "Oh no, non va bene. Hai un grave squilibrio bip-bop-bup, molto spiacevole. Ma non ti preoccupare, sei fortunato, perché qui ho la cura magica del bip-bop-bup sotto forma di compresse al modico prezzo di soli cento dollari."

È così che mi sentii quando il dottor Naram mi disse che avevo uno "squilibrio di tipo pitta". Lo ringraziai per l'intervista e gli augurai una buona notte.

Un momento imbarazzante

Dopo aver lasciato la stanza consegnai il foglio di carta con i nomi delle erbe a Marianjii, la donna che si trovava con il dottor Naram quando lo avevo incontrato per la prima volta nel corridoio. Marianjii dava spiegazioni dettagliate sulle erbe e sulla dieta raccomandata e riscuoteva i pagamenti. Mi spiegò i *dosha*, ovvero le energie primarie, e come alcuni elementi del corpo si squilibrano e creano problemi. *"Pitta* è il *dosha* del fuoco", disse. *"Vata,* il dosha del vento; e *Kapha* si allinea con acqua/terra. Uno squilibrio dei dosha porta a problemi prevedibili e risolvibili. Sentire il polso aiuta il dottor Naram e i guaritori come lui a identificare gli squilibri e i blocchi nel corpo di chiunque." Marianjii poi mi chiese: "Che tipo di alimenti mangi?" Descrissi i burritos, le pizze e gli altri alimenti cotti a microonde che erano facili da preparare per un ricercatore "single" come me. Mi rimproverò e mi disse di prendermi più cura di me stesso. Quindi mi descrisse i quattro integratori a base di erbe che il dottor Naram mi aveva suggerito per riequilibrare la mia costituzione e rimuovere dal mio corpo l'*aam* (detto anche *ama*), ovvero le tossine.

Fu allora che iniziai a preoccuparmi, aspettando quello che sospettavo stesse per arrivare: il momento imbarazzante in cui mi avrebbe chiesto di comprare le erbe e io avrei detto di no. Ma quel momento non arrivò mai.

"In onore del lavoro che stai facendo" disse "ti facciamo omaggio di due mesi di erbe".

Sorpreso, la ringraziai. Poi partii, senza avere idea alcuna dell'utilità di uno degli incontri più strani che avessi mai fatto in vita mia.

Una settimana dopo le erbe mi arrivarono a casa. Le presi per alcuni giorni, per curiosità. Una parte di me si chiedeva se improvvisamente avrei notato un risultato miracoloso, e invece mi venne un leggero mal di stomaco. E se invece di aiutarmi mi avessero fatto male? Non lo sapevo e non sapevo a chi chiedere, quindi le misi in un cassetto che raramente aprivo, insieme all'anello che avevo ricevuto in regalo. Non appena tornai alla mia vita quotidiana, il dottor Naram svanì dalla mia mente.

Il potere di una donna

Non avrei mai lontanamente pensato ancora al dottor Naram e alle sue erbe "magiche", ma poi qualcosa cambiò.

Un paio di settimane dopo partii di nuovo per la California. Questa volta andai a San Diego con uno dei miei migliori amici, Joey, per promuovere il progetto a cui stavamo lavorando. Un giorno, mentre sedevamo in un bar vicino alla spiaggia, mi presentò una donna di nome Alicia.

Ricordate quando ho detto, alla fine del precedente capitolo, che tutto era iniziato con una ragazza su cui volevo fare colpo? Quella ragazza era Alicia.

Era bellissima, con scintillanti occhi blu, folti capelli castani e carnagione chiara. Vestiva il tipico abbigliamento colorato e largo che si dovrebbe indossare in un bar vicino a una spiaggia di San Diego. La sua voce e il suo atteggiamento erano scherzosi ma sinceri. E già all'inizio della conversazione sentii la sua innata sensibilità spirituale, dalla quale mi ritrovai attratto.

Volendo saperne di più su di lei, iniziai a fare una delle cose che mi riescono meglio quando mi sento a disagio: fare domande. Alicia mi raccontò della sua passione per qualcosa chiamato *Ayurveda**. Lo descrisse come un antico sistema di guarigione orientale che guarda alla persona in maniera più olistica rispetto alla medicina occidentale.

"La parola Ayurveda può essere tradotta come 'Scienza della Vita', mi disse.

Scienza della vita, pensai. Ma guarda un po'? Sebbene il dottor Naram avesse già condiviso con me questa definizione, e già allora mi suonasse strana, stranamente ero molto più interessato ora che arrivava da Alicia.

Malgrado fossi scettico sull'intero argomento, ero interessato alla scienza... ed ero 'molto' interessato a lei.

"Sai", dissi, "di recente ho intervistato un tipo che diceva di essere un 'maestro guaritore' di un antico lignaggio himalayano chiamato "Siddha-Veda"*. È stato il medico di Santa Madre Teresa di Calcutta, del Dalai Lama, di Nelson Mandela e di migliaia di vigili del fuoco dell'11 Settembre."

Mi aggrappavo a qualsiasi cosa potesse interessarla pur di continuare la conversazione. E perché non provare anche a vantare qualche amicizia altolocata, nel caso questo la facesse interessare a me, giusto? Non sono mai stato bravo con le donne. Una volta frequentavo una ragazza che mi disse, letteralmente, che avrebbe dovuto pregare per essere attratta da

---

* *Per una tabella comparativa dei punti in comune e delle differenze tra Siddha-Veda, Ayurveda e Medicina Moderna, si rinvia all'appendice alla fine del libro.*

me! Storia vera. Suppongo che allora mi trovassi più a mio agio dietro a un computer o a scrivere un documento di ricerca accademica piuttosto che nel cercare di capire la mente di una donna. Ma persino io potevo ora ragionevolmente affermare che qualcosa in quella conversazione con Alicia stava funzionando. Sembrava entusiasta di quello che dicevo, quindi nel goffo tentativo di entrare ancora più in contatto con lei mi offrii di presentarla al dottor Naram.

"Potresti farlo?" esclamò. "Sarebbe veramente un sogno che diventa realtà!"

Con mia sorpresa questa donna straordinariamente bella mi sorrise, scrisse il suo numero di telefono e mi chiese di rimanere in contatto!

La sensazione di beatitudine che provavo si trasformò rapidamente in ansia, appena mi chiesi se potevo davvero realizzare ciò che le avevo offerto. Sentendomi in obbligo, chiamai l'ufficio del dottor Naram a Mumbai per capire se il suo invito ad andare in India fosse ancora valido.

Non avevo idea che quello che era iniziato come un tentativo di fare colpo su una bella donna in un caffè sulla spiaggia della California, mi avrebbe condotto, pochi mesi dopo, ad un viaggio con lei in India, diretti alla clinica del dottor Naram.

Note per il Vostro Diario

Al fine di rendere più profondi e più intensi i benefici che sperimenterete dalla lettura di questo libro, prendetevi qualche minuto e annotate le vostre risposte alle seguenti domande:

In una scala da 1 a 10 (dove 1 indica "molto poco" e 10 "moltissimo"), quanto siete felici nella vostra vita in questo momento? E quali sono le cose che pensate vi rendano felici?

_____

_____

_____

_____

Il maestro del dottor Naram diceva: "Ogni avversità, ogni situazione difficile o dolore reca in sé i semi di un uguale o maggiore beneficio." In quale circostanza della vostra vita vi è capitato di scoprire una cosa positiva nascosta dietro una situazione difficile che avete vissuto?

_____

_____

_____

_____

A quali altre intuizioni, interrogativi o prese di coscienza siete giunti leggendo questo capitolo?

_____

_____

_____

_____

CAPITOLO 3

L'India Mistica, un'Antica Scienza e un Maestro Guaritore

*I miracoli accadono ogni giorno. Se cambi la tua percezione di
cosa sia un miracolo, li vedrai ovunque attorno a te.*
–Jon Bon Jovi

Mumbai, India

La mia prima visita in India fu illuminante. I panorami, i suoni, gli odori, i sapori... tutto si imprimeva in me in modo indelebile.

Enormi grattacieli e palazzi condominiali erano circondati da modeste abitazioni costruite a mano, che ospitavano un numero sorprendente di persone. Svariati aromi che provenivano dai venditori ambulanti di cibo si mischiavano all'odore dello scarico dei veicoli. Persone in abiti occidentali si mescolavano a quelle vestite con abiti tradizionali indiani: donne con bellissimi sari e, occasionalmente, qualche uomo barbuto o calvo con indosso unicamente una stola arancione morbidamente avvolta e dei sandali.

Le affollate strade di Mumbai erano colme di fiumane di persone e di veicoli di ogni forma, dimensione e colore. Venivo da un mondo così diverso. Cresciuto ad Eden Prairie, nel Minnesota, ero abituato a campi aperti e strade per lo più vuote. Nella maggior parte dei posti negli Stati Uniti suonare il clacson è cosa rara. Quando accade, significa di solito che qualcuno è molto innervosito o forse spaventato. In Finlandia, dove vivevo allora, suonare il clacson era ancora più insolito. In India, al contrario, i conducenti suonano il clacson continuamente, senza sosta. Ciò non significa tuttavia che sono in preda alla rabbia! Stanno semplicemente dicendo, con gentilezza e insistenza al tempo stesso, "Ehi, sono qui, sto tentando di farmi strada!"

Vidi enormi mucche, considerate sacre in India, che vagavano liberamente come regine ovunque volessero, sui marciapiedi, agli incroci, anche nel mezzo delle strade più trafficate, finendo per bloccare

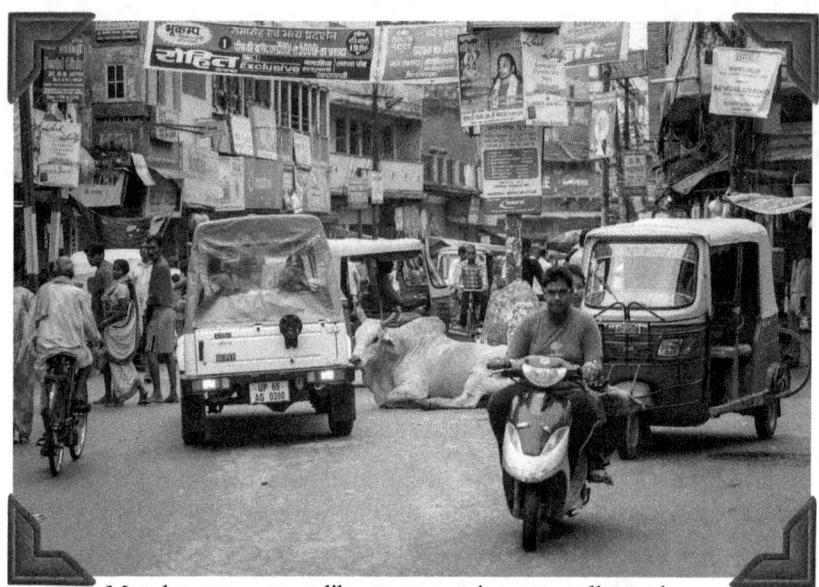

Mucche sacre vagano liberamente, o riposano, nelle strade dell'India.
Foto ripresa da Alamy.

il traffico. Molto spesso quelle stesse sacre mucche depositavano i loro santi escrementi sul marciapiede e nessuno sembrava curarsene.

Sorprendentemente, le persone in India non si sentono frustrate o irritate quando un'auto (o una mucca) taglia loro la strada oppure se impiegano un'ora in più del previsto per giungere a destinazione. Tutti accettano il traffico senza problemi, a differenza di quanto accade in America, dove non sembra che la prendano bene.

Sul retro di camion colorati e di risciò vedevo spesso una corda con appesi sopra dei peperoncini verdi e dei limoni usati come amuleti. Era forse la loro versione della zampa di coniglio portafortuna, comunemente usata in America? Era anche divertente vedere, sul retro della maggior parte dei camion, delle scritte dipinte a mano, che significavano *Suonate il clacson, per favore* e che immagino servissero per aiutare i veicoli di minori dimensioni ad avvertire i camionisti quando cercavano di sorpassarli.

Passeggiando per le strade di Mumbai, con passanti e automobili che si muovevano in ogni direzione, mi meravigliai che in tutto quel caos non rimanessero ferite o uccise più persone. Forse è per questo che sono tutti interessati a sviluppare il loro "terzo occhio!

A questo proposito, trattandosi di una delle più antiche civiltà esistenti, dove ebbe origine la parola scritta e dove nacque Gandhi, l'India ha un interessante "ecosistema spirituale" e una cultura dello sviluppo interiore molto diversa da quella a cui ero abituato in occidente. Negli Stati Uniti facciamo nuove scoperte scientifiche o ingegneristiche nelle università e nei laboratori: ci concentriamo sulla padronanza del mondo esterno, tangibile. In India al contrario ci sono innumerevoli veggenti (rishi), maestri di yoga (yogi) e maestri spirituali che cercano di creare progresso dominando il mondo interiore attraverso la coscienza, l'intuizione risvegliata (il terzo occhio) e l'esplorazione di esperienze metafisiche. Usano gli strumenti della meditazione, dello yoga, degli antichi metodi di guarigione e del prana o forza vitale (energia cosmica) e sono presenti così tante fedi differenti: varie sette dell'Induismo, Hare Krishna, Giainismo, Sikhismo, Islam, Buddismo, Cristianesimo, Ebraismo e tante altre ancora che resta difficile menzionarle tutte, con guru e divinità di cui gli occidentali come me non hanno mai nemmeno sentito parlare. Ho incontrato seguaci di ogni tipo di tradizione e di maestri, tra cui Osho, Sai Baba, Yogananda, Gurumayi e Swaminarayan, tutti devoti all'esplorazione dell'intangibile esistenza soprannaturale al di là delle nostre menti. Passando davanti a una bancarella, comprai istintivamente un libro di cui non avevo mai sentito parlare, intitolato *Autobiografia di uno Yogi*, trovandomi completamente immerso in un nuovo mondo che mi spingeva a superare i miei limitati confini oltre ogni misura.

Tutte quelle linee di demarcazione, nette e nitide, che in America usiamo mettere sopra le cose, divennero più sfocate una volta che arrivai in India. Ero abituato ad avere un solo Dio, che assomigliava molto a una versione più vecchia e molto più saggia di me, con barba e vestito bianco.

In India esistevano migliaia di templi dedicati a centinaia di divinità: un dio aveva il corpo di un essere umano e la testa di un elefante, un altro la pelle blu, un altro ancora le sembianze di una scimmia; una dea aveva otto mani e cavalcava delle tigri, solo per citarne alcuni. Nel tentativo di dare un senso a tutto questo, un amico mi spiegò che sebbene gli Indù credano realmente in un solo Dio, ritengono che Dio non possa essere contenuto in una unica immagine. Avere così tante versioni diverse di Dio consente all'umanità di espandersi nel regno dello spirituale, che è al di sopra della logica, del ragionamento e della mente. I templi, le moschee e i luoghi di culto delle varie divinità erano ovunque, operavano negli affollati angoli delle strade e splendevano in tutta la loro maestosa bellezza su grandi appezzamenti di terra con lunghe file di persone in attesa di entrare. Ero abituato a un senso di riverenza e tranquillità nelle chiese, ma nei templi Indù l'adorazione spesso comporta l'uso di campane, fuoco e persino grida. Si respira un senso di anticipazione, di eccitazione e di divertimento nell'adorazione, come accade nel Festival Holi, dove viene gettato del gesso multicolore finché tutti i fedeli non sono coperti dalla testa ai piedi da un arcobaleno di colori. Esilarante!

Alicia e io arrivammo nel Gennaio del 2010, quando il clima era temperato e mite. Con talmente tante cose da fare in quello che era il primo viaggio in India per entrambi, fummo felici di fuggire nel tranquillo complesso verde della clinica del dottor Naram, un rifugio dal traffico e dalla congestione. Il cibo al bar era incredibile e combinava insieme aromi e consistenze che non avrei mai immaginato potessero esistere.

Il personale era molto gentile e chiesi al nostro cameriere cosa significasse quando, parlando con un indiano, questi scuoteva la testa da una parte all'altra. Lo chiamò affettuosamente "scuotere la testa all'indiana" e mi disse che poteva significare "sì, sono d'accordo" oppure anche "no, non sono d'accordo". Alla mia domanda: "Come posso distinguere la differenza?" rispose: "Non lo so". Ridemmo tutti. Decisi che significava semplicemente: "Riconosco che le parole escono dalla tua bocca!"

Arrivai in India seguendo un impulso e a costi considerevoli. Durante la preparazione del viaggio rimandai tutti i progetti a cui stavo lavorando. Affinché Alicia mi accompagnasse, spesi tutti i punti miglia che nel tempo avevo acquisito per comprarle il biglietto. Ero eccitato e ansioso al tempo stesso di passare del tempo con lei.

Suppongo che visitare un paese straniero con qualcuno che conosceva

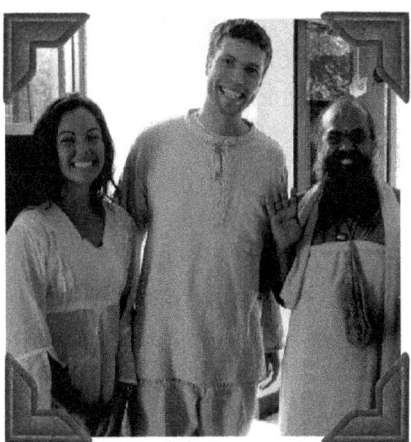 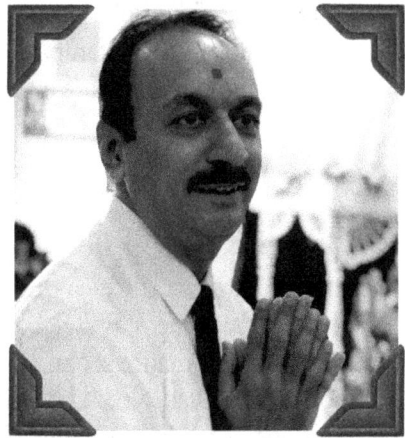

A sinistra: Alicia e io con Swami Omkar, incontrato alla clinica.
A destra: Vinay Soni, l'amabile assistente amministrativo del Dottor Naram.

a malapena fosse un grande rischio anche per lei. Una volta in India però era più radiosa del solito, mentre io mi sentivo nervoso accanto a lei. Volevo fare colpo su di lei, ma data la mia generale "ansia da socialità", tutto quello che riuscivo a fare era tempestarla di domande e rispondere a pochissime. Mi consolai al pensiero che, anche se non avesse funzionato tra di noi, almeno avevo contribuito a realizzare il suo sogno.

Quando il dottor Naram arrivò in clinica ci fu grande eccitazione. Accanto a lui c'era un uomo alto, con una camicia color crema e un tesserino applicato sulla tasca, che non riconobbi. Sulla fronte portava un cerchio rosso circondato da dei segni gialli. Scoprii che si trattava di Vinay, l'assistente amministrativo del dottor Naram, con cui avevo parlato al telefono per organizzare la nostra visita. Il suo volto si sposava perfettamente con il tono umile e amichevole della sua voce.

Buona parte delle persone che venivano accolte dal Dottor Naram provenivano da lontano e molte di loro avevano viaggiato in condizioni terribili. Alcuni lo vedevano per la prima volta, altri lo conoscevano da decenni. Mentre egli camminava attraversando la folla dei visitatori, i suoi occhi incontrarono i miei. Si fermò e sorrise, congiungendo le mani davanti al cuore in segno di *Namastè*. In risposta feci lo stesso sorridendo, dato che ricordavo dalla nostra intervista cosa significasse quel saluto. Il suo modo di fare amichevole fu un gradito sollievo per l'agitazione che provavo.

"Sono molto felice che tu sia qui" disse. Gli presentai Alicia, che aveva un grande sorriso stampato sul volto. Poi continuò a camminare verso il suo studio per iniziare a visitare i pazienti.

Quando la vita è un inferno

Pum! Una ragazzina autistica di undici anni di nome Gia aveva appena colpito qualcuno che stava cercando di calmarla. Seduta di fronte al dottor Naram, sua madre scoppiò in lacrime.

Alicia e io eravamo nel suo studio, che era colmo di gente: c'erano medici provenienti da Germania, Italia, Regno Unito e Giappone, tutti lì per imparare da lui; c'erano gli assistenti e vari altri pazienti in attesa del loro turno.

"Vorrei che mia figlia non fosse mai nata, dottore. So che suona orribile, ma è la verità!"

La madre di Gia fece un enorme sforzo per spiegare com'era la sua vita nel crescere una bambina come quella. Mentre parlava, il dottor Naram posò piano le dita sul polso di Gia, fino a quando lei strappò via la mano facendo cadere una scatola di mentine dalla scrivania. Poi saltò dalla sedia e rimbalzò avanti e indietro da un lato all'altro della stanza.

"La mia vita è un inferno!" disse la madre di Gia. "Non abbiamo una vita di società, anzi per la verità non abbiamo una vita. Trascorro ogni minuto di veglia cercando di assicurarmi che non faccia del male a se stessa, a noi e agli altri. Non possiamo portarla fuori in pubblico e sono prosciugata di ogni grammo di forza e di attenzione che serve anche solo per gestirla in casa. Vuole mangiare solo carne o cibo spazzatura, qualsiasi altro cibo che cerchiamo di darle viene lanciato addosso a noi o scaraventato sul pavimento. La relazione tra me e mio marito è tesa, parla di lasciarmi. Rimprovero gli altri nostri due bambini, che si sentono trascurati e che poi diventano aggressivi, peggiorando le cose. Mi sento una moglie orribile e un fallimento come madre."

Le lacrime le rigarono le guance mentre si piegava per l'estenuante disperazione.

Il dottor Naram le diede un colpetto sul braccio. "Non sono Dio", disse con voce calma, "ma ho aiutato migliaia e migliaia di bambini come la sua. La cosa più importante è questa domanda: "Che cosa vuoi veramente?""

Eccola di nuovo, pensai. Quella domanda.
"Voglio solo che sia una bambina normale, che abbia una vita normale."

Mentre lei parlava, il dottor Naram prese degli appunti su un foglio su ciò che aveva riscontrato dall'analisi del polso di Gia. Rapidamente spuntò delle caselle su un altro foglio con i nomi di varie formule a base di erbe. Riportò i suoi occhi luminosi e intensi sulla madre e disse con fermezza:

"E se potessimo trasformare la vita di Gia e la sua in questo stesso momento?"

La madre smise di piangere, ma sembrò anche smettere di respirare. Prima che potesse rispondere, il dottor Naram arrivò da dietro la sua scrivania e mise una sedia nel mezzo della stanza. "Gia", chiamò il dottor Naram, dando un colpo sulla sedia con la mano.

Tutti lo fissarono, eccetto Gia, che lo ignorò.

Le si avvicinò e cominciò a parlarle. Lei scappò freneticamente attraverso la stanza, sbattendo contro diverse persone lungo il percorso. Questo accadde più volte. Sembrava senza speranza, e mi chiedevo perché si ostinasse a fare qualcosa che chiaramente non pareva funzionare. Quella ragazza era troppo selvaggia e molte altre persone stavano aspettando di essere visitate.

Il dottor Naram andò di nuovo da lei e cercò di metterle le mani sulla testa in un modo particolare, per premere alcuni punti che sosteneva attivassero uno specifico marma.

"Lavorare con punti energetici sottili", spiegò, "può aiutare a rimuovere i blocchi e riequilibrare il corpo". Quando iniziò a toccare dei punti specifici sulla sua testa, Gia allungò le braccia e gli afferrò il viso con le sue piccole, forti mani. Le sue unghie affilate lo graffiarono, lacerando la pelle sulla guancia sinistra. Sulla pelle scura apparvero alcune gocce di sangue rosso vivo. Colto di sorpresa, il dottor Naram trasalì.

"Gia!" urlò sconvolta sua madre, cercando energicamente di afferrare sua figlia che correva di nuovo attraverso la stanza. Sentii l'agitazione crescere dentro di me mentre guardavo il dottor Naram asciugarsi il sangue dal viso con un fazzoletto. Alicia sembrava terrorizzata.

Ma il graffio sorprese il dottor Naram solo per un momento. La chiamò di nuovo per nome:

"Gia".

In assenza di risposta, sua madre urlò di nuovo il suo nome e cercò di costringerla a sedersi sulla sedia.

"No!" Il dottor Naram disse bruscamente alla madre. "Non capisce? Sto cercando di insegnarle qualcosa."

La tensione permeava la stanza mentre la madre, sorpresa, lasciò andare sua figlia. Gia guardò sua madre mentre veniva rimproverata, quindi si precipitò dall'altra parte della stanza. Prese la scatola di mentine dal pavimento e cominciò a osservarla con grande curiosità.

Il dottor Naram la raggiunse. "Molto interessante, vero?"

Lei picchiettò sulla scatola, lui fece lo stesso.

La madre cercò di afferrarle la mano per strappare via la scatola. Ancora una volta il dottore le disse fermamente: "No! Sto cercando di insegnarle qualcosa. Non capisce?"

La ragazza fece una pausa, guardò il dottor Naram, poi tornò a esaminare la scatola.

Il dottor Naram fece una risata e con un sorriso osservò: "È curiosa."

Quindi, rivolgendosi alla bambina disse: "Mi piaci, Gia. Mi piace che tu sia curiosa."

Esaminarono insieme la scatola. Lui l'aprì, prese una mentina e ne diede una a lei. Dopo un breve scambio riuscì a mettere delicatamente le mani sulla sua testa per eseguire il primo marma. Con il palmo della mano destra sulla fronte della ragazzina, il palmo della mano sinistra sulla parte posteriore della sua testa, e infine le dita raccolte a premere leggermente verso la parte superiore della sua testa, fece sei pressioni. Le prese quindi la mano destra e le premette la punta dell'indice per sei volte. Gia lo guardò con curiosità, senza opporre resistenza.

Ero sorpreso. Era questa la grande cosa che avrebbe dovuto portare a un cambiamento? Come diavolo poteva essere di aiuto stringere la testa della ragazzina e premere dei punti sulla sua mano? Quando il dottor Naram andò a premere il terzo marma, un punto posto tra il naso e il labbro superiore, Gia gli spinse via la mano e scappò in un angolo della stanza. Il dottor Naram tornò pazientemente da lei e ricominciò dall'inizio, con il primo marma e poi con il secondo, calmandola con il suono della sua voce. Quando cercò di eseguire il terzo marma, lei acconsentì.

"Sei una brava ragazzina, Gia" le disse.

Mentre lei lo guardava, si avvicinò alla sedia vuota e la picchiettò con la mano sei volte, poi chiamò Gia. Lei distolse lo sguardo da lui e si concentrò sulla scatola nelle sue mani.

Il dottore ripercorse e ripeté più volte i tre marma in sequenza, parlandole dolcemente e con gentilezza per tutto il tempo.

"Ora, Gia, quando verrai con me su questa sedia, tutti in questa stanza ti riconosceranno e ti faranno un grande applauso."

Le prese delicatamente la mano e disse con fermezza: "Adesso vieni con me, Gia!" Lei lo seguì fino alla sedia e vi si sedette sopra.

Tutti iniziammo ad applaudire. Per la prima volta, Gia guardò le persone presenti nella stanza intorno a lei attraverso i suoi spessi occhiali e ci fece un grande sorriso.

Anche il dottor Naram era raggiante.

Dette dei colpetti con la mano destra sul lato sinistro del petto della ragazzina, proprio sul suo cuore e disse: "Molto bene, Gia!" Poi picchiettò su un'altra sedia, ma la ragazza non si mosse. Tornò invece decisa verso la scatola.

Il dottor Naram ripeté pazientemente i punti marma e disse: "Ora vieni qui, Gia." Questa volta lei andò verso la nuova sedia e si sedette.

Tutti applaudirono e lei sorrise ancora più di prima.

Di nuovo, il dottor Naram le diede sei colpetti sul cuore, pronunciando parole di incoraggiamento. "Molto bene, Gia! Ora vieni a conoscere il dottor Giovanni e poi torna a sederti sulla tua sedia."

Mentre il dottor Naram parlava, mostrò a Gia cosa intendeva quando le chiedeva di andare dal dottor Giovanni e di stringergli la mano, per poi tornare alla sedia. Lei sembrava confusa. Nuovamente, il dottor Naram eseguì i tre marma in sequenza, ripeté più volte la dimostrazione, e infine eseguì la sequenza dei marma ancora una volta.

Questa volta la prese per mano e lei lo seguì dal dottor Giovanni, gli strinse la mano, poi si sedette trionfalmente sulla sua sedia, tra gli applausi generali. Continuò a farle fare la stessa cosa stringendo la mano di uno dei pazienti della clinica, un uomo di nome Paul Suri che era venuto dal New Jersey e che fu molto incoraggiante con la ragazzina. Poi il dottor Naram mi colse di sorpresa.

"Ora vieni a conoscere il dottor Clint." Le mostrò come venire da me e stringermi la mano.

Bastò farglielo vedere una sola volta. Gia si avvicinò, mi strinse la mano e qualcosa dentro di me si sciolse. Mi sorrise così tanto che non potei fare a meno di ricambiare il sorriso. Guardai Alicia che era raggiante di gioia.

Tutti applaudivano e sorridevano, tranne la madre di Gia, che era in lacrime. "Io... io non capisco."

Il dottor Naram disse: "È opportuno ricordare che in verità a Gia non interessa la sua comprensione e che non le importa delle sue lacrime. A lei interessa la sua personale comprensione! Il marma è un'antica tecnica di trasformazione. Attraverso questi marma è possibile comunicare messaggi che vanno direttamente all'inconscio in modo che possa sentirsi compresa. Quando poi i marma si combinano con una particolare dieta, con rimedi a base di erbe e rimedi preparati a casa, possono accadere cose sorprendenti. L'ho visto funzionare su migliaia di bambini con grandi risultati per oltre trent'anni. Sua figlia la ascolterà, le obbedirà e diventerà felice e sana."

Poi chiese al dottor Giovanni di accompagnare Gia e sua madre in una diversa stanza per insegnarle i punti marma, spiegarle la dieta e rispondere a qualsiasi domanda sulle formule erboristiche che aveva prescritto.

Appena il dottor Giovanni aprì la porta, il dottor Naram scorse una famiglia che conosceva bene e che aspettava nel corridoio. Fermò tutto per accoglierli nella stanza e diede un grande abbraccio al giovane padre.

"Ogni volta che vedo quest'uomo, sento che è meglio che vincere un premio Nobel!" esclamò.

Rivolgendosi alla madre di Gia, il dottor Naram disse: "Quando incontrai quest'uomo per la prima volta, circa quindici anni fa, era molto peggio di sua figlia. Sua madre aveva perso ogni speranza." Fece un cenno all'anziana madre, che entrò a sua volta nella stanza, poi mise una mano sulla spalla del giovane.

"Non era capace di vestirsi da solo o di pronunciare più di qualche parola borbottata, e si sbavava addosso tutto il tempo. Tutto ciò che sua madre voleva era solo che fosse un ragazzo normale. E dopo anni di lavoro, come vedi questo ragazzo è diventato un uomo!"

L'anziana madre intervenne: "Non ancora al cento per cento..."

Il dottor Naram disse: "Sì, ma guarda adesso. Dopo tutti questi anni passati a seguire i segreti più profondi della guarigione, il suo cervello si è sviluppato! E che ci crediate o no, questo ragazzo che una volta non riusciva nemmeno a dire il proprio nome ora è sposato e ha un lavoro. Mantiene una casa, sua moglie e una splendida figlia." Indicò la moglie e la figlia in piedi accanto a lui, aggiungendo: "Sua figlia sta studiando così bene che è la prima della classe!"

"Guarda", disse rivolto all'anziana madre, "Tuo figlio è felicemente sposato e ha una figlia bellissima. Ora guarda il dottor Giovanni: è difficile persino per noi farlo sposare!"

Tutti risero, compreso il dottor Giovanni.

Il dottor Naram guardò la madre di Gia e le disse: "Per favore, parli con questa famiglia. Si lasci ispirare da ciò che è possibile se si decide veramente di seguire gli antichi segreti della guarigione più profonda. Ci vuole tempo, pazienza, impegno e fatica, ma cose straordinarie sono possibili."

Poi si rivolse a me."Dottor Clint, devi parlare anche con loro per ascoltare interamente la loro storia."

Seguii il dottor Giovanni e le due famiglie in un'altra stanza, dove mi sentii in dovere di registrare l'incredibile storia di questo giovane padre e della sua bella famiglia.

Più tardi, facendo delle ricerche sul web, rimasi sbalordito nel leggere che secondo il Centro per la Prevenzione e il Controllo delle Malattie (CDC) degli Stati Uniti, negli ultimi venti anni si è registrato un aumento del seicento per cento dei casi di autismo. Scoprii che, solo negli Stati Uniti, a un ragazzo su settanta viene diagnosticato l'autismo e quel numero non include i milioni di altri bambini a cui viene sempre più spesso diagnosticato l'ADD/ADHD (disturbo da deficit di attenzione/iperattività) e altri disturbi di sviluppo mentale o della socialità. Avendo visto Gia solo per pochi minuti, mi chiesi come potesse essere la vita per ognuna di quelle famiglie. Cercando tra le soluzioni a loro disposizione, non riuscii a trovare nessuno che menzionasse gli antichi metodi di guarigione che il dottor Naram stava usando. Appresi soltanto che la medicina occidentale non dispone di una cura per l'autismo e tuttavia alla maggior parte di questi bambini viene prescritto un qualche tipo di farmaco, molti dei quali con fastidiosi effetti collaterali. Esaminando il video e le note che avevo preso, mi chiesi quante persone avrebbero potuto trarre benefici dall'antico metodo di guarigione che il dottor Naram stava usando.*

Materiale disponibile: per ulteriori informazioni su come gli antichi metodi di guarigione del Dottor Naram potrebbero aiutare qualcuno con ADD / ADHD (disturbo da deficit di attenzione/iperattività) o da autismo, si prega di fare riferimento ai video nel sito MyAncientSecrets.com. Come sempre, si rammenta l'esclusione di responsabilità in campo medico.

Un'attrazione globale

Alicia e io trascorrevamo tutto il tempo possibile alla clinica. Ogni giorno venivano centinaia di persone e il dottor Naram spesso rimaneva ben oltre la mezzanotte. Seduto nella caffetteria o camminando per i corridoi, iniziai a chiedere ai pazienti e ai medici stranieri delle loro esperienze. Volevo sapere dai dottori perché erano venuti lì e mi chiedevo perché i pazienti viaggiassero da così lontano per passare solo cinque o dieci minuti con il dottor Naram. In una sola settimana avevo contato pazienti da ottantacinque paesi!

A metà settimana cominciai a documentare un numero sempre maggiore di conversazioni mediante dei video, registrando le interviste con i pazienti e, quando me lo consentivano, scattando foto dei loro referti medici. Più sentivo e vedevo, più restavo sorpreso del fatto che nessuno avesse già provveduto a documentare queste storie. Pensai che le registrazioni sarebbero state un bel segno di ringraziamento al dottor Naram per averci permesso di unirci a lui. Quest'attività ebbe anche il pregio di darmi altro a cui pensare che sperare di iniziare a piacere ad Alicia.

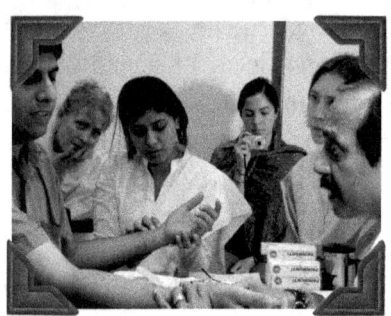

Alicia fa una foto di quello che accade nello studio del dott. Naram.

La gamma di disturbi per i quali la gente affermava di essere stata curata dal dottor Naram era sorprendente: comprendeva di tutto, dai dolori articolari alla sterilità, dalle malattie della pelle agli squilibri ormonali, dalle malattie cardiache all'idrocefalo, dalle condizioni mentali fino al cancro. Sentendo tutto questo, una domanda continuava ad assillarmi. Negli Stati Uniti i medici si specializzano di solito in una specifica branca della medicina (come cardiologia o urologia): come era dunque possibile che il dottor Naram ottenesse così tanti risultati in così tante aree molto diverse tra loro? Continuavo a chiedermi se non fosse tutto solamente il frutto di un effetto placebo.

Scoprii che, malgrado le singole condizioni variassero notevolmente, la soluzione per ogni disturbo solitamente includeva il cambiamento delle abitudini, a partire dalla dieta alimentare, e che occorreva del tempo prima che i pazienti vedessero i risultati. Molti confessarono di aver provato altri metodi, in cerca di una soluzione rapida, prima di arrivare dal dottor Naram. Troppo spesso queste soluzioni immediate portavano con sé una serie di effetti collaterali a lungo termine. Mi riferirono che gli antichi metodi di guarigione del dottor Naram richiedevano più tempo, ma portavano risultati di guarigione reali, duraturi e più profondi, senza effetti collaterali negativi.

Il terzo giorno in clinica, una giovane coppia portò la figlia di dieci anni, che non aveva mai parlato in vita sua. Il dottor Naram lavorò con lei per

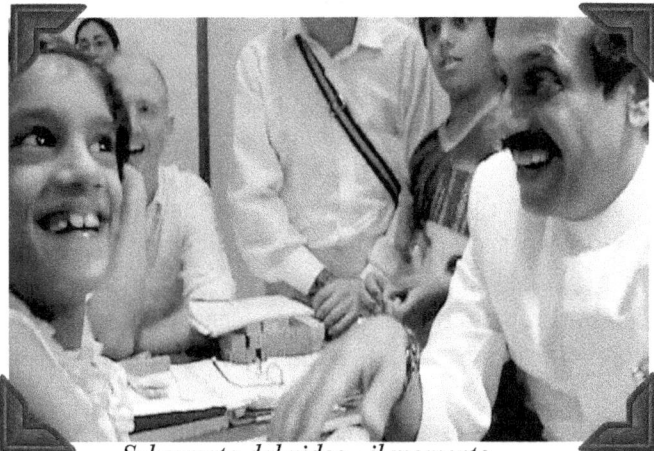

Schermata dal video - il momento immediatamente dopo che la bambina ha pronunciato la parola "Mamma" per la prima volta.

circa dieci minuti, premendo alcuni punti sul suo corpo e chiedendole di rispondere. Con l'intera stanza che guardava in trepidante attesa, la bambina pronunciò con forza la parola "Mamma!" Nella stanza si levò un applauso quando una gioia evidente apparve sul viso e negli occhi della bambina. Disse di nuovo "Mamma!" e quando guardai sua madre vidi che era in lacrime.

Alcune persone mi dissero di conoscere il dottor Naram da oltre trentacinque anni e di sentirsi parte della sua famiglia. Altri lo avevano conosciuto più di recente, trascorrendo solo cinque minuti con lui, ma riportando profondi risultati nei mesi successivi attraverso l'assunzione di erbe curative, rimedi casalinghi e/o modifica della loro dieta. Trovai interessante che insegnanti di così tante tradizioni spirituali diverse mandassero i loro studenti e devoti dal dottor Naram per chiedere aiuto: alcuni andavano per curare malattie fisiche, altri invece per disintossicare il corpo, preparando così le loro menti ad essere in grado di approfondire la pratica della meditazione e la loro esperienza spirituale.

Ero incuriosito, ma non riuscivo a trovarne il senso.

Frattanto, nonostante le cose straordinarie che stavo vedendo, ero sempre più irritabile. Stava diventando dolorosamente evidente che le cose tra me e Alicia non sarebbero andate oltre l'amicizia: pur grata di questa esperienza, vari sottili indizi rivelavano che non era interessata a me. Provavo un misto di frustrazione, tristezza e rassegnazione.

Un Rimedio Inaspettato

Giunti al nostro ultimo giorno in clinica, il dottor Naram mi chiese di parlare insieme dopo aver finito di vedere i suoi pazienti. Entusiasta di poter parlare con lui, quando arrivò il momento del nostro incontro - all'una e mezza di notte - un forte mal di testa mi rese difficile concentrarmi.

"Posso farti una domanda?" dissi quando finalmente ci sedemmo. "Come posso liberarmi da questo mal di testa? Ho mangiato sano, fatto esercizio fisico e oggi ho perfino fatto un massaggio terapeutico... non so proprio da dove venga."

I suoi occhi scuri e curiosi si concentrarono su di me: "Dove ti fa male?"

Mettendo a fuoco il punto di origine del dolore, gli indicai la base della testa e il collo.

"Ah! Questo è un mal di testa Vata". Non avevo mai saputo che esistessero diversi tipi di mal di testa, identificabili in base al punto da dove partiva il dolore.

"Per questo tipo di mal di testa, la tua medicina è... anelli di cipolla fritti."

"Cosa? Anelli di cipolla fritti?" Avevo sentito bene?

Il dottor Naram sorrise: "Il capostipite del lignaggio Siddha Veda a cui appartengo, Jivaka, ha spiegato come ogni cosa può essere sia un veleno sia una medicina, dipende da come la si usa. L'acqua è una medicina per novantadue condizioni e un veleno per ventisei. Anche le cose che fai, ad esempio il tuo lavoro, possono essere una medicina o un veleno, a seconda che siano allineate o meno allo scopo della tua vita."

Me lo spiegò con pazienza e al tempo stesso con un'intensità e un entusiasmo che non mi sarei mai aspettato da qualcuno che in quello stesso giorno aveva visto più di trecento pazienti.

"Esistono tre tipi principali di mal di testa e diversi sottotipi. Gli anelli di cipolla fritti non funzionano per tutti i tipi di mal di testa. Inoltre se li mangi sempre, produrranno delle tossine nel tuo corpo. Quindi, per una guarigione più profonda e a lungo termine, posso dirti cos'altro fare. Ma in questo momento un rimedio temporaneo per il tuo mal di testa è mangiare anelli di cipolla fritti. Provalo tu stesso."

> *"Ogni cosa può essere sia un veleno sia una medicina, dipende da come la si usa."*
> - Jivaka (Medico di S.S. Buddha)

Il dottor Naram chiese allo chef di preparare dei pakoda freschi (un piatto indiano simile agli anelli di cipolla fritti). La testa mi pulsava. Ero curioso di sapere cosa sarebbe successo, mentre mettevo in bocca questi deliziosi bocconcini a base di cipolle. Con mio grande stupore il dolore, che era cresciuto di intensità tutto il giorno, rapidamente iniziò a lasciare il mio corpo e scomparve completamente nel giro di cinque minuti.

"È incredibile!" esclamai. Con il mal di testa sparito e il cuore aperto gli chiesi: "Come fa a funzionare?"

"Sai Clint, mi ricordi tanto me quando ero più giovane."

"Davvero? In che modo?" Mi incuriosiva sapere come avremmo potuto essere simili.

"Anch'io ero incasinato e confuso" disse con una risata.

Restai di stucco. Il dottor Naram sorrise e mi mise una mano sul braccio. Mi descrisse come il suo maestro l'avesse aiutato ad acquisire una incredibile chiarezza nella sua vita, insegnandogli gli antichi segreti perduti per la trasformazione e la guarigione profonda.

"Le cipolle sono una delle tante e potenti medicine presenti in natura. Ci sono molti segreti come questo che posso insegnarti. All'inizio potranno sconvolgerti, ma possono cambiare per sempre la tua vita. Inoltre, una volta che li conoscerai, diventerai capace di esercitare una potente influenza su questo pianeta per aiutare gli altri!"

Consideravo la mia visita in India come un evento isolato, presto sarei tornato al mio lavoro di ricerca sulle tecnologie all'università. Mi chiesi perché mi stesse dicendo quelle cose. Pensai: "Non dovrebbe esserci qui Alicia al mio posto a fare questa conversazione?" Quando uscii fuori dalla stanza, la vidi intenta ad apprendere maggiori nozioni sulla lettura del polso dal dottor Giovanni, così mi sentii soddisfatto che anche lei stesse ottenendo quello che desiderava. Era tardi, ma il dottor Naram chiese di parlarmi ancora una volta prima di lasciare l'India e invitò me e Alicia a casa sua per un pasto.

Una volta raggiunta la mia camera da letto, mi resi conto che, insieme al mal di testa, si era dissolta tutta la frustrazione accumulata quel giorno. Quella notte mi lasciò un senso di meraviglia. Mentre riflettevo su tutto questo, i miei pensieri si spostarono su Alicia e poi di nuovo sul dottor Naram. Aveva un tale modo di aiutarmi a dimenticare le mie inadeguatezze e le mie auto-limitazioni... Mi aveva aperto a un nuovo mondo di possibilità e mi aveva insegnato un eccezionale rimedio per il mio mal di testa!

Il giorno seguente decisi di fare delle ricerche sul lignaggio da cui il dottor

---

Note dal mio Diario
Antichi segreti di guarigione per il mal di testa di tipo Vata*

1) Determinare anzitutto il tipo di mal di testa.

Secondo il dottor Naram, se il dolore è nella parte frontale della testa, nell'area dei seni paranasali, probabilmente è un mal di testa di tipo Kapha. Se il dolore è acuto nella sommità del capo, o su un lato, è probabile che sia un mal di testa di tipo Pitta. Se il dolore è nella parte posteriore, o alla base del collo, è probabilmente un mal di testa di tipo Vata.

2) Nel caso si tratti di mal di testa Vata, si possono usare i seguenti antichi rimedi.

a) Rimedio Casalingo

Mangiare qualche anello di cipolla fritto * oppure onion-pakoda (piatto indiano a base di cipolle fritte)

b) Marma Shakti

Premere per 6 volte entrambi i lati del collo, 4 dita sotto i lobi delle orecchie.

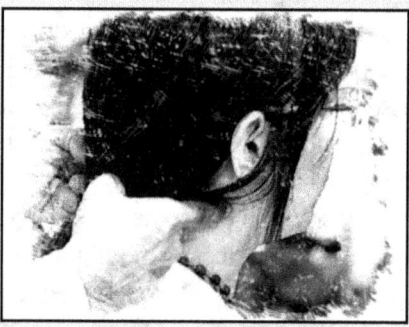

*Importante: il dottor Naram ha consigliato questo rimedio esclusivamente per un tipo specifico di mal di testa; ha raccomandato altresì di non mangiare cipolle fritte ogni giorno per prevenire quel tipo di mal di testa, poiché tossico per il corpo.

Ulteriore materiale disponibile: per scoprire come alleviare i diversi tipi di comune mal di testa grazie ai suggerimenti del Dottor Naram, potete visitare il sito a registrazione gratuita www.MyAncientSecrets.com.

Naram proveniva. Non c'erano molte informazioni disponibili in inglese sul maestro Jivaka, ma trovai un aneddoto ben documentato. Raccontava di come il Buddha (Siddhartha Gautama) convocò tutti i medici e i guaritori mettendoli alla prova. Chiese loro di andare nella foresta e di tornare con una borsa piena di tutto ciò che avevano trovato che non fosse utile per la guarigione.

Alcuni tornarono fieri delle loro borse stracolme, sostenendo che escludevano che quelle piante avessero una qualche utilità. Altri tornarono con borse più piccole. Solo uno tornò con niente in mano. Quando il Buddha lo interrogò, Jivaka rispose che non era riuscito a trovare un sola cosa che non fosse utile per un qualche tipo di condizione di salute. Quello fu il momento in cui il Buddha scelse Jivaka come suo medico personale.

Ovunque il Buddha viaggiasse, Jivaka viaggiava con lui, aiutandolo a prendersi cura del suo seguito e di tutti coloro che andavano in cerca di

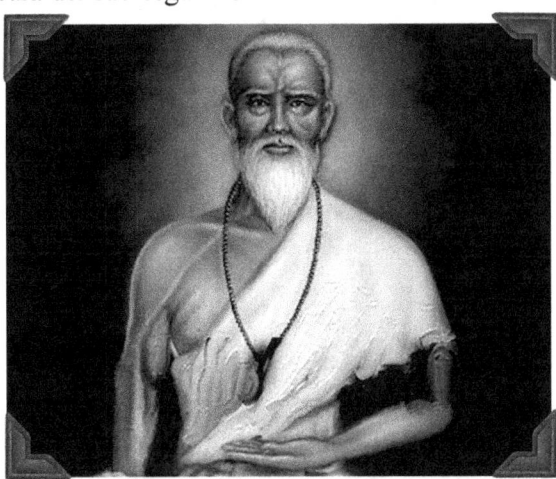

Illustrazione del Maestro Jivaka.
Immagine recuperata da Google

illuminazione. Durante i suoi numerosi viaggi, Jivaka scoprì nuove piante e nuovi usi relativi a quelle piante. Raccolse le sue scoperte in manoscritti che sono stati conservati per secoli e secoli.

Leggere questa storia mi fece sorridere. A quanto sembrava, il dottor Naram aveva preso a cuore la lezione che tutto era utile alla guarigione, persino gli anelli di cipolla fritti!

Mentre ero disteso sul letto, mi chiesi se il dottor Naram conoscesse qualche antico segreto di guarigione che potesse aiutarmi a superare il sentirsi respinti e il mal d'amore.

Note per il Vostro Diario

Al fine di rendere più profondi e più intensi i benefici che sperimenterete dalla lettura di questo libro, prendetevi qualche minuto e annotate le vostre risposte alle seguenti domande:

Quali pensieri, conversazioni, cibi e/o attività sentite essere come un veleno nella vostra vita (effetto di diminuzione della vostra energia vitale)?

_____

_____

_____

_____

Quali pensieri, conversazioni, cibi e/o attività sentite essere come una medicina benefica nella vostra vita (effetto di accrescimento della vostra energia vitale)?

_____

_____

_____

_____

A quali altre intuizioni, interrogativi o prese di coscienza siete giunti nel leggere questo capitolo?

_____

_____

_____

_____

CAPITOLO 4

Cosa conta di più?

Si potrebbe andare quasi da chiunque e invece di domandare
"Come stai?" chiedere "Dove ti fa male?"
- Henry B. Eyring

Ricordate la telefonata di mio padre a cui ho accennato nell'introduzione? Fu la mattina seguente che la ricevetti.

Non potei ignorare la sofferenza, controllata ma palpabile, che traspariva dalla sua voce. "Figlio mio, puoi venire a casa? Ho bisogno di parlare con te."

Quando gli chiesi cosa stesse succedendo, non rispose. Ribadì soltanto che voleva parlarmi di persona.

"Quando potrai essere qui nello Utah al più presto?" chiese.

Come poi avvenne, Alicia e io saremmo partiti la notte successiva, lei per tornare in California e io diretto prima a New York e poi nello Utah, dove vivevano i miei genitori. Per il resto della giornata fu il pensiero di mio padre a occupare la mia mente.

Affinché possiate comprendere meglio, voglio raccontarvi un po' di mio padre e della mia famiglia.

I miei genitori hanno cresciuto ben otto figli, una casa gremita. Io ero il sesto e mi divertivo a raccontare alle persone che ero il loro preferito. Una volta un compagno di scuola mi chiese: "Perché ci sono così tanti bambini nella tua famiglia, i tuoi genitori non avevano la TV?"

Perlopiù, mi piaceva molto avere così tanti fratelli e sorelle. Certo, litigavamo per cose futili, ma ridevamo anche molto e sapevamo giocare e

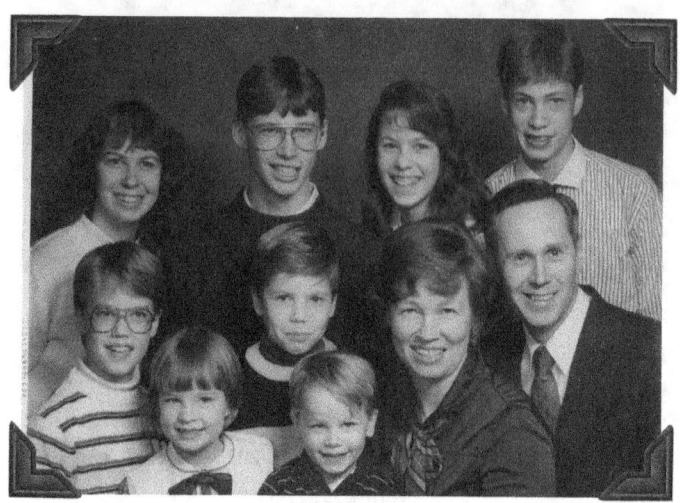

La mia famiglia quando avevo circa 6 anni: io al centro, mia madre e mio padre sulla destra e mia sorella Denise in alto a sinistra.

creare insieme. Ricordo che un giorno uno dei miei fratelli più grandi portò a casa una videocamera e fummo letteralmente catturati dall'entusiasmo di realizzare dei video divertenti. La perdita di mia sorella maggiore Denise, morta suicida, ci ha portati a essere più vicini che mai. Non siamo mai stati dei campioni nel parlare dei nostri sentimenti, ma siamo sempre stati consapevoli di quanto tenessimo gli uni agli altri senza bisogno di parole.

I miei genitori sono rimasti fedelmente sposati per più di quarant'anni, fra gli alti e bassi della vita. Quando mio padre chiese a mia madre di sposarlo, le disse: "Sapendo quello che sai su di me, vorrai ancora essere la madre dei miei figli?" Ho sempre pensato che fosse stato un modo divertente per chiederle la mano.

Sebbene i miei non abbiano mai avuto molte disponibilità economiche, sono sempre riusciti a far quadrare i conti. Mi piaceva ricevere pacchi pieni di abiti usati da una vicina o da qualche famiglia che frequentava la chiesa. Ricordo ancora quando scoprii che la maggior parte delle persone si recava in un negozio e pagava somme considerevoli per acquistare vestiti, e quanto tutto ciò mi sembrasse strano. I miei genitori ci hanno insegnato il valore della frugalità, del duro lavoro, della preghiera, dell'onestà e dell'impegno.

Mamma e papà erano molto diversi fra loro. Mia madre era una donna del "fare", con un talento innato per mettere tutti all'opera. Ero sorpreso da quanto fosse efficiente e da quante cose riuscisse a portare a termine ogni giorno. Suppongo che per crescere otto figli si debba necessariamente sviluppare quel tipo di dote. Mio padre invece era più interessato a come tutti si sentivano, piuttosto che a cosa facessero.

La passione di mio padre era aiutare genitori e insegnanti a trovare quello che lui definiva "il tassello mancante nell'istruzione". Egli era convinto che il pezzo mancante fosse rappresentato dal fatto che nelle scuole si insegna ai bambini cosa pensare, ma non come pensare. Il suo motto era "una singola idea può cambiare la vita di un bambino". Ispirato da Benjamin Franklin, amava integrare l'etica con l'istruzione, insegnando ai bambini a sviluppare la propria personalità e al tempo stesso aiutandoli ad apprendere qualunque materia. Il suo sogno era quello di racchiudere più di trent'anni della sua vita professionale in un libro che avrebbe intitolato 'Il pezzo mancante nell'insegnamento', quale eredità da lasciare ai suoi nipoti. Per questo motivo, papà ha sempre tenuto una pila di fogli sulla sua scrivania, dove annotava domande interessanti insieme a fatti e storie che avrebbero guidato i bambini a come pensare e a come fare delle buone scelte. Negli sprazzi di sincerità avrei tanto voluto essere più capace in questo...

Papà era anche dotato di un senso dell'umorismo divertente e spiazzante. Quando ero piccolo e stavo imparando a legarmi le scarpe, gli chiesi: "Papà, puoi metterle?" Lui rispose con un sorriso: "Posso provare, ma non sono sicuro che mi entrino!" Mi avrebbe poi insegnato con dolcezza come farlo. Quando uno di noi gli stava dietro e gli massaggiava una spalla, diceva: "Hai esattamente due ore per smontarla!"

Ridevamo talmente tanto! Per esempio una volta, mentre stava recitando la preghiera della sera per la famiglia, finì per addormentarsi a metà preghiera. Restammo seduti ad aspettare, smarriti. La parte migliore fu che quando lo raccontò non poté fare a meno di scoppiare a ridere di se stesso fino alle lacrime, e noi con lui, per la comicità della situazione. Egli mi ha insegnato che ridere è una delle medicine più potenti per qualsiasi persona o famiglia. E tuttavia, per quanto amasse ridere, non avrebbe mai riso alle spalle degli altri e non avrebbe mai permesso a noi di farlo. Mi ha insegnato con il suo esempio che ridere di se stessi e dei propri errori, in qualche modo, aiuta a superarli più facilmente.

Le persone amavano stare in sua compagnia. Quando ero adolescente i miei amici mi dicevano di percepire chiaramente quanto lui tenesse a loro.

"Una singola idea può cambiare la vita di un bambino."
- George L. Rogers

> *"La risata è una delle medicine più potenti per qualsiasi persona o famiglia."*
> – George L. Rogers

Quando avevo circa sedici anni, un amico mi sorprese dicendo: "È così facile stare insieme a tuo padre. Lo guardo negli occhi e già sento che mi vuole bene."

Era gentile, ma determinato. Non scendeva a compromessi quando si trattava dei principi in cui credeva. Una volta, avevo intorno ai dodici anni, scoprì che stavo per scaricare illegalmente musica e video per fare il regalo di Natale a mia madre e a mia nonna; lo consideravo un buon sistema per risparmiare! Ricordo ancora con quale forza disapprovò, quando lo scoprì. Mi rimproverò che gli autori della musica e dei video meritavano di ricevere un compenso per ciò che avevano creato. Disse: "Non fare mai niente di cui ti vergogneresti se divenisse di pubblico dominio." Poi, avendo compreso che non avevo abbastanza denaro, mi accompagnò al negozio e aggiunse la cifra che mi mancava per poter acquistare il video e la musica che stavo per copiare. Mi corresse, ma lo fece in modo costruttivo, senza mortificarmi.

Comprendere e apprezzare mia madre è stato invece più difficile e complicato fino a quando non sono diventato adulto. Dato che ero un bambino sensibile, notavo che spesso dietro la facciata c'era qualcosa che la turbava. Non sapevo cosa fosse né se fosse dovuto in parte a causa mia, perché non ne parlava mai, o almeno non con me. Invece, si gettava a capofitto sul lavoro e su vere e proprie liste di 'cose da fare' come un modo per mantenere un senso di controllo e di efficienza, mandando avanti come poteva una famiglia con otto figli.

Oltre ad essere un bambino sensibile ero anche timido e prendevo facilmente le cose sul personale. Ricordo che quando avevo nove anni mi arrabbiai molto con mia madre dopo averla sentita ridere al telefono con una sua amica mentre le raccontava un episodio imbarazzante che mi riguardava. Le stesse cose che gli altri miei coetanei avrebbero ignorato, o sulle quali si sarebbero fatti una risata, mi ferivano e mi facevano sentire come se qualcosa di me fosse stato "violato".

> *"Non fare mai niente di cui ti vergogneresti se divenisse di pubblico dominio."*
> – George L. Rogers

Lei avrebbe dovuto amarmi, non ridere di me con altri. La incolpavo del dolore che provavo a causa sua e volevo ferirla a mia volta: mi vergogno ad ammetterlo, ma è così. Inizialmente volevo scappare di casa, poi decisi di restare e di punirla con il mio silenzio. Durò per circa un giorno e mezzo, finché la sera dopo entrò nella mia stanza.

"Clint, che succede?" mi chiese. "Non ti posso aiutare se non so cosa c'è che non va."

Feci del mio meglio per non parlare, ma alla fine scoppiai a piangere. Si avvicinò e mi accarezzò teneramente la schiena, mostrando così tanta compassione che mi fu impossibile poterla considerare ancora un mostro. Le confessai perché mi sentivo ferito. Si scusò immediatamente e mi abbracciò forte.

Non vorrei essere frainteso. A volte avevo dei contrasti anche con mio padre. Mi sentivo turbato quando mi sgridava dopo che avevo fatto qualcosa di sbagliato, come quella volta che picchiai mia sorella. Lei era in lacrime. Dopo avermi tirato via energicamente, mi mise seduto sulle scale e mi chiese: "Perché l'hai colpita?" Mi sentii del tutto giustificato mentre esponevo le mie ragioni: "Perché mi fa arrabbiare."

Si fermò e disse qualcosa che mi cambiò la vita. "Figliolo, nessuno può farti arrabbiare o farti sentire in alcun modo. Le tue reazioni provengono sempre da dentro di te. Le persone possono controllare le tue emozioni solo se tu glielo permetti."

Anche se mi punì comunque per aver picchiato mia sorella, la verità delle sue sagge parole mi colpì profondamente. Fu un istante capace di sciogliere la rabbia che provavo. Aveva ragione: nessuno poteva farmi arrabbiare, io solo ero responsabile delle mie emozioni. Fu una meravigliosa scoperta.

> *"Nessuno può farti arrabbiare. Le tue reazioni provengono sempre da dentro di te."*
> - George L. Rogers

Gentilezza inestimabile

Mentre mi trovavo in India, la telefonata di mio padre risvegliò molti ricordi come questi. Più tardi quel giorno incontrai Vinay, l'assistente amministrativo del dottor Naram. Leggendo sul mio viso uno sguardo assente, mi chiese: "Va tutto bene?"

"Non proprio", risposi. "Sono preoccupato per mio padre."

Gli riferii della telefonata e gli raccontai alcuni aneddoti su di lui. Vinay disse: "Sono meravigliato. Tuo padre sta seguendo un principio,

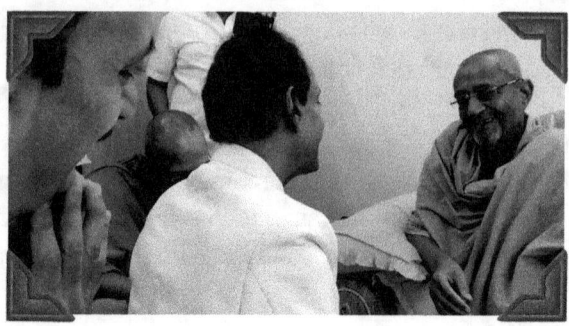

Il dottor Naram subito dopo aver sentito il polso di Hariprasad Swamijii, maestro spirituale per milioni di persone che promuove il concetto di Atmiyata. Vinay guarda entrambi con affetto e devozione.

chiamato Atmiyata, che ho imparato dal mio maestro spirituale Hariprasad Swamijii."

"Cosa sarebbe?"

"In sostanza, il concetto di Atmiyata è quello di trattare tutte le persone con amore e rispetto, indipendentemente da come loro trattano te. Mi fa piacere sapere che persone come tuo padre seguano un simile principio; è decisamente diverso da quello che percepiamo della cultura americana guardando la TV e i film."

Ero d'accordo sul fatto che mio padre fosse una persona dalla coscienza forte e pulita, e lo ammiravo per questo. Ho sempre pensato di dover arrivare ad essere come lui. Allo stesso tempo sentivo di non essere alla sua altezza.

Ciò che non dissi a Vinay era che spesso sentivo il peso delle scelte sbagliate che avevo fatto, qualcosa di cui mi vergognavo. Molte di queste le avevo taciute ai miei stessi genitori, sperando che non le avrebbero mai scoperte per non deluderli.

Nella speranza invece di rendere loro e la mia famiglia orgogliosi di me, avevo raggiunto molti obiettivi. Avevo terminato il liceo classificandomi fra i primi studenti, avevo parlato alla cerimonia di inizio del corso di laurea e avevo vinto una borsa di studio presso una prestigiosa università. Avevo prestato servizio in Africa e in altre parti del mondo, posticipando la laurea per lavorare come missionario per due anni, e sono stato il primo della mia famiglia a ottenere un dottorato di ricerca con menzione della tesi.

Come giovane ricercatore avevo ricevuto numerosi premi e riconoscimenti. Fui persino selezionato tra i dodici dottorandi, provenienti da tutto il mondo, inviati a Bruxelles per partecipare un incontro riservato a giovani talenti dove discutere delle possibili soluzioni ai problemi del mondo. In quel periodo risiedevo in Finlandia, dove coordinavo un progetto finanziato dall'Unione Europea, e tenevo corsi pionieristici su come utilizzare la tecnica e i nuovi strumenti di comunicazione per il dialogo interreligioso e interculturale, per lo sviluppo internazionale e per la costruzione della pace.

> *"Atmiyata è quando, indipendentemente da come qualcuno ti tratta, tu puoi rispondere con amore e rispetto."*
> - Harisprasad Swamijii

Eppure, nonostante tutto ciò, nella mia mente gli errori che avevo commesso superavano qualsiasi buona cosa avessi fatto. Quando mio padre chiamò quella mattina dicendo che aveva bisogno di incontrarmi, per un momento mi chiesi se non avesse scoperto qualcosa di sbagliato che avevo fatto.

Oltre a essermi di sostegno, sapevo che i miei genitori si preoccupavano per me, come tutti i genitori. E sapevo che pregavano tanto per me. Avevo viaggiato e vissuto in diversi paesi, senza essere mai stato lontanamente vicino al matrimonio, sperimentando il mio rapporto con la spiritualità e la scienza e trascorrendo molto tempo lontano dai miei e da tutto ciò che mi era familiare. Una volta confidai a mio padre di sentirmi triste e solo e da allora in poi si assicurò di chiedermi sempre come mi sentissi e se le cose andassero meglio. Penso che sia diventato particolarmente apprensivo dopo quello che è accaduto con mia sorella. Per parte mia, cercavo di restare sempre in contatto con loro, ma quella telefonata di mio padre e la sua richiesta di incontrarci erano arrivate inattese e improvvise.

Era insolito che mio padre prendesse un appuntamento con me: in fondo ero suo figlio e poteva chiamarmi in ogni momento. Rimasi disorientato per tutto il giorno, preoccupandomi ancor più quando, più tardi quella stessa sera, chiamò mia madre.

"Ti prego, non dimenticare che devi vedere tuo padre", disse, con un tono di voce che non era il solito. "Non so di cosa si tratti, ma credo che sia importante."

La soluzione del "mistero" avrebbe dovuto attendere. Mi restava ancora un giorno da trascorrere a Mumbai, e poi uno scalo a New York, prima di scoprire cosa avesse da dirmi mio padre.

E prima di lasciare l'India, il dottor Naram mi chiese di vederci ancora una volta per condividere qualcosa che, disse, mi avrebbe cambiato la vita.

Note per il Vostro Diario

Al fine di rendere più profondi e più intensi i benefici che sperimenterete dalla lettura di questo libro, prendetevi qualche minuto e annotate le vostre risposte alle seguenti domande:

Quali difficoltà non dichiarate stanno affrontando coloro che amate in questo momento? Cosa potreste fare per aiutarli?

_____

_____

_____

Quali sono gli insegnamenti di saggezza, appresi dai vostri genitori o da altri, che vi sono stati di aiuto?

_____

_____

_____

Quale è l'ambito della vostra vita in cui potete praticare l'arte di guarigione di Atmiyata?

_____

_____

_____

A quali altre intuizioni, interrogativi o prese di coscienza siete arrivati leggendo questo capitolo?

_____

_____

_____

CAPITOLO 5

Un grande segreto per riuscire in tutto

*Quando non sappiamo più cosa fare, siamo giunti al nostro
vero lavoro e quando non sappiamo più da che parte andare,
abbiamo iniziato il nostro vero viaggio.*
– Wendell Berry

La sera seguente, prima che Alicia e io ci imbarcassimo su un volo notturno per gli Stati Uniti, il dottor Naram ci ospitò a casa sua per una cena di saluti. Nonostante il cibo fosse squisito, mangiai velocemente nella speranza di avere più tempo per parlare con lui. Alla fine disse: "Possiamo andare da soli nel mio studio? Vorrei mostrarti qualcosa di molto speciale."

Appena chiusi la porta dello studio alle mie spalle, il dottor Naram prese diversi rotoli avvolti in un panno arancione. Mentre snodava il filo che li legava, vidi che contenevano vecchie pagine logore, scritte a mano in caratteri a me sconosciuti. Sottovoce, mi disse: "Queste sono alcune pagine degli antichi testi che mi sono stati consegnati dal mio maestro." Maneggiando con cura ogni pagina, mi confidò quanto considerasse preziosi quei manoscritti e come questi lo avessero guidato negli antichi principi, formule e procedimenti da lui usati per curare le persone.

Un foglietto giallo all'inizio di ogni testo forniva una breve

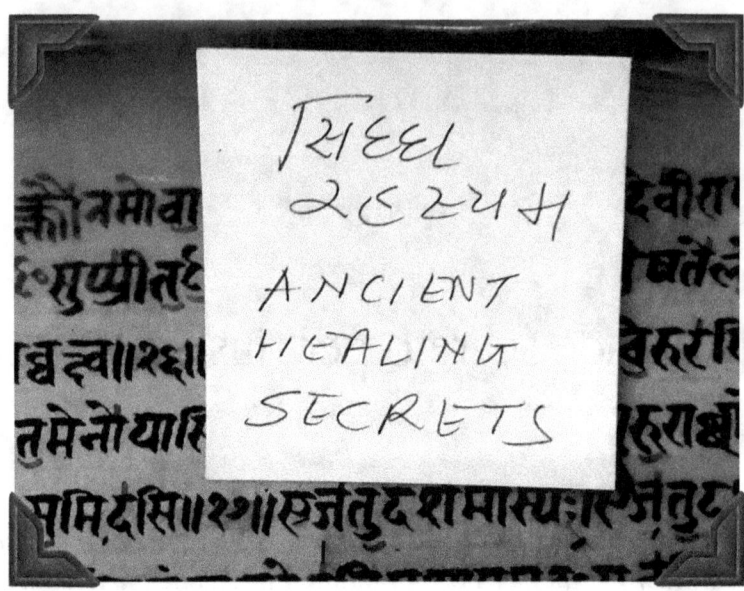

Particolare degli antichi manoscritti contenenti gli antichi segreti di guarigione.

descrizione in lingua inglese del suo contenuto. I manoscritti erano in diverse lingue: Sanscrito, Tibetano, Nerali, Nepalese e Ardhamagadhi o Magadhi Prakrit. Riportavano rimedi casalinghi e formule a base di erbe per diabete, diversi tipi di cancro e problemi di capelli e pelle, così come antichi mantra e marma per manifestare felicità, pace e abbondanza. Contenevano persino formule segrete di giovinezza usate da una donna di nome Amrapali che, spiegò il dottor Naram, aveva più di sessant'anni ma ne dimostrava trenta di meno. Era talmente attraente che un re di trentacinque anni si innamorò di lei, nonostante avesse già una bellissima giovane moglie. Provai un forte desiderio di toccare quegli antichi scritti, ma non volevo rischiare di danneggiarne i delicati fogli.

"Ho dedicato tutta la mia vita a seguire le istruzioni del mio maestro", disse il dottor Naram, "in modo da poter decifrare i principi contenuti in queste antiche pagine e portarli nella realtà fisica del mondo moderno, sì da cambiare, o anche salvare, la vita delle persone."

Ci fu una lunga pausa mentre lasciavo che quelle parole mi entrassero dentro. Rompendo il silenzio, gli feci una domanda che mi assillava da un po': "Come tutto questo ha avuto inizio per te?"

Mentre riavvolgeva con delicatezza gli antichi manoscritti nel panno arancione, il dottor Naram iniziò a raccontarmi la sua storia.

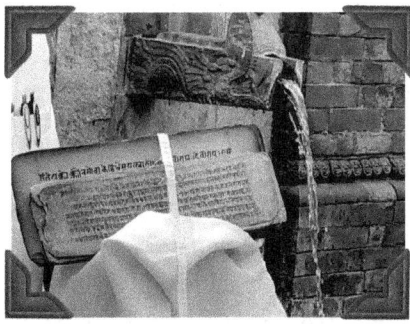 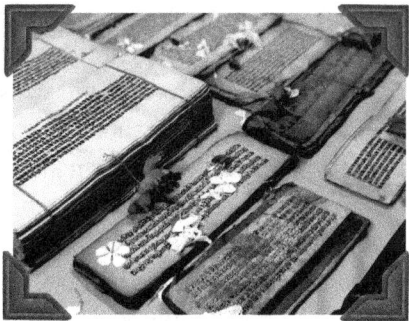

A sinistra: il dottor Naram con uno degli antichi testi contenenti i segreti della sua tradizione per una guarigione più profonda. A destra: diversi manoscritti su un tavolo.

"Trent'anni fa mi sono laureato in medicina."

"Cosa? Prima di diventare un guaritore hai studiato come medico?"

"Sì, mi sono laureato nel 1978 all'Università di Bombay, per poi specializzarmi in medicina Ayurvedica nel 1982 e 1984. Il fatto è che ero ancora un medico da niente. Nutrivo il grande sogno di voler cambiare il mondo. Volevo aiutare le persone a raggiungere una salute vibrante, serenità ed energia illimitata, ma io stesso non avevo energia, salute, pace. Ma soprattutto lavoravo utilizzando unicamente la 'teoria del forse'. Sai cos'è una 'teoria del forse'?"

Alzai le spalle e scossi la testa.

"Supponiamo che fosse venuto un paziente dicendo che aveva mal di stomaco. Avrei detto 'Forse è gas, forse acidità o forse un tumore' oppure 'Forse si tratta di un qualche problema con sua moglie.' Avrei prescritto un ampio spettro di rimedi basati su ipotesi, sul 'forse', e lui se ne sarebbe andato per tornare con lo stesso problema un mese dopo, e a quel punto avrei detto: 'Forse è psicosomatico'. Avrei potuto passare ore a consultarmi con i miei pazienti senza ottenere risultati. Mi sentivo frustrato, depresso, nervoso e pieno di ansia. Sentivo di essere un fallimento. Nutrendomi di pessimo cibo per calmare l'ansia, finii per ingrassare molto. Pesavo oltre cento chili e iniziavo a chiedermi se i rimedi che prescrivevo fossero efficaci. O forse il problema era che non capivo le persone. Probabilmente non arrivavo a comprendere le loro vere problematiche, le loro preoccupazioni, paure e ansie. Forse non era il lavoro per me."

Mentre il dottor Naram parlava della sua infelicità, riflettei sulla mia tristezza. Non mi accompagnava sempre, ma compariva quel tanto che bastava per farmi mettere in discussione vari aspetti della mia vita. A volte si manifestava come depressione, altre volte come impazienza o irritazione nei confronti di me stesso e degli altri.

"Non guadagnavo e non avevo soddisfazione a livello professionale, tantomeno provavo interiormente gioia", continuò il dottor Naram. "Poi, un giorno, un miracolo ha cambiato la mia vita per sempre. Avevo in cura un paziente di nome Shanker. Veniva ogni settimana e ci sedevamo insieme per due ore parlando del suo problema e tentando nuovi rimedi e soluzioni, eppure nulla sembrava funzionare. A un certo punto, dopo due anni di appuntamenti settimanali, Shanker smise di venire e io pensai che forse avevo finalmente guarito qualcuno. Diversi mesi dopo lo vidi camminare per la strada con un aspetto felice. Chiesi 'L'ho aiutata io?' La sua risposta mi scosse profondamente. Shanker mi disse: 'No, dottor Naram, non mi ha aiutato lei. Nonostante tutto il tempo che mi ha dedicato, lei non mi ha mai compreso, mi ha semplicemente confuso sempre più.' Risposi 'So che il mio problema è non riuscire a comprendere le persone. Dunque come ha fatto a migliorare?'"

Shanker gli spiegò di essere stato da un grande maestro che aveva centoquindici anni. L'uomo gli aveva toccato il polso e in soli due minuti gli aveva detto esattamente cosa stava succedendo nel suo corpo, nella sua mente e nelle sue emozioni e gli aveva consigliato cosa fare per guarire. Il dottor Naram non credeva che ciò fosse possibile, ma non si poteva negare che Shanker avesse un aspetto molto migliore. Le sue analisi avevano evidenziato indiscutibili miglioramenti nel diabete, nell'artrite, nella pressione sanguigna, nell'osteoporosi e nella funzionalità renale. Il dottor Naram gli chiese: "Come posso incontrare questo maestro e verificare di persona?"

"Shanker mi diede l'indirizzo", proseguì il dottor Naram. "Ma prima di andare, feci un elenco di tutti i miei problemi: depressione, ansia, nervosismo, diabete, perdita di capelli e obesità. Quindi mi recai da questo grande maestro e attesi a lungo in fila prima che arrivasse il mio turno. Nel frattempo, riflettevo su come quest'uomo di centoquindici anni riuscisse ancora a incontrare novanta pazienti al giorno. Quando toccò finalmente a me, il guaritore pose le sue dita sul mio polso e disse: 'Glicemia alta. Inoltre, vuoi che ti ricrescano i capelli, vuoi perdere peso e vuoi cambiare lavoro. Poi sei depresso, nervoso e confuso circa il futuro.'"

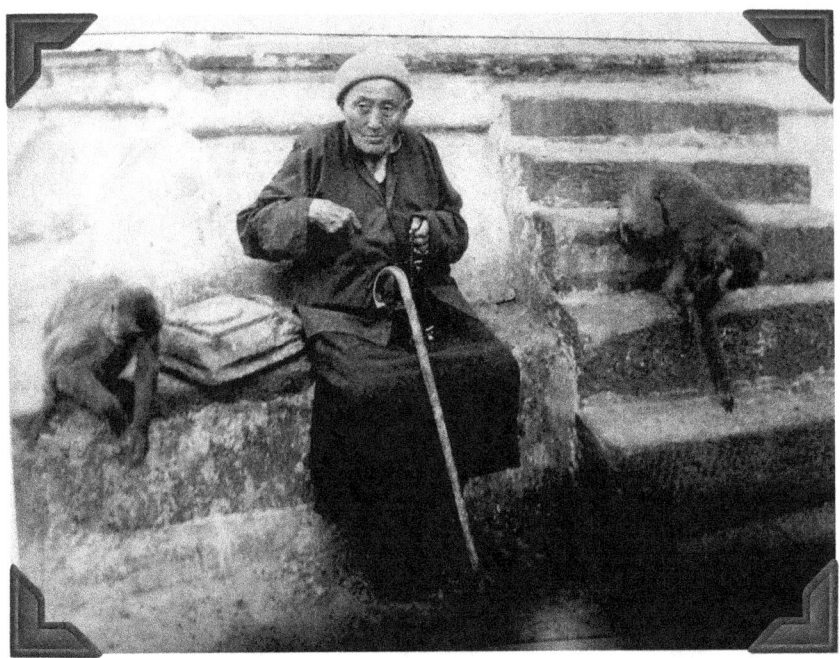

Baba Ramdas, Maestro del dottor Naram, all'età di 115 anni.

Il dottor Naram fece una pausa. "Mi aveva compreso e non posso esprimerti quanto è stato bello sentirmi profondamente capito in quel modo. In seguito il mio maestro mi disse: 'Negli ultimi seimila anni di storia dell'umanità, il più grande bisogno che le persone hanno non è l'amore, ma la comprensione.'"

Mentre il dottor Naram condivideva la sua storia, mi chiedevo se oltre ad aiutare persone con disturbi quali ipertensione, diabete, artrite e così via, quel maestro disponesse anche di antichi segreti in grado di trasformare la tristezza in felicità.

Il dottor Naram continuò: "Baba Ramdas mi aveva capito e quell'unico incontro mi ha cambiato la vita. Mi prescrisse alcune erbe e dei cambiamenti nella dieta alimentare e mi chiese di tornare dopo sei mesi. Il maestro non aveva una soluzione rapida da offrirmi. Se questo era quello che cercavo, sarei dovuto andare altrove. Ciò che mi stava offrendo era una guarigione più profonda, che richiedeva perseveranza e pazienza. Feci esattamente come mi aveva detto. Ci volle del tempo ma la mia pazienza e il mio impegno furono ripagati. La prescrizione funzionò come per magia. Persi peso, scesi da cento a cinquantasette chili. I valori di glucosio

> *'Negli ultimi seimila anni di storia dell'umanità, il più grande bisogno che le persone hanno non è l'amore, ma la comprensione.'*
> — Baba Ramdas
> (Maestro del dott. Naram)

nel sangue calarono decisamente, da quattrocentosettantacinque a inizio dieta agli attuali novantasei/centocinque. E mi ricrebbero i capelli. Prima avevo molto tempo libero, ma niente capelli. Ora ho molti capelli ma non ho più tempo libero!"

Sorridemmo entrambi. Ascoltando la sua storia, dissi: "Accipicchia, che bel regalo."

"Sì, ma sai quale è stato il dono più grande che mi ha fatto?"

"Quale?"

"Mi ha insegnato, in un modo che non scorderò mai, il più grande segreto per comprendere noi stessi e gli altri. E mi ha anche insegnato il segreto per riuscire in qualunque cosa."

Comprendere noi stessi per arrivare a comprendere gli altri

Il dottor Naram spiegò come incontrare questo maestro gli avesse instillato il desiderio di imparare tutto sugli antichi segreti di guarigione. Pensava che apprenderli fosse il modo per dimostrare a suo padre e ai suoi amici che non era un miserabile fallito. Avrebbe potuto mostrare loro che stava facendo qualcosa di utile e che non stava buttando via i suoi anni.

"Così sono andato da quel grande maestro e gli ho detto: 'Mi piacerebbe imparare questa arte e scienza segreta della lettura del polso'. Baba Ramdas rispose: 'Molto bene. Vieni domani.' Quindi mi recai l'indomani, e gli dissi nuovamente: 'Vorrei imparare questa arte e scienza segreta della lettura del polso'. Mi ripeté: 'Vieni domani.' Continuava a dire che mi avrebbe insegnato 'domani', quindi io sono tornato l'indomani... per cento giorni!"

Il dottor Naram raccontò di come si sentisse perplesso e frustrato, tanto che al centesimo giorno decise che ne aveva abbastanza. Così promise a se stesso: "Se non me lo insegna oggi, resterò immobile di fronte a lui come un pezzo di pietra. A costo di morire, non me ne andrò."

Si piazzò davanti a Baba Ramdas e gli disse: "Sono venuto per imparare e non me ne andrò finché non accetterà di insegnarmi."

Baba Ramdas gli chiese: "Chi lo ha deciso?"

"L'ho deciso io", rispose il dottor Naram.

"È questo il tuo problema", replicò Baba Ramdas.

Restò in piedi per ore davanti al maestro di centoquindici anni, immobile come una pietra.

"Era incredibile il modo in cui, mentre visitava i pazienti, mi osservava. Stando lì, l'ho visto toccar loro il polso e poi leggerlo come fosse un libro, un paziente dietro l'altro. Alla fine, dopo quattro ore, avevo un impellente bisogno di andare in bagno. Mi vide muovermi e stringere le gambe cercando di trattenermi, e mi disse: 'Dottor Naram, penso che vorresti andare in bagno.' Risposi di sì. E lui: 'Allora vai in bagno.' E io 'Ma vorrei imparare da lei.' 'Allora torna domani' ".

Il modo in cui il dottor Naram raccontò questa storia, con i suoi gesti e le sue espressioni facciali, mi fece ridere.

Mi guardò e disse: "Tu adesso ridi, ma io a quel punto iniziai a piangere. E in quel momento qualcosa deve essere accaduto in quel maestro. Mi disse: 'Va bene, basta piangere'. E io chiesi: 'Cosa devo fare?', Mi rispose: 'Vieni, oggi inizi il tuo apprendistato.' Con un misto di speranza e sorpresa dissi: 'E per prima cosa, che devo fare?', 'Vai in bagno.' Quindi sono andato subito in bagno, sono tornato e ho chiesto: 'Bene, cosa devo fare per iniziare la mia formazione?' Quel grande maestro mi chiese, 'Quante persone hanno usato il bagno finora?' Risposi, 'Forse fra trenta e quaranta?' 'Molto bene. Pulisci il bagno.' "

Ciò sorprese il dottor Naram: dopotutto era un medico e questa era una mansione ben inferiore rispetto alla sua preparazione. Per cui disse a Baba Ramdas: "Signore, penso che abbia frainteso. Sono venuto per imparare la lettura del polso, non come si puliscono i bagni."

Baba Ramdas rispose prontamente: "Oh, vuoi imparare la lettura del polso. Nessun problema, vieni domani."

Fu così che il giovane dottor Naram si affrettò a pulire il bagno.

"Solo più tardi ho capito che Baba Ramdas doveva prima piegare il mio ego e aiutarmi ad affrontare le mie paure. È stato il dono più grande che abbia mai potuto farmi. Questo è un segreto: i due più grandi ostacoli nella vita (al vedere chiaramente noi stessi e gli altri) sono l'ego e la paura. Se abbiamo un grande ego o delle paure, non possiamo vedere cosa sta succedendo nel corpo, nella mente e nelle emozioni di un paziente. L'ego e la paura ci impediscono di vedere con chiarezza noi stessi, dunque come possiamo vedere cosa sta accadendo in coloro che vengono da noi? Non possiamo sentire quello che stanno provando o capire cosa stanno vivendo. Non possiamo realmente comprendere noi stessi o chiunque altro finché non siamo in grado di affrontare il nostro ego e le nostre paure. Fino a quel momento, la nostra visione è offuscata e sfocata. Baba Ramdas mi disse: 'Guaritore, prima guarisci te stesso', e così la mia guarigione ha avuto inizio con la pulizia dei bagni."

Ascoltando la sua storia, iniziai a domandarmi:

In che modo il mio ego esercita una presa su di me?

In che modo le mie paure impattano sulla mia vita?

In che modo entrambi mi rendono cieco, impedendomi di vedere chiaramente me stesso o gli altri?

In che modo influenzano il mio modo di essere, nelle relazioni, in famiglia, al lavoro o nella mia vita spirituale?

Mi tornò in mente un'esperienza vissuta qualche mese prima del viaggio in India. Stavo conducendo un progetto dell'Unione Europea presso la mia università in Finlandia e ne andavo decisamente orgoglioso: ero l'unico ricercatore americano e il più giovane referente agli incontri a Bruxelles. Tuttavia non tutti erano contenti del ruolo che svolgevo. Un giovane laureato olandese mi scrisse una e-mail risentita, spiegandomi quanto poco gli piacesse il modo in cui gestivo il progetto.

Mi sentivo incompreso e arrabbiato. Tutti gli altri si complimentavano con me, quindi cosa c'era che non andava per questo dottorando? Invece di ascoltarlo e fargli più domande per capire il suo punto di vista, lo attaccai sottolineando la miopia delle sue argomentazioni, cercando di svalutare le sue opinioni. Gli riferii anche che alcune persone che erano coinvolte nel progetto non erano soddisfatte del suo contributo, per il quale veniva pagato.

Non solo persi un'occasione per imparare qualcosa su di me e per migliorare il progetto, ma soprattutto non riuscii ad avere una visione più ampia e più alta di quella situazione.

Solo più tardi scoprii che quel giovane era depresso e conduceva un'esistenza infelice. Invece di contribuire a essere parte della soluzione nella sua vita, avevo contribuito ad aggravare il problema.

Ascoltando il dottor Naram, mi resi conto di quante volte in vita mia non ero riuscito a vedere le cose con chiarezza a causa delle mie paure e del mio ego. Guardandomi indietro,

> *"I nostri due piu grandi ostacoli nella vita (per vedere noi stessi o gli altri chiaramente) sono ego e paura"*
> - Dottor Naram

realizzai quanto mi fossi spesso sentito confuso e insicuro, desiderando piacere agli altri o mostrandomi più in gamba di quanto realmente fossi. Sarei stato persino capace di mentire su delle stupidaggini pur di influenzare positivamente la percezione che gli altri avevano di me o per nascondere un mio errore. Non si trattava altro che di sottoprodotti delle mie pulsioni più profonde: paura ed ego.

Mi chiesi:

Come sarebbe diversa la mia vita se non fossi influenzato dalla mia paura e dal mio ego?

Come potrei cambiare per diventare migliore?

"Sono così tante le persone in ogni parte del mondo che ti ammirano", dissi al dottor Naram. "Come puoi impedire al tuo ego di offuscare il tuo discernimento in mezzo a così tanti elogi? E nelle situazioni in cui è in gioco la tua reputazione, come eviti di provare paura?"

"Mentirei se dicessi che paura ed ego non vanno e vengono ancora", mi rispose. "Quando Gia, quella ragazzina con una grave forma di autismo, mi ha graffiato e ho iniziato a sanguinare mentre tutti stavano osservando, per un momento mi sono sentito nervoso. Non ero certo che i miei antichi segreti avrebbero funzionato su di lei e di fronte a tutte quelle persone ho sentito il bisogno di dimostrare qualcosa."

"Davvero?" La sua vulnerabilità e la sua onestà mi colpirono.

"Sì", disse, "ma è durato solo per un attimo. Poi ho fatto due cose che il mio maestro mi ha insegnato, che mi hanno riportato al mio centro."

"Che intendi? Cosa hai fatto?"

"Prima di tutto, il mio maestro mi ha insegnato come portare la mia mente nel luogo dove c'è silenzio, quiete e solitudine. Questo mi riporta al centro di ciò che sono, e quando agisco partendo da quel luogo i risultati sono decisamente migliori. A quel livello non ho nulla da temere

> *"Qual è il segreto per tornare al tuo centro? Silenzio, immobilità e solitudine."*
> - Dottor Naram

o da dimostrare e vedo che non si tratta affatto di me. Si tratta invece di servire il Dio dentro la persona che ho davanti. Ogni volta che mi sento destabilizzato o non so cosa fare, torno al mio centro: silenzio, immobilità e solitudine."

Non lo capivo. Era come se parlasse una lingua straniera. Mi sarebbero serviti anni per arrivare, attraverso la mia esperienza personale, a comprendere cosa intendesse. In quel momento, tuttavia, sperai semplicemente di trovare più senso nel successivo insegnamento da lui condiviso.

"Qual è stata la seconda cosa che il tuo maestro ti ha insegnato a fare?"

Il segreto per riuscire in tutto

Il dottor Naram riprese: "Pulii il bagno frettolosamente, ansioso di iniziare a imparare la lettura del polso. Quando tornai per comunicargli che avevo finito, Baba Ramdas sembrò sorpreso.

Disse: 'Fammi controllare.'

'Cosa vuole vedere?'

'Voglio controllare il tuo lavoro.'"

Il dottor Naram si sentiva in imbarazzo mentre il suo maestro ispezionava il bagno.

"Pessimo lavoro, dottor Naram", disse Baba Ramdas. "Se non sai pulire un bagno, come puoi pensare di ripulire le tossine e i blocchi nei corpi, nelle menti, nelle emozioni e nelle anime delle persone?"

Fece una pausa, mi guardò e disse: "Con questa esperienza il mio maestro mi ha insegnato un grande segreto: qualunque cosa tu faccia nella tua vita, che si tratti di pulire un bagno, cucinare del cibo o visitare un paziente, fallo al cento per cento!"

Gli chiesi: "Ma non ci sono forse persone che danno sempre il cento per cento e nonostante ciò non riescono?"

"Può essere, ma la maggior parte degli individui in realtà non dà il cento per cento, per pigrizia o per paura di fallire. Quando inizi a dare veramente il cento per cento in tutto ciò che fai, nella tua vita entra una qualità differente di appagamento, la paura diminuisce e inizi a vedere risultati molto diversi."

Mentre il dottor Naram parlava, la mia mente iniziò a vagare un'altra volta.

Volendo essere onesto con me stesso, avevo forse sempre dato il cento per cento in tutto ciò che avevo fatto?

Avevo forse dato il cento per cento anche solo in 'qualcosa' che avevo fatto?

Mi ero forse impegnato totalmente, indipendentemente da chi mi stesse osservando o da quanto sembrasse importante?

Sfortunatamente riuscivo a ricordare molti esempi in cui la risposta era semplicemente 'no', vuoi perché non avevo ritenuto qualcosa sufficientemente meritevole, vuoi perché avevo troppe cose in ballo contemporaneamente. Mi nascondevo spesso dietro a un computer o a un telefono e mi distraevo facilmente dall'essere pienamente presente con le persone che si trovavano con me nella medesima stanza.

Il dottor Naram continuò: "Secondo il mio maestro, non possiamo controllare le scelte degli altri e nemmeno i risultati delle nostre stesse scelte; possiamo solo lasciare che le une e le altre si dispieghino."

> **Segreto del Successo n. 1:**
> ***"Qualunque cosa tu faccia nella tua vita, falla al cento per cento (anche se si tratta di pulire i bagni).***
> - Dottor Naram

"Ma possiamo controllare le nostre scelte", dissi, cercando di completare il suo pensiero, "e dare il cento per cento in tutto ciò che facciamo."

"Ci sei arrivato!" disse con piacere dal momento che avevo afferrato il primo segreto degli antichi insegnamenti.

Mentre il dottor Naram continuava a parlare, mi resi conto che mi stava riservando lo stesso entusiasmo e la stessa intensità di quando parlava in una sala davanti a mille persone. Stava dando il cento per cento nel condividere quella storia con me e il suo esempio mi colpì più profondamente delle sue stesse parole.

"Ma come faccio a farlo quando la mia attenzione si perde in mille direzioni?"

"Vuoi che ti mostri un punto marma che può aiutarti ad essere più sereno, presente e concentrato?"

"Sì, per favore."

Mi indicò il punto che andava premuto per sentirsi più calmi e presenti e per poter dare il cento per cento a ogni persona in ogni momento.

Il dottor Naram proseguì: " Mi hai chiesto all'inizio come ho appreso i

---

Note dal mio diario

Segreto Marma Shakti per essere più sereni, presenti e concentrati

Nel corso della giornata, con il dito indice della mano destra premere per 6 volte il punto tra le sopracciglia, appena poco più sopra.

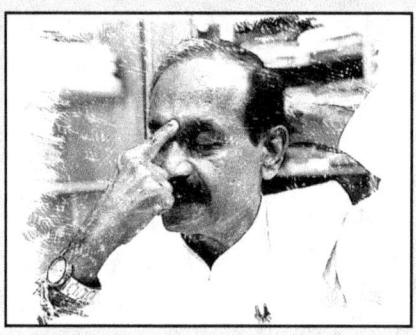

---

segreti per una guarigione più profonda. Bene, ho semplicemente seguito le parole del mio maestro più di trent'anni fa. Mi disse di dare il cento per cento in tutto ciò che facevo, quindi sono tornato subito indietro e ho pulito quel bagno dando il mio cento per cento. Quando ho finito, ho detto: "Bene, ora voglio iniziare a studiare", e il mio maestro ha risposto: 'La tua formazione è già iniziata.'"

Rimanere giovani a qualunque età

Il dottor Naram studiò con il suo maestro l'arte e la scienza del Siddha-Veda per mille giorni. Apprese segreti che erano andati perduti per il mondo, ma che erano stati tenuti vivi da una ininterrotta discendenza di maestri. Decise quindi di trascorrere il resto della sua vita dedicandosi a tre temi:

1. La diagnosi attraverso la lettura del polso e le sei chiavi (o strumenti) per una guarigione più profonda;
2. I segreti per vivere per più di cento anni in perfetta salute;
3. Gli "antichi segreti della realizzazione", il cui scopo è quello di aiutare le persone a scoprire, conseguire e infine godere ciò che più desiderano.

Ma più di ogni altra cosa, ciò che il dottor Naram voleva capire era come fosse possibile che Baba Ramdas apparisse tanto giovane!

"Che tu ci creda o no, nel mio paese quando hai cinquantacinque o sessant'anni inizi a pensare alla pensione", disse. "Quando hai sessant'anni vai in pensione e perdi entusiasmo per la vita. Quando hai sessantacinque anni, ti metti in fila in attesa della morte. Quest'uomo era così diverso. Aveva centoquindici anni e così tanto entusiasmo per la vita, qualcosa che non avevo mai visto prima."

L'espressione che il dottor Naram aveva usato, persone che aspettano

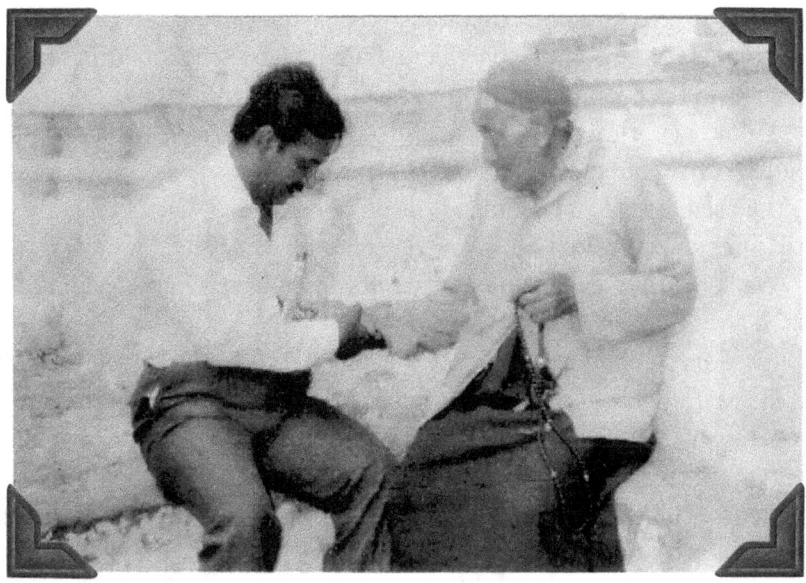

Un giovane dottor Naram viene sottoposto alla prova della lettura del polso dal suo amato maestro Baba Ramdas.

> **Segreto del Successo n. 2: "Fai il tuo lavoro come fosse una preghiera. Fare il lavoro che ami ti fa sentire giovane, indipendentemente dalla tua età."**
> - dott. Naram

in fila la morte, aveva un che di buffo. Eppure mi risuonava: molte delle persone che conoscevo avevano iniziato ad avere seri problemi di salute quando erano divenute cinquantenni, sessantenni, settantenni. Immaginavo che questa fosse la vita: si invecchia, il corpo inizia ad ammalarsi e a deteriorarsi, poi si muore.

Il dottor Naram proseguì: "Quando la gente chiedeva al mio maestro: 'Quanti anni ha?', egli rispondeva: 'Sono un giovane di centoquindici anni, e con molti anni ancora davanti.' E al tempo stesso era sano, vigile, e ancora lavorava sodo."

Provai meraviglia per la diversa aspettativa di vita che mostrava il dottor Naram, avendo visto il suo maestro sentirsi 'giovane' all'età di centoquindici anni.

"Posso condividere con te un altro segreto, per così dire, da un milione di dollari?"

"Certo!"

"Laddove in molti paesi le persone cercano di andare in pensione e di smettere di lavorare, nella mia tradizione siamo innamorati del lavoro. Per noi il lavoro è come la preghiera. Fare il lavoro che ami ti fa sentire giovane, indipendentemente dalla tua età."

"Come ci è riuscito il tuo maestro?" Chiesi. "Quale è stato il suo segreto per restare giovane a qualunque età?"

"Ora stai facendo una domanda da un miliardo di dollari! Preparati: se te lo insegno, la tua vita cambierà per sempre."

"Va bene." Mi feci ancora più attento, aprendo una nuova pagina del mio diario.

"Dall'aver condiviso finora solo alcune parti di questo segreto con migliaia e migliaia di persone provenienti da tutto il mondo, esattamente da centootto paesi, si sono manifestati risultati che loro stessi hanno definito 'miracoli'. Dopo aver provato tante altre cose che non avevano funzionato, utilizzando anche solo una parte di questo segreto spesso sperimentano una guarigione più profonda: il loro diabete si riduce o scompare; il dolore causato dall'artrite si attenua e possono ricominciare a camminare; oppure la loro spalla bloccata si sblocca, il loro bambino affetto da deficit di attenzione/iperattività migliora, i loro capelli ricrescono se erano calvi, il sonno migliora, perdono peso, la depressione diminuisce, allergie e asma scompaiono, la pelle migliora, l'energia e la resistenza aumentano e tanto altro ancora. Non si tratta solo del segreto di come il mio maestro è vissuto fino a tarda età, ma anche di come ha continuato a godere di tanta flessibilità, entusiasmo, una mente attiva e una salute di ferro."

"Che cosa ha fatto?" Chiesi. "Puoi confidarmelo?"

Il dottor Naram esitò per un momento, ma poi si protese verso me e disse a voce bassa ma energica: "Il Siddha-Veda prevede sei chiavi segrete per una guarigione più profonda, che possono trasformare il corpo, la mente e le emozioni di chiunque, i sei strumenti attraverso i quali hai già visto essere possibili situazioni ritenute 'impossibili'."

Un clacson suonò. Smise di parlare e guardò fuori dalla finestra: era il taxi che avrebbe portato me e Alicia all'aeroporto. Chiesi in fretta: "Quali sono? Quali sono le sei chiavi per una guarigione più profonda? Come posso apprenderle?"

"Vieni domani", disse con una scintilla negli occhi.

"Ma non posso. Sto andando a New York e poi nello Utah."

Sorrise, fece ancora una pausa, poi lentamente disse: "Per qualche ragione Dio ti ha portato da me, e ha portato me da te, non credi?"

Annuii. Egli continuò: "La prossima volta che ci incontreremo, se ci incontreremo di nuovo, forse condividerò con te questi sei potenti strumenti che il mio maestro a sua volta ha condiviso con me, l'antico segreto perduto per rimanere giovani a qualunque età."

Uscimmo fuori, dove Alicia stava già aspettando accanto al taxi. Mentre aprivo la portiera per entrare, il dottor Naram mi chiamò e disse: "Sarebbe davvero bello se tu potessi vederti con Marianjii a New York".

> *"Il Siddha-Veda prevede sei chiavi segrete per una guarigione più profonda, che possono trasformare il corpo, la mente e le emozioni di chiunque"*
> - dott. Naram

Note per il vostro diario

Al fine di rendere più profondi e più intensi i benefici che sperimenterete dalla lettura di questo libro, prendetevi qualche minuto e annotate le vostre risposte alle seguenti domande:

In quale modo l'ego e la paura incidono sulla vostra vita?

_____

_____

_____

In quale modo la vostra vita potrebbe cambiare in meglio se non fosse influenzata dall'ego e dalla paura?

_____

_____

_____

A quali ulteriori intuizioni, interrogativi o prese di coscienza siete giunti leggendo questo capitolo?

_____

_____

_____

_____

CAPITOLO 6

Si può normalizzare la pressione sanguigna in pochi minuti?

La ragione è impotente di fronte all'espressione dell'amore. Il vostro compito non è cercare l'amore, ma semplicemente cercare e trovare dentro di voi tutte le barriere che gli avete alzato contro.
–Rumi

New York

Separarmi da Alicia all'aeroporto di Mumbai fu un'esperienza dolce e amara al tempo stesso. Seppur deluso dalla constatazione che fra di noi non sarebbe mai nata una relazione, ero contento che fosse felice della sua esperienza in India e che avesse una visione più chiara di quale direzione dare alla sua vita.

Benché ansioso di raggiungere mio padre, l'idea di avere diciotto ore a disposizione per il lungo scalo a New York non mi dispiaceva. Avrei avuto tempo più che sufficiente per visitare la città e per incontrare Marianjii, la donna che si trovava con il dottor Naram il giorno del nostro primo incontro a Los Angeles. Forse incontrarla avrebbe potuto aiutarmi a dare risposta ad alcuni dei miei interrogativi.

Prima di atterrare all'aeroporto internazionale John F. Kennedy avevo visto New York solo nei film e nei programmi televisivi. Era una giornata tersa e fredda, l'opposto di Mumbai, e fortunatamente avevo con me un cappotto e dei guanti. Presi la metropolitana per Times Square dove, circondato in ogni lato dalle luci lampeggianti degli schermi che reclamizzavano prodotti e spettacoli di Broadway, riconobbi grazie alla televisione il punto dove solitamente viene calata la sfera commemorativa alla vigilia di Capodanno. Per le strade c'erano migliaia di persone che parlavano dozzine di lingue diverse, tutti intenti a guardare gli schermi e le vetrine.

Mentre camminavo mi sentivo piccolo come una formica davanti a un muro infinito di grattacieli imponenti. Una moltitudine di persone, immagini, suoni e odori riempiva le strade. Solo quando arrivai a Central Park gli edifici lasciarono posto al verde. Acquistai delle nocciole tostate da un venditore ambulante, godendomi il suo accento newyorkese.

Arrivai al famoso negozio della catena Macy's, che riconobbi grazie a quello che fin da bambino avevo visto in televisione durante la parata del Giorno del Ringraziamento e che avevo visto e rivisto con tutta la famiglia nel film "Miracolo sulla Trentaquattresima Strada". Entrando nella libreria Borders, adiacente al Madison Square Garden, mi rifocillai con una bevanda calda mentre vagavo fra gli scaffali e i tavoli dove erano esposti centinaia di libri. Il mio sguardo fu attirato da un volume di cui non avevo mai sentito parlare prima, il cui titolo non comprendevo: "L'Alchimista". Lo acquistai senza neanche sapere il perché.

A metà pomeriggio avevo già visto l'Empire State Building, la Fifth Avenue, il Chrysler Building, il Rockefeller Center, il Ponte di Brooklyn, il quartier generale delle Nazioni Unite, il Metropolitan Museum of Art e una brulicante Wall Street. Ero sorpreso da quanto avevo visto di New York in un solo giorno e da quanto ancora rimanesse da vedere.

A quel punto mi fermai. Una sensazione inquietante mi assalì mentre mi avvicinavo al sito delle ex Torri gemelle del World Trade Center, cadute durante gli attacchi terroristici dell'11 Settembre 2001. Guardando attraverso la recinzione, vidi delle voragini aperte nel terreno laddove un tempo sorgevano gli edifici. Nonostante le macerie fossero state frattanto rimosse e il luogo fosse stato trasformato in un monumento alla memoria, percepivo distintamente gli echi di quella devastazione. Tutte le persone che conosco ricordano, se grandi abbastanza, dove si trovavano quando vennero a sapere degli aerei che si erano schiantati contro quegli edifici. Tutti abbiamo visto i notiziari con le torri in fiamme che crollavano a terra mentre le persone scappavano in ogni dove nel tentativo di fuggire, interamente coperte di polvere. Io mi trovavo nell'appartamento di mia sorella minore, quando mi disse "Hai sentito? New York è sotto attacco!" Abbiamo visto il fumo proveniente dalla prima torre mentre un aereo si schiantava contro la seconda. Terrorizzato, mi chiedevo chi ci stesse attaccando, per quale motivo e come avrei potuto proteggere me stesso e la mia famiglia.

Quel giorno morirono 2.977 persone provenienti da 115 nazioni diverse, tra cui 441 soccorritori che avevano risposto alle chiamate di aiuto: tra loro c'erano pompieri, paramedici, poliziotti e medici di emergenza. Rimasi sconvolto nell'apprendere che in seguito all'attacco molte altre persone morirono a causa delle tossine a cui erano state esposte.

Abbandonando questo triste sito commemorativo, mi recai a Battery Park. Notai qualcosa di familiare, sebbene mai visto di persona: la Statua della Libertà. Guardando l'iconica signora che tiene in mano un libro e una torcia, pensai alle molte diverse cose che gli Stati Uniti rappresentavano per le persone di tutto il mondo. Cosa significavano gli USA per i miei amici in Europa, per le persone appena incontrate in India, per i nativi americani che si trovavano qui ben prima dei coloni, e

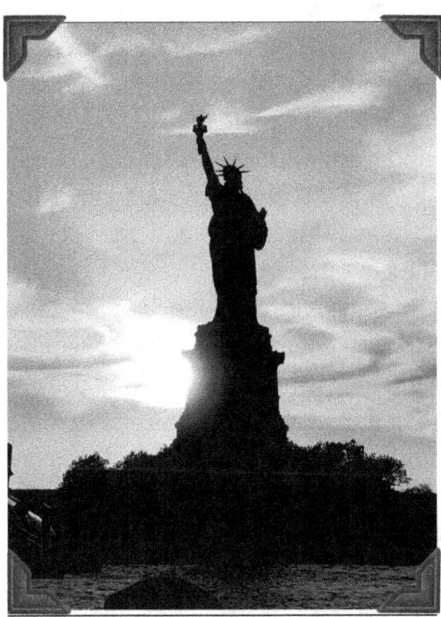

La statua della Libertà in Liberty Island a New York

infine per i terroristi che avevano fatto schiantare quegli aerei sulle Torri Gemelle?

Immerso nei miei pensieri e sopraffatto dalle sensazioni, arrivai a Grand Central Station, dove presi un treno per Westchester County. Mentre il treno viaggiava da una stazione all'altra vidi una parte di New York che raramente viene rappresentata nei film. Una volta lasciati alle spalle i grattacieli, si apriva un verde senza fine che circondava bellissimi laghi e fiumi, intervallati da piccoli paesi e cittadine. Finalmente, in un momento di pace e di solitudine, la mia mente tornò all'imminente incontro con Marianjii.

Mi ha salvato la vita

Marianjii era nata in Iran da padre russo e madre persiana. All'epoca del nostro incontro viveva a New York e aiutava il dottor Naram già da diversi anni. Mi sentivo nervoso in vista del nostro incontro a casa sua. Marianjii aveva una personalità forte e decisa e, sebbene ci fossimo incontrati una sola volta, temevo di non piacerle.

Quasi fosse in grado di leggere nei miei pensieri, quando arrivai mi confessò, così dal niente, che non era una sua preoccupazione quella di piacere o meno alle persone. "Sarebbe meschino da parte mia aiutare solo coloro che mi piacciono o ai quali piaccio", disse.

Per placare il mio disagio, iniziai a farle alcune domande. Davanti a una zuppa di mung, mi raccontò della sua vita. Mi disse subito che il dottor Naram gliela aveva salvata in più di una occasione, compresa una volta durante un viaggio oltreoceano.

"Mentre eravamo in viaggio il dottor Naram mi domandò: 'Hai la pressione alta?' Risposi: 'No, ho sempre avuto la pressione bassa.'"

"Quando ero bambina" mi confidò "mia madre ebbe un grave ictus. Era completamente paralizzata e non riusciva nemmeno a chiudere gli occhi per dormire: dovevano coprirglieli con un panno scuro affinché potesse riposare. Avevo pensato che mia madre fosse invincibile e che avesse una risposta per tutto; vedendola invece distesa sul letto in tutta la sua vulnerabilità, mi sentivo tanto triste, piccola e impotente."

Mentre Marianjii parlava pensavo a mia madre. Nonostante le nostre difficoltà, mi è sempre sembrata così forte, quasi inarrestabile. Come mi sarei sentito se un giorno l'avessi trovata immobilizzata e impotente?

Che cosa avrei fatto? Fui sollevato quando Marianjii riprese a parlare, fu un modo per scacciare via quel pensiero dalla testa.

"Non volevo che gli altri mi vedessero piangere", continuò Marianjii, "così mi nascondevo dietro alle tende. Ero così frastornata che continuavo a girare su me stessa, mentre le tende mi si attorcigliavano addosso e mi tiravano i capelli. Il dolore di quei capelli tirati era l'unica sensazione che riuscivo a provare e aveva un effetto quasi calmante, portando un senso di "presenza" in un'esperienza altrimenti anestetizzante. Mia madre aveva solo trentanove anni. Rimase paralizzata nella parte destra del corpo per il resto della sua vita. Da quel momento in poi ho sempre tenuto a mente che ciò che si era rivelato letale per lei era stata la pressione alta."

"Sarebbe meschino da parte mia aiutare soltanto coloro che mi piacciono o ai quali piaccio."
–Marianjii

Dato che l'ipertensione aveva portato sua madre all'ictus, Marianjii la temeva molto, motivo per cui misurava spesso la sua pressione sanguigna.

Quattro ore prima del volo per tornare a casa, il dottor Naram le domandò di nuovo se avesse la pressione alta. Marianjii era così certa che la sua pressione fosse nella norma che gli chiese di controllarla al solo fine di tranquillizzarlo. Rimase scioccata quando scoprì di avere la pressione molto alta, pari a 220/118. Con quei valori avrebbe potuto facilmente avere un ictus, o peggio. Affrontare un volo di diciassette ore era fuori discussione.

"Il dottor Naram mi guardò serio e mi chiese se consentivo che lui mi aiutasse. La paura e il ricordo della grande sofferenza di mia madre mi oscuravano la mente. Ero talmente sopraffatta e in preda all'ansia da non riuscire a calmarmi."

Il dottor Naram le chiese di sdraiarsi con la testa su un cuscino. Le applicò una piccola quantità di ghee sulla cima della testa, picchiettando leggermente per permettere al burro di penetrare nel cranio. Quindi ne applicò un'altra piccola quantità su ciascuna tempia contemporaneamente, muovendo le dita in un movimento circolare e in senso orario. Successivamente, le mise una piccola quantità di ghee nell'ombelico e infine sulla pianta di ciascun piede. Ripeté l'intero procedimento per due volte.

"A quel punto il dottor Naram controllò nuovamente la mia pressione", disse Marianjii. "Era scesa di quasi quaranta punti, attestandosi a 182/104.

Il dottor Naram ripeté lo stesso procedimento ancora una volta e la mia pressione sanguigna scese ancora, fino a 168/94. Non ancora soddisfatto del risultato, sapendo che avrei dovuto affrontare un lungo viaggio di ritorno a New York, rifece tutto una volta ancora e alla fine la pressione sanguigna si assestò intorno ai miei normali valori, 120/75."

"Accidenti, è incredibile", esclamai.

"So che può sembrare semplice o addirittura primitivo per alcuni", disse lei, "ma questo antico metodo di guarigione può essere estremamente efficace. E non si usa solo per le emergenze. I punti marma, in aggiunta agli altri strumenti del Siddha-Veda, possono essere usati regolarmente per ottenere risultati durevoli. Grazie a questi metodi, da ormai quasi sette anni mantengo una normale pressione sanguigna senza ricorrere ad

Note dal mio Diario
Antichi segreti di guarigione per mantenere la pressione sanguigna nella norma *

1) Marma Shakti - Applicare una piccola quantità di ghee sulla cima della testa, sull'ombelico e sulla pianta dei piedi. Inoltre, applicare il ghee sulle tempie, con movimenti circolari e premendo verso il basso nel movimento finale. Fare alcuni respiri profondi, riposare per cinque o dieci minuti, quindi ripetere nuovamente il procedimento.

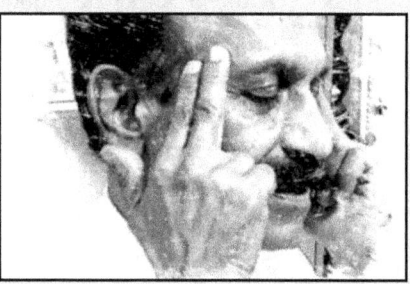

2) Rimedi a base di erbe - La formula naturale a base di erbe che Marianjii ha assunto è stata creata per favorire valori normali della pressione sanguigna e include ingredienti quali corteccia di albero di Arjuna e Centella Asiatica; a ciò è stata aggiunta anche una formula a base di erbe per calmare la mente a base di acqua di Issopo, Centella Asiatica, Liquirizia e Ashwaganda (Withania Somnifera). *

*Le informazioni (compresi gli ingredienti chiave) relative alle formule a base di erbe menzionate in questo libro si trovano in appendice.
Ulteriore materiale disponibile: per vedere la dimostrazione di questo marma, si prega di fare riferimento al sito www.MyAncientSecrets.com.

alcun farmaco."

"Puoi dirmi qualcosa di più sulle origini del Siddha-Veda?"

"L'antica arte e scienza di guarigione Siddha-Veda è tra le più antiche e complesse forme di medicina di cui si abbia testimonianza. Gli antichi testi contenenti le tecniche di guarigione e le relative istruzioni sono stati trasmessi direttamente dai maestri guaritori ad allievi scelti di generazione in generazione. Lo stile di vita nomade degli antichi maestri ha svolto un ruolo fondamentale nella raccolta delle informazioni. Viaggiando, i medici entravano in contatto con diversi ambienti, malattie e culture, apprendendo altresì dalla gente del posto i loro metodi di guarigione e l'utilizzo delle erbe officinali locali.

Gli antichi manoscritti sono stati tramandati al dottor Naram dal suo maestro, Baba Ramdas, che a quel tempo era a capo del lignaggio. Egli ha vissuto per centoventicinque anni e prima di passare alla vita successiva ha designato a sua volta il dottor Naram come capo del lignaggio. Insieme ai manoscritti, al dottor Naram è stato assegnato il titolo di Siddha Nadi Vaidya, che significa "Maestro degli Antichi Segreti di Guarigione."

"Il modo in cui il dottor Naram è riuscito ad abbassare la mia pressione in meno di un'ora, senza l'uso di farmaci, è qualcosa che la maggior parte dei medici moderni non riesce a comprendere, ma chiunque voglia imparare questo metodo può facilmente farlo e trarne beneficio."

Servire coloro che sono al servizio

Lo stesso giorno in cui arrivai a casa di Marianjii giunsero altri due visitatori, Marshall Stackman e José Mestre. Unitamente a Rosemary Nulty e Nechemiah Bar-Yehuda, erano i cofondatori di un'organizzazione senza fini di lucro chiamata "Serving Those Who Serve" (acronimo STWS). Insieme avevano guidato un'iniziativa volta ad aiutare i vigili del fuoco, gli agenti di polizia e altri soccorritori colpiti dalla sciagura dell'11 Settembre. Si rivelò uno di quegli incontri che avrei desiderato potesse durare più a lungo.

"Dopo un primo momento, la maggior parte delle persone è tornata alla propria vita", spiegò Marshall. "Ma oltre trentamila soccorritori avevano frattanto inalato o assorbito attraverso la pelle fumi tossici, riportando danni ai polmoni, alla digestione, al sonno e al cervello. E quei danni avevano reso la loro vita molto più difficile."

José disse: "È stato il mio legame con il dottor Naram a darmi l'idea che forse l'antico metodo di guarigione avrebbe potuto fornire un aiuto laddove altri metodi si erano rivelati inefficaci. In passato avevo partecipato a un seminario condotto dal dottor Naram che mi aveva aiutato a realizzare con chiarezza ciò che volevo fare della mia vita. Sapevo di voler aiutare quei pompieri e quei soccorritori." Ci raccontò di come queste persone coraggiose avessero riportato danni a causa di diverse patologie quali depressione, problemi polmonari, disturbi da stress post-traumatico, macchie scure sui polmoni e perdita di memoria, solo per citarne alcune. Marshall e José furono orgogliosi di mostrarmi una pila di testimonianze scritte da pompieri e da altre persone che avevano tratto beneficio dai rimedi a base di erbe del dottor Naram, che erano stati forniti loro gratuitamente.

Mi raccontarono di Virginia Brown, una ex ufficiale della polizia di New York che aveva prestato servizio per otto mesi a Ground Zero mentre si lavorava ancora per portare via i detriti. Aveva operato presso un'unità traumatologica affiancando la sicurezza e, nonostante avesse indossato una mascherina per la maggior parte del tempo, aveva sviluppato una tosse persistente. La capacità polmonare era diminuita, le tossine avevano colpito ossa e articolazioni e non riusciva a dormire bene. Uno degli operatori sanitari le parlò del programma STWS e lei non esitò. Dopo aver assunto i rimedi a base di erbe per due anni, il suo medico era rimasto sbalordito dai risultati.

Mi mostrarono una lettera scritta da lei: "Ci sono molti poliziotti e altri lavoratori che hanno prestato servizio a Ground Zero con problemi simili ai miei che sono peggiorati. Molti di loro sono morti. Conosco alcuni che si sono ammalati di cancro, di enfisema e di altre malattie polmonari destinate a diventare croniche. Nel mio caso la capacità polmonare è invece migliorata. Il mio medico era stupefatto. Anche lo stato di salute delle mie ossa è migliorato, invece di peggiorare! Credo veramente che tutto questo abbia molto a che fare con le formule a base di erbe del dottor Naram, poiché coloro che conosco che non le hanno assunte sono purtroppo peggiorati. Anche ora che sono in pensione continuo a prendere le erbe e nel complesso sento che contribuiscono positivamente alla mia salute. Dormo molto meglio, tutto il mio corpo funziona meglio. Ringrazio infinitamente per tutto questo."

Mentre ascoltavo, pensavo che fosse una bella storia e, dopo le cose che avevo già visto, una parte di me voleva credere che fosse tutto vero. Allo stesso tempo mi rendevo conto che storie come questa erano soltanto aneddoti e volevo maggiori prove. Magari la poliziotta era migliorata per altri motivi. Così chiesi:

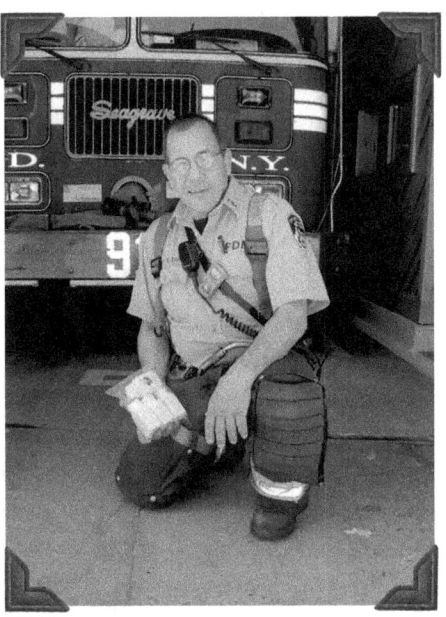

Un pompiere che ha tratto benefici dai rimedi a base di erbe.

"Esistono prove concrete che dimostrino che sono state le erbe ad aiutarla? Sicuramente il governo ha fornito le migliori cure mediche possibili agli eroi dell'11 Settembre. Non potrebbe essere stato qualcos'altro ad averla curata?"

"A queste persone non mancavano cure o aiuti", disse José. "Medici da ogni dove si erano presentati per prestare assistenza e tutti facevano del loro meglio, ma queste persone continuavano a stare male. Laddove altri metodi si erano dimostrati inefficaci, le erbe del dottor Naram facevano miracoli."

"Ma non devi crederci sulla parola", replicò Marshall. Mi consegnò un articolo sottoposto a revisione paritaria e pubblicato su una rivista di medicina complementare e integrativa (Alternative Therapies in Health and Medicine) che documentava uno studio sui soccorritori dell'11 Settembre che avevano partecipato al programma pilota sponsorizzato da STWS. "Lo studio è stato condotto da due rispettati medici che hanno raccolto i casi di vigili del fuoco e di altri soccorritori che hanno fatto uso delle formule erboristiche del dottor Naram rispetto alle cure mediche convenzionali."

In base a quanto i ricercatori avevano verificato, coloro che avevano assunto i rimedi a base di erbe avevano ottenuto "miglioramenti significativi". Mi spiegarono che rispetto a quel "campione di popolazione ad alto rischio ed esposto alle tossine" i risultati erano stati riscontrati specialmente "per sintomi medici specifici che non avevano mostrato invece miglioramenti con i trattamenti medici convenzionali, quali tosse, difficoltà respiratoria, affaticamento, depressione, insonnia e altro." La relazione illustrava l'assenza di effetti collaterali delle erbe, salvo una piccola percentuale che aveva inizialmente riscontrato leggeri disturbi gastrici per alcuni giorni.

I partecipanti allo studio avevano visto significativi miglioramenti in sintomi precedentemente irrisolti: non avevano più bisogno di inalatori, la qualità del sonno era migliorata notevolmente, il sistema immunitario era più forte, tosse, cisti e macchie sui polmoni erano scomparse, la memoria era migliorata, depressione e affaticamento erano diminuiti, il livello di energia era aumentato e in generale avevano ricominciato ad avere speranza.

"Disponiamo di talmente tante storie come questa da poterti sottoporre", disse Marshall. "Il novantotto per cento dei partecipanti allo studio ha dichiarato che raccomanderebbe il programma a base di erbe a un amico che dovesse mostrare sintomi simili. E così hanno fatto, motivo per cui il programma sta crescendo e siamo venuti a parlarne con Marianjii: dobbiamo capire come riuscire a procurare maggiori quantità di rimedi a base di erbe e assicurarne regolarmente il relativo rifornimento."

"Solitamente è nei paesi in via di sviluppo che si verificano crisi umanitarie", aggiunse José, "come in India o in Africa, dove le persone muoiono di fame e dove sono i paesi come gli Stati Uniti o l'Europa a fornire gli aiuti. Questo è invece uno dei primi casi di cui io sia a conoscenza in cui qualcuno proveniente da un paese così detto 'in via di sviluppo' arriva in un paese che rappresenta una potenza mondiale per fornire un aiuto umanitario di tale portata. Il dottor Naram ha aiutato i nostri connazionali durante questa crisi e continua ad aiutarli in un modo di cui abbiamo disperatamente bisogno, e per di più lo fa a sue spese."

Avrei tanto voluto saperne di più, ma fuori un clacson suonava:

ancora una volta un taxi mi aspettava per portarmi in aeroporto.

Marianjii mi accompagnò alla porta. Guardandomi dritto negli occhi, disse: "Ho la sensazione che ci sia una ragione per cui sei stato condotto a questo. Forse si tratta di una relazione che esisteva prima della tua nascita. Chissà, forse siamo stati condotti fin da te per qualcosa che sei destinato a fare nella tua vita e nelle nostre."

> *"Ho la sensazione che ci sia una ragione per cui sei stato condotto a questo."*
> –Marianjii

Incerto su cosa rispondere, la ringraziai per avermi dedicato il suo tempo e salii sul taxi. Mentre dal finestrino posteriore osservavo la sua casa, notai la differenza tra come mi sentivo in quel momento rispetto a quando ero arrivato. Avevo molto su cui riflettere. Il modo in cui Marianjii, Marshall e José avevano parlato del dottor Naram e del suo lavoro, con tanta sincera convinzione, mi faceva dubitare del mio stesso scetticismo. Incontrare tutti loro mi aveva fatto riflettere sulle mie convinzioni a proposito di temi quali: che tipo di cibo fosse adatto a me, quanto a lungo fosse possibile vivere e perché io fossi vivo in quel momento. Forse le mie convinzioni erano limitate, basate su informazioni sbagliate. E forse quelle stesse convinzioni mi stavano tenendo lontano da qualcosa di meglio.

Vedere quei metodi funzionare su altre persone era stato certamente importante, ma nutrivo ancora delle riserve. Continuavo infatti a credere che il successo delle cure del dottor Naram fosse dovuto all'effetto placebo. O forse dipendeva da qualche trucco che solo lui conosceva. Volevo saperne di più.

Note per il vostro diario

Al fine di rendere più profondi e più intensi i benefici che sperimenterete dalla lettura di questo libro, prendetevi qualche minuto e annotate le vostre risposte alle seguenti domande:

A cosa siete stati esposti che si sia rivelato 'tossico' per voi sotto il profilo fisico, mentale e/o emozionale?

_____

_____

_____

_____

_____

Quale è il motivo per cui sentite di essere stati "guidati" verso questo libro sulle antiche tecniche di guarigione?

_____

_____

_____

_____

_____

A quali ulteriori intuizioni, interrogativi o prese di coscienza siete giunti leggendo questo capitolo?

_____

_____

_____

_____

CAPITOLO 7

Un momento che mi ha cambiato la vita

Il posto dove ti trovi in questo momento, Dio lo ha segnato in una mappa per te.
–Hafiz

Utah

Quando giunsi a casa dei miei genitori a Midvale, nello Utah, mio padre mi accolse alla porta. Sentivo l'odore del pane fatto in casa che mia madre aveva appena sfornato. Mamma mi salutò calorosamente dalla cucina prima di tornare alle numerose incombenze della sua lista di "cose da fare". Ebbi la sensazione che sia lei sia mio padre si sentissero sollevati dal fatto che fossi lì. Quando guardai mio padre negli occhi, mi accorsi che dietro al suo dolce sorriso si celava una profonda preoccupazione e mentre ci dirigevamo verso il suo studio notai dal modo in cui camminava che provava dolore in qualche parte del corpo.

Dopo che ebbe chiuso la porta alle nostre spalle, mi sedetti sulla sedia di fronte alla sua scrivania mentre lui andò ad occupare quella a fianco. Ci fu un lungo silenzio, mentre fissava il pavimento: sembrava che stesse riflettendo su come iniziare.

Sollevò lentamente gli occhi per incontrare il mio sguardo interrogativo.

"Non l'ho detto a tua madre", esordì, "e non l'ho ancora detto neanche ai tuoi fratelli e alle tue sorelle." Ci fu una lunga pausa, poi tornò a fissare il pavimento. La fronte era acciglata e il viso segnato da una profonda costernazione. Avevo gli occhi sbarrati dalla preoccupazione e dall'incertezza, entrambe opprimenti. Sollevò lo sguardo dal pavimento e incrociò il mio solo per una frazione di secondo, prima di spostarlo nello spazio vuoto accanto a me. Portò la mano destra sulla fronte, accarezzandola lentamente con le dita. Sebbene la mano gli coprisse parzialmente il volto, vidi i suoi occhi gonfi di lacrime. Lottando per trovare le parole, finalmente disse: "Non so nemmeno se arriverò alla fine di questa settimana."

A bocca aperta, senza riuscire a proferire parola, in preda allo shock, lo osservavo mentre si asciugava le lacrime dagli occhi. Avevo sentito bene? Quello che avevo appena udito mi aveva colto del tutto impreparato. Era come se qualcuno mi avesse dato un pugno allo stomaco. Mi girava la testa. Qualunque altro pensiero avessi avuto prima di quell'incontro, all'improvviso era diventato insignificante. Il cuore quasi mi sobbalzava dentro. Non potevo perdere mio padre. Non ero pronto. Non così presto. Non in questo modo. Dovevo disperatamente saperne di più.

"Che sta succedendo, papà?"

"Non so come dirtelo", faceva fatica a parlare almeno tanto quanto io facevo fatica ad ascoltare. "Provo un tale dolore fisico, come se qualcuno mi avesse scaraventato contro un muro. Di notte rimango sveglio in un tale stato di sofferenza che..." Di nuovo la fronte gli si corrugò e il volto si irrigidì, mentre tornava a fissare per terra.

"Che cosa, papà?"

Con lo sguardo ancora a terra, scuotendo lentamente il capo da una parte all'altra, disse: "Lo so che nessun figlio dovrebbe mai sentire questo dal proprio padre, ma quando sento quel dolore così forte onestamente non so neanche se voglio continuare a vivere per vedere il mattino seguente."

Le sue parole sprofondarono nel mio cuore come macigni.

Mio padre era sempre stato una persona positiva. Raramente parlava dei suoi problemi e se mai lo faceva ci metteva sempre un pizzico di ottimismo, assicurando che le cose stavano migliorando o che aveva intorno persone in grado di aiutando. Mai lo avevo sentito pronunciare una frase come questa. E non riuscivo a controllare le mie emozioni.

Mentre asciugavo le lacrime che mi solcavano le guance, mio padre alzò lo sguardo. Mi raggiunse con la mano destra e la posò delicatamente sulla mia spalla.

Perdere mia sorella da piccolo mi aveva sconvolto al punto che non avrei potuto sopportare di perdere anche mio padre. Ho sempre pensato che sarebbe stato al mio matrimonio un giorno e che avrebbe letto le favole ai miei futuri figli. C'erano così tante domande che non gli avevo mai posto e altrettante cose che non avevo mai fatto con lui solo perché davo per scontato di avere ancora tanto tempo davanti per farlo. Possibile che adesso mi restassero solo pochi, preziosi giorni insieme a lui?

Con la mente in preda alla più totale confusione, cercai di riportare l'attenzione su ciò che era più importante in quel momento. Mi ripresi quel tanto che bastava per riuscire a chiedergli "Come posso aiutarti, papà?"

"Sì, mi serve il tuo aiuto, figliolo", disse. "Sei sempre stato responsabile e devo far sapere a qualcuno dove sono i miei documenti, i miei conti correnti e le mie credenziali. Nel caso in cui una mattina non fossi più in vita, non voglio che tua madre debba cimentarsi con complicazioni di vario tipo o cose lasciate in sospeso."

Parlava con consapevolezza, mantenendo la sua tipica compostezza, ma era chiaramente esausto e depresso. Mentre apriva il cassetto della sua scrivania per prendere la cartella con le tutte le sue password, notai qualcosa. Di solito in evidenza sulla sua scrivania c'era una pila di fogli che aveva raccolto per il libro che sognava di scrivere quale compendio del lavoro che aveva svolto per tutta una vita. Ora quei fogli erano stati messi da parte in un angolo nascosto della scrivania e al loro posto c'era una scatola da scarpe piena di boccette con diversi farmaci.

"Figlio mio, a questo punto sei l'unico che sa perché non voglio che gli altri si preoccupino, ma devo mettere tutto in ordine."

Non volevo accettare quello che stava dicendo sulla fine della sua vita, ma sapevo che recuperare le sue password l'avrebbe calmato. Ascoltai come meglio potevo.

Poi ripresi a chiedergli, "Che cure stai facendo? Ci deve essere pure qualcos'altro che può aiutarti!"

"Sono in cura da quattro ottimi specialisti, che stanno provando di tutto. Questo mese due di loro mi hanno comunicato che non sanno cos'altro possono fare per me. Hanno provato di tutto e non hanno più idee. E anche gli altri due non hanno più molte speranze."

Mio padre soffriva da molti anni, ma dato che non si era mai lamentato non avevamo idea che la situazione fosse così grave. Aveva settantuno anni e all'età di venticinque gli era stata diagnosticata un'artrite reumatoide che fu curata con dei farmaci piuttosto pesanti. Gli effetti collaterali gli avevano causato altri gravi problemi di salute, motivo per cui fu indirizzato ad altri medici per ulteriori cure farmacologiche. In quel momento stava prendendo dodici tipi diversi di farmaci per svariate problematiche, tra cui colesterolo alto, ipertensione, dolori al torace, dolore alle gambe, diabete, insonnia, problemi gastrointestinali, dolori artritici insopportabili, calo di energia, depressione crescente e vuoti di memoria per un'incipiente demenza precoce. Sua madre aveva sofferto di una grave forma di Alzheimer e il suo timore era di iniziare a soffrirne pesantemente a sua volta. Come se non bastasse, aveva due stent al cuore e si stava parlando di aggiungere anche un bypass.

In assenza di qualsiasi altra soluzione, preso da un vago senso di disperazione gli dissi: "Papà, non ti ho parlato molto del mio viaggio in India. Posso raccontarti meglio quello di cui sono stato testimone?"

Non ne avevo parlato molto prima di allora perché io stesso non riuscivo a dargli un senso logico. Ma in quel momento raccontai a mio padre tutte le storie che potevo ricordare su episodi che potessero fargli sperare nella possibilità di una guarigione.

"Inoltre, papà, per la festa del papà voglio regalarti qualcosa", dissi facendo un profondo sospiro "Voglio regalarti un biglietto aereo per andare a trovare il dottor Naram, qualunque sia la sua prossima meta."

Pensavo che la possibilità di incontrare il dottor Naram gli avrebbe dato speranza, invece appariva più esausto che mai. Provando un tale dolore fisico, anche il solo pensiero di volare lo affaticava tremendamente. Ma soprattutto, non riusciva a immaginare che qualcuno potesse aiutarlo semplicemente toccando il polso, particolarmente quando gli esami più approfonditi e le migliori cure mediche non erano riusciti a farlo.

"Ho già provato delle terapie alternative", disse. "Ho provato l'omeopatia, la riflessologia, l'agopuntura, la medicina cinese e altro ancora. Tutti mi hanno promesso grandi risultati, ma nel mio caso nulla è stato in grado di darmi alcun sollievo. In realtà, figlio mio, voglio solo che ricordi dove sono le mie password."

"Papà, fidati di me. Ci possiamo almeno provare?" La tensione che sentivo doveva essere ben evidente dall'intensità della mia richiesta.

"A questo punto", disse con un sorriso forzato, "la buona notizia è che almeno non ho nulla da perdere."

California
Nuovamente nella città degli Angeli

La verità era che non sapevo se il dottor Naram avrebbe potuto aiutare mio padre, ma non sapevo proprio a chi altro rivolgermi. Non persi un solo minuto. Feci delle ricerche su internet, trovai il programma degli incontri del dottor Naram e chiamai per prenotare un appuntamento per mio padre nella sede di Los Angeles.

Quando arrivammo c'erano già molte persone in attesa: svariate dozzine di persone stavano compilando moduli o aspettando di essere chiamate. Mio padre appariva stanco e pallido a causa del viaggio e del dolore fisico. Il tempo di attesa, mi dissero, era fra le tre e le sei ore.

C'erano ancora più persone del solito per via di un evento a cui il giorno precedente il dottor Naram aveva preso parte come relatore. Fui sorpreso nel sentire raccontare che mentre era sul palco aveva ricevuto una ovazione di ben sei minuti. Mentre io e mio padre aspettavamo, ogni tanto qualcuno usciva dalla visita e si avvicinava a me, chiedendomi: "È lei il dottor Clint?"

"Sì, ma non sono un medico. Sono un ricercatore universitario", cercavo di chiarire.

"Il dottor Naram mi ha chiesto di raccontarle la mia storia."

Dopo avergli domandato come si chiamassero, iniziavamo a parlare di ciò che li aveva portati fin da lui. Rimasi nuovamente sorpreso nel sentire da quanto lontano persone provenienti da tutto il mondo si fossero messe in viaggio per incontrarlo. Notai che si trattava di persone notevolmente diverse fra loro, persone di ogni razza, etnia, religione, estrazione sociale e condizione economica.

Mio padre sembrava fin troppo stanco per partecipare a queste conversazioni, così ci spostavamo a parlare in un lato della stanza o nel corridoio. Tra una conversazione e l'altra tornavo da mio padre per raccontargli quello che mi avevano raccontato.

Una paziente alla sua prima visita mi riferì di come, senza che lei gli anticipasse alcunché, il dottor Naram avesse descritto tutte le problematiche che la affliggevano, compresa l'individuazione di alcuni problemi a due vertebre. Mi mostrò alcuni esami e cartelle cliniche che confermavano ciò che lui le aveva diagnosticato attraverso la lettura del polso. Un altro uomo era rimasto meravigliato di come il dottor Naram si fosse accorto del suo diabete e dell'ostruzione cardiaca, sempre e soltanto sentendogli il polso: aveva individuato correttamente, con uno scostamento di un solo decimo, quale fosse il suo livello di zuccheri nel sangue e aveva descritto con accuratezza in quale misura la sua arteria fosse ostruita. Un albergatore della zona mi raccontò di soffrire di una grave forma di celiachia. Prima di incontrare il dottor Naram ingerire qualsiasi tipo di cibo che contenesse glutine gli causava indicibili dolori. "Ora posso mangiare una pizza intera e bere un paio di birre senza problemi."

Ero curioso di sapere cosa avesse portato tutte quelle persone, in particolare gli americani, ad essere 'aperti' a questo metodo di guarigione 'alternativo'. Lo domandai al dottor Giovanni, che sapevo essersi formato con il dottor Naram in India per diverso tempo. Il dottor Giovanni confutò il modo in cui avevo formulato la mia domanda, dicendo che non sapeva perché il metodo di cura praticato dal dottor Naram venisse chiamato 'alternativo', considerato che era migliaia di anni più antico della medicina occidentale. Disse che, semmai, quello che faceva il dottor Naram - e con lui altri guaritori tradizionali - si sarebbe dovuto considerare come la forma di medicina originale, mentre la medicina occidentale avrebbe dovuto essere definita 'alternativa'. Preferiva in ogni caso il termine di 'guarigione complementare', poiché tutti questi diversi metodi non dovrebbero essere in opposizione fra loro.

Mentre parlavo con lui vedevo mio padre muoversi sulla sedia in evidente disagio.

Sentendo con quale fiducia questo medico parlava del metodo del dottor Naram, gli confidai una cosa che mi aveva lasciato perplesso. "So che alla maggior parte dei pazienti il dottor Naram descrive accuratamente cosa hanno semplicemente attraverso la lettura del polso. Ma ho anche parlato con alcuni che sostengono che nel loro caso dalla lettura del polso gli è sfuggito qualcosa di importante e ne sono rimasti delusi."

Mi chiese "Con quante persone hai parlato in tutto?"

"Finora, tra l'India e qui, probabilmente un centinaio di persone."

"E di queste persone, quanti hanno riferito che nel loro caso al dottor Naram è sfuggito qualcosa?"

Dopo aver riflettuto risposi, "forse due o tre."

"Anzitutto, non è forse degno di nota il fatto che il dottor Naram riporti una media così alta? In base all'ampiezza del tuo campione, si tratta di una precisione del novantasette per cento, in un breve periodo di tempo e rispetto a una grande varietà di disturbi."

"Lo sai che nella medicina occidentale, persino dopo approfonditi esami, spesso i medici non sono in grado di individuare l'origine del disturbo? Per esempio: possiamo osservare che la pressione è alta misurandola, ma solo nel venti per cento dei casi riusciamo a identificarne la causa. Ciò significa che nell'ottanta per cento dei casi possiamo solo basarci sulle nostre ipotesi e prescrivere dei farmaci per tenerla sotto controllo. E quando i farmaci causano troppi effetti collaterali, proviamo con un altro farmaco per vedere se funziona meglio. Non sto affermando che il dottor Naram sia perfetto o che non commetta errori. Per quanto sia straordinariamente capace, è pur sempre un essere umano. Sto solo riconoscendo che la percentuale di volte in cui egli riesce a identificare correttamente il problema di base e ad aiutare le persone a guarire, quando queste seguono le sue raccomandazioni, è estremamente alta."

"Come può un antico metodo di guarigione essere chiamato 'alternativo' pur essendo migliaia di anni più antico della medicina occidentale? Semmai, la si potrebbe definire 'guarigione complementare', poiché questi diversi metodi non dovrebbero essere in opposizione fra loro."
- dott. Giovanni

"Un'altra cosa che dovresti sapere è che il dottor Naram utilizza sia un paradigma sia una terminologia diversi per descrivere i problemi di salute rispetto a quanto fa la medicina occidentale. Egli segue un antico metodo di diagnosi e di classificazione delle malattie e di ciò che egli definirebbe 'dis-agio', piuttosto che 'patologia'. Alcune persone nel corso degli anni mi hanno chiesto come mai il dottor Naram non gli avesse diagnosticato una data cosa attraverso la lettura del polso: quando sono andato a dare un'occhiata agli appunti che egli aveva preso sul loro caso ho visto che in realtà aveva correttamente individuato il problema di base della persona secondo le 'lenti' della sua antica scienza di guarigione, anche se non aveva chiamato la malattia con il nome utilizzato nella medicina occidentale. Ad esempio, nella sua tradizione, non esiste un problema di salute chiamato cancro: non vedono il cancro come il problema. Ciò che noi chiamiamo cancro viene visto dai maestri guaritori del suo lignaggio come un sintomo di uno squilibrio più profondo che chiamano tridoshar e utilizzano metodi sofisticati e collaudati nel tempo per risolvere tale squilibrio, con una vasta esperienza che mostra come questa malattia e i suoi sintomi possano poi lentamente scomparire."

Non comprendevo fino in fondo ciò che diceva, così gli feci altre domande. Ma più che le sue risposte, furono la sicurezza e la fiducia che mostrava ad allentare alcune delle mie perplessità. Probabilmente cercavo quante più rassicurazioni possibili sul fatto che non fossi completamente impazzito ad aver portato mio padre fin lì. Ogni volta che tornavo a sedermi vicino a lui, faceva un sorriso forzato prima di tornare a muoversi sulla sedia. A quel punto gli portai dell'acqua. Tenendo debolmente la tazza con entrambe le mani, la bevve grato.

Si presentarono per parlare con me vari altri pazienti, che erano nati in paesi come India, Pakistan e Bangladesh, ma che vivevano negli Stati Uniti. Oltre ad ascoltare quella che era stata la loro esperienza con il dottor Naram, appresi molto di più sulla loro vita. Una madre mi disse: "Mio marito e io siamo venuti in America sperando che sarebbe stata una buona idea per i nostri figli. Solo che mi si è spezzato il cuore quando i ragazzi hanno perso interesse per la nostra cultura, la nostra fede e la nostra tradizione. Sono diventati dipendenti dai loro telefonini e computer e più interessati ai loro amici che alla scuola." La donna temeva che i suoi figli avrebbero infranto la tradizione e non si sarebbero presi cura di lei e del marito in età avanzata.

C'era anche un gruppo di giovani indiani e pakistani che studiavano e lavoravano in California. Alla fine, per un motivo o per l'altro, erano arrivati al dottor Naram in cerca di aiuto.

"I ragazzi come noi spesso lottano con la propria identità", mi disse uno di loro, "dato che non sentono di appartenere a nessuna delle due culture." Anche quando sono ammessi nelle migliori università americane, alcuni vengono attirati da droghe, alcol, sesso e relazioni con persone che i loro genitori non approverebbero. Questo li fa sentire distanti dalle loro famiglie d'origine. "Spesso lottiamo per trovare un lavoro dignitoso, accettando posizioni infime e mettendo in conto di lavorare di più per retribuzioni inferiori a causa del nostro status di residenti e non di cittadini americani". Fu triste apprendere che talvolta alcune giovani donne subivano richieste di favori sessuali da parte dei loro datori di lavoro per ottenere un contratto di lavoro che permettesse loro di restare nel paese.

Una studentessa mi disse: "Sono sotto stress per via della scuola e dei miei rapporti con gli altri e mangio cibo che non mi fa bene. Mi è stato diagnosticato uno scompenso ormonale e sono ingrassata molto. Poi ho avuto l'acne e altri problemi alla pelle. Qualche anno fa facevo la modella per le riviste e ora non voglio nemmeno uscire di casa. Non sto bene con me stessa e temo che così non mi sposerò mai. Sentendomi frustrata, ho iniziato a provare risentimento nei confronti dei miei genitori e della mia famiglia a causa della pressione che esercitavano su di me affinché fossi perfetta, quando perfetta non sono affatto." Le sue parole mi colpirono. Sapevo per esperienza cosa fosse sentire la pressione per essere perfetti quando si è consapevoli di non esserlo.

Fui colpito anche dalla storia di un giovane avvocato. I suoi genitori venivano dall'India. Si erano trasferiti negli Stati Uniti quando lui era molto giovane, motivo per cui non sentiva un forte legame con la madrepatria e anzi in un certo senso, giudicava inferiore la cultura dei suoi genitori. "Poi mentre frequentavo la facoltà di giurisprudenza", disse, "fui colpito da un disturbo chiamato vitiligine, che provoca la formazione di macchie bianche sulla pelle. Si diffuse prima sulle mie braccia, poi sulle mani e sul viso. Molti giovani in questa condizione lottano con la propria autostima e temono che questa condizione possa pregiudicare la possibilità di sposarsi. Non esistevano terapie della medicina occidentale in grado di curarmi. Per questo mi sembrava improbabile che il dottor Naram potesse riuscirci."

Ma Samir ci provò comunque. "Lentamente, la pelle ha ripreso colore e due anni dopo tutte le macchie bianche erano scomparse. Ci sono molti indiani americani come me che sono cresciuti principalmente in America e che non hanno molto rispetto per la nostra cultura indiana. I metodi del dottor Naram", disse,"mi hanno cambiato sotto molti aspetti. Se non li avessi sperimentati personalmente, non ci avrei mai creduto. Vedendo che la soluzione al mio problema non era arrivata dalla medicina occidentale, ma da uno specialista indiano che rappresenta un'antica scienza di guarigione, ho acquisito un maggior rispetto per la mia cultura, per la mia tradizione e per le mie origini di quanto non ne avrei altrimenti avuto."

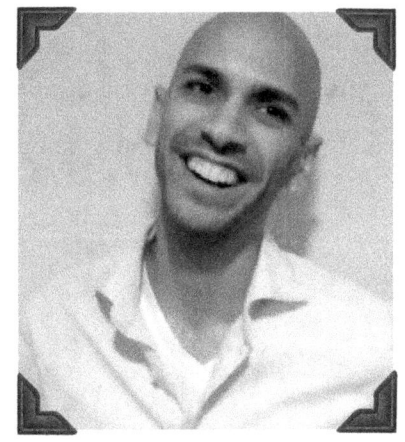

Samir, un giovane avvocato di Boston guarito dalla vitiligine

" Se non le avessi dedicato del tempo per sperimentarla personalmente, non avrei mai creduto nell'antica scienza di guarigione. Ora ho più rispetto per la mia cultura, per la mia tradizione e per le mie origini di quanto non ne avrei altrimenti avuto."

–Samir

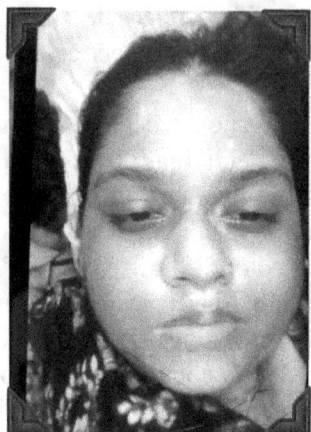 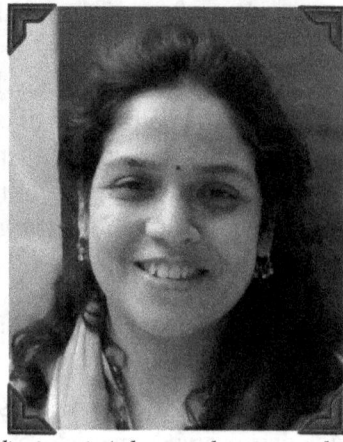

A sinistra: bambina con vitiligine a dieci anni. A destra: alcuni mesi dopo i trattamenti, la dieta e le erbe del dottor Naram.

Note dal mio diario
Tre Antichi segreti di guarigione per una pelle sana e bella*

1) Marma Shakti - Su entrambi i lati della nocca superiore del dito anulare destro, premere e rilasciare per 6 volte, più volte al giorno.

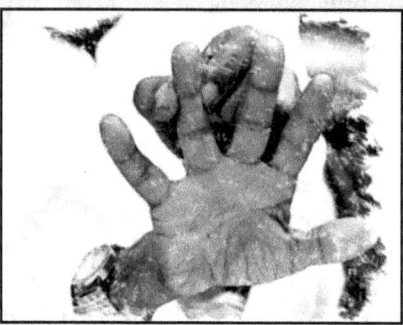

2) Rimedi a base di erbe - Per la sua pelle Samir ha usato una crema e ha preso delle compresse a base di erbe, che contengono ingredienti come Neem, Curcuma, olio di Cocco, Basilico Santo (Tulsi) e Pepe nero.

3) Segreti per la dieta - Mangiare esclusivamente alimenti privi di glutine, lattosio e zucchero.

*Le informazioni, compresi gli ingredienti chiave, relative alle formule a base di erbe menzionate in questo libro si trovano nell'appendice. Ulteriore materiale disponibile: per scoprire altri segreti per avere una pelle sana e luminosa, visitate il sito MyAncientSecrets.com.

Successivamente si avvicinò una bella e giovane coppia musulmana. "Abbiamo lasciato il nostro paese di origine per vivere in America, con la speranza di trovare più pace e maggiori opportunità", mi disse il marito. "Siamo arrivati fin qui per scoprire tuttavia che molte persone ci trattavano male, temendo che fossimo dei terroristi. Abbiamo fatto molta fatica per farci nuove amicizie e per dimostrare che il vero Islam è per la pace. Eravamo venuti in America sperando di avere una famiglia e di crescere i nostri figli, ma quel sogno si era purtroppo infranto." I medici avevano diagnosticato al giovane uomo l'azoospermia, il che significava che il numero dei suoi spermatozoi era pari a zero.

"Abbiamo provato per sei anni", mi disse. "Siamo andati da talmente tanti specialisti e abbiamo speso quasi ottantamila dollari in ogni tipo di tecnica di procreazione assistita, ma la medicina occidentale sembrava non avere una soluzione per noi. Questo problema ci stava prosciugando sia finanziariamente sia emotivamente. Eravamo devastati. Poi abbiamo incontrato il dottor Naram. Abbiamo seguito attentamente tutto ciò che ci ha detto di fare per facilitare una guarigione più profonda. Dopo un anno ho fatto nuovamente l'esame ed è risultato che il mio numero di spermatozoi era pari a cinque milioni. I medici hanno detto che è stato un miracolo, e si sono chiesti se il primo esame fosse corretto." Mi mostrò le cartelle mediche del prima e del dopo. "Nel giro di due anni, mia moglie è rimasta incinta", mentre parlava la sua voce si spezzò per l'emozione "e oggi siamo venuti solo per mostrare il nostro bambino al dottor Naram e per dirgli grazie". Vedendo le lacrime che rigavano le guance di sua moglie, allungò una mano per abbracciarla e accarezzarle delicatamente la schiena, mentre insieme guardavano il loro bambino 'miracoloso'.

Mi raggiunse poi un uomo della comunità Sikh di nome Gurcharan Singh, che portava un turbante e aveva una lunga barba. Mi disse di essere un attivista politico a Bakersfield, in California. Appresi da lui che in generale i Sikh sono fra le comunità più fraintese e meno capite in America, ma quest'uomo aveva percepito che il dottor Naram li aveva invece compresi. "Egli ha aiutato me, la mia famiglia e i miei amici a superare così tanti problemi quali colesterolo alto, artrite, diabete, ipertensione e squilibri ormonali." Con gratitudine, aveva coinvolto il sindaco di Bakersfield nell'assegnazione di un premio al dottor Naram per il suo sostegno e contributo a favore della comunità Sikh. "Sai che uno dei pazienti del dottor Naram è stato Yogi Bhajan Singh, probabilmente

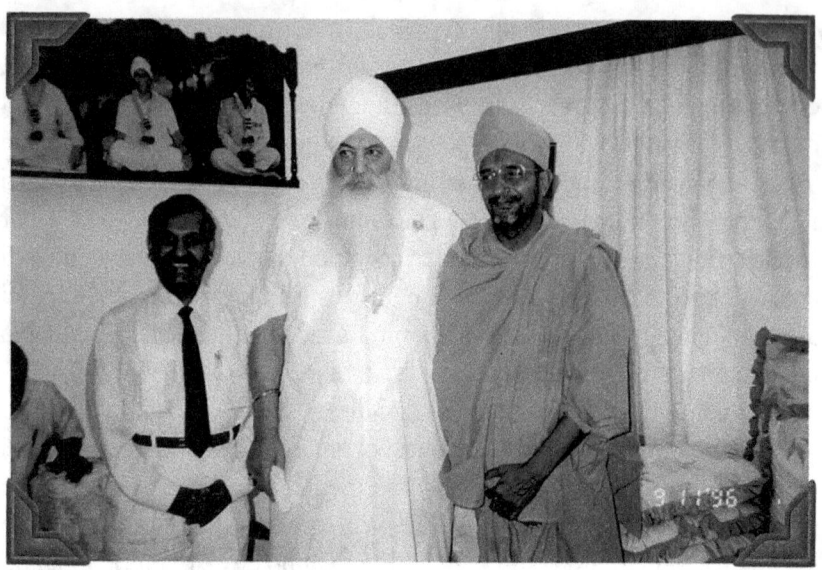

Il dottor Naram con Yogi Bhajan Singh e H.H. Hariprasad Swamiji.

il Sikh più famoso al mondo?", disse. Ero molto interessato a ciò che mi raccontavano Gurcharan e gli altri pazienti perché volevo capire se il dottor Naram avrebbe potuto veramente aiutare mio padre.

La prima volta che andai in India ero scettico all'ottanta per cento e curioso al venti per cento. Ora invece disponevo di abbastanza prove sul fatto che la maggior parte delle persone riportavano effettivi e comprovati miglioramenti, ma non sapevo in quale proporzione il miglioramento fosse duraturo. Non sapevo nemmeno se la guarigione fosse da attribuire alla possibilità che il dottor Naram li avesse convinti che sarebbero migliorati, e così era avvenuto. A questo punto, dopo aver visto e ascoltato numerosi casi degni di nota, potevo dire che il mio scetticismo era sceso al cinquanta per cento. Mentre mi sentivo ancora prudente, l'altro cinquanta per cento di me era una miscela di crescente curiosità e folle speranza che quello che il dottor Naram praticava fosse un metodo con risultati prevedibili di guarigione, o che almeno potesse aiutare mio padre. Mentre diventavo sempre più fiducioso sulla base delle esperienze che ascoltavo, il dolore fisico di mio padre andava invece peggiorando. Prenotai una camera in hotel e lo accompagnai a riposare fino a che non si fosse avvicinato il suo turno.

Un guaritore che ha bisogno di guarigione

Quando tornai nella sala d'attesa un prestante signore di una certa età con la barba mi si avvicinò. Con una stretta di mano forte e calorosa, si presentò come il rabbino Stephen Robbins. Oltre ad essere un rabbino e un cabalista, praticante di un'antica tradizione spirituale ebraica, era anche uno psicologo clinico, co-fondatore dell'Accademia per la Religione Ebraica della California, il primo seminario transdenominazionale della costa occidentale degli Stati Uniti.

Diversi anni prima, Stephen aveva vissuto alcune esperienze di pre-morte a causa di una serie di malattie. Prima di queste malattie Stephen era sempre stato un uomo pieno di salute e atletico, tanto da essere in grado di sollevare ben 300 chili in palestra! Poi la distrofia aveva iniziato a divorargli la massa muscolare. I medici gli somministrarono dosi massicce di cortisone, che causarono tuttavia una orribile osteoporosi. In aggiunta prese anche l'influenza, i suoi polmoni collassarono ben due volte e per due volte rischiò quasi di morire prima di essere rianimato. Tutti questi episodi avevano finito per compromettere la funzionalità dell'ipotalamo, dell'ipofisi e dell'intero sistema endocrino, al punto da inibire la produzione sia di testosterone sia degli ormoni della crescita (HGH), ormoni senza i quali le cellule del corpo non sono in grado di rigenerarsi.

"Avevo provato di tutto, ma nulla sembrava funzionare", spiegò Stephen. "I farmaci e le cure riuscivano a malapena a mantenermi in vita. Nel 2005 sono stato poi colpito da un'altra infezione polmonare e i miei polmoni sono nuovamente collassati."

Stephen trascorse settimane in ospedale prima di poter respirare autonomamente. Proprio mentre si stava preparando per tornare a casa, fu colpito da una forte forma di fuoco di Sant'Antonio ai dischi della colonna vertebrale. L'herpes zoster aveva colpito i nervi sul lato destro del busto, così violentemente da procurargli un continuo, lancinante dolore. "Provo un dolore ai nervi simile ad una stilettata che passava da davanti a dietro e da dietro a davanti, un dolore sulla pelle simile alla sensazione di essere cosparso d'acido e un dolore muscolare che provocava spasmi tali da rendermi difficile qualunque movimento nonché la stessa respirazione."

"Dopo aver assunto metadone e antidolorifici per sette mesi, sembravo, letteralmente, come instupidito e sentivo che avrei potuto vegetare per il resto della mia vita. I dottori non sapevano cosa fare."

Le cose continuarono a peggiorare fino a quando un amico incoraggiò Stephen a farsi visitare dal dottor Naram.

"La sola idea di essere in grado di fare una diagnosi a una persona in pochi istanti appare irrazionale per la mentalità occidentale, che ci vede impegnati nel classico paradigma di esami del sangue, risonanze magnetiche e interventi di più specialisti. Il modello di guarigione del dottor Naram, tuttavia, non si basa sull'essere malati, ma sullo star bene. È un approccio totalmente diverso in cui corpo, mente e spirito sono in grado di partecipare a una più profonda guarigione."

Mi guardò negli occhi e disse: "Sono stato un rabbino e un guaritore da quando avevo sedici anni e ora, a sessantuno anni, incontrare il dottor Naram ha rappresentato la prima volta nella mia vita in cui ho potuto lasciarmi andare e affidarmi ad altre mani per essere guarito. È stata un'esperienza veramente profonda per me."

Mentre mi chiedevo quali punti di contatto la sua esperienza potesse avere con quella di mio padre, lo ascoltavo con attenzione. Stephen era arrivato nella clinica del dottor Naram in India su una sedia a rotelle, debole e disperato. Era stato costretto a portare con sé HGH sintetico solo per restare vivo, dando istruzioni a chi lo ospitava per tenerlo refrigerato. Purtroppo, a peggiorare le cose, era accaduto che la persona che lo ospitava aveva distrutto accidentalmente l'intera scorta di HGH mettendola nel congelatore. Stephen era devastato. Si mise in contatto con i suoi dottori americani in cerca di una soluzione, ma non c'era nulla che potessero fare. Si rivolse al dottor Naram.

Il dottor Naram preparò una speciale miscela di erbe curative, basata sui principi della sua antica tradizione, per rigenerare i livelli di HGH e di testosterone.

"Non avevo altra scelta, pertanto seguii scrupolosamente le sue istruzioni. Alla fine della prima settimana avevo abbandonato la sedia a rotelle, recuperando ogni giorno più forza. Alla terza settimana feci un esame del sangue per vedere cosa stava succedendo. E quello è stato il momento in cui vidi ciò che io considero il miracolo dei miracoli. Dopo tutti quei traumi, i nuovi esami del sangue mostrarono qualcosa di straordinario: per la prima volta dopo anni il mio corpo stava producendo i suoi propri ormoni della crescita e a livelli equivalenti a quelli di persone molto più giovani di me! In passato avevo preso anche del testosterone sintetico, mentre ora il mio corpo lo stava riproducendo autonomamente. La mia tiroide è praticamente tornata alla normalità, il pancreas, grazie a Dio, è normale, mentre il funzionamento della ghiandola del timo e del sistema immunitario vengono regolarmente sostenuti dalle erbe curative e funzionano bene."

"Il processo di guarigione continuò ad andare avanti e quando scesi dall'aereo mia moglie non mi riconobbe. Avevo perso trenta chili e avevo più forza. Mi disse che le sembravo lo stesso di quando ci eravamo incontrati per la prima volta, trent'anni fa. Anche i miei capelli erano più scuri e folti. È stato stupefacente."

Da allora, il rabbino è tornato in palestra. Per darmi una dimostrazione, sollevò la manica della camicia e piegò il bicipite, ora ben muscoloso. Non potei fare a meno di sorridere insieme a lui. L'immagine di un rabbino felice, che mi mostra il suo bicipite flesso con una gioia quasi infantile negli occhi, è qualcosa che non scorderò mai.

Chiedendomi come avrei potuto raccontare a mio padre della sua esperienza di guarigione, domandai a Stephen: "Dunque, come spieghi tutto questo alle persone che non lo comprendono e che potrebbero

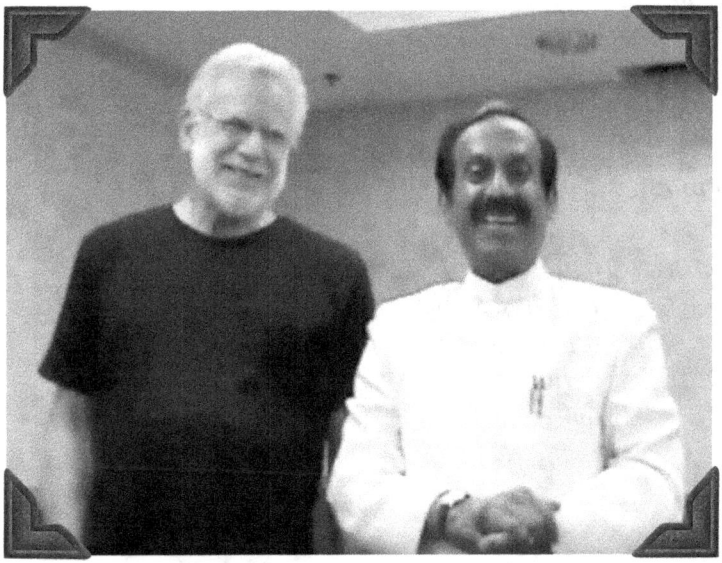

Il rabbino Stephen Robbins con il dottor Naram

pensare che la tua storia appare impossibile?"

"Esistono molteplici strumenti per trovare la verità", rispose. "Non esiste una "cattiva medicina", ma esiste la medicina sbagliata usata al momento sbagliato e applicata nel modo sbagliato. Il dottor Naram alimenta il processo di guarigione in un modo che aiuta il corpo, la mente e lo spirito a guarire più in profondità. Molte delle formule del dottor Naram sono formule 'anti-invecchiamento', anche se non amo usare questo termine: si tratta infatti piuttosto di 'sostenere la giovinezza del corpo'. Nella mia esperienza, le erbe curative aiutano il corpo a produrre e a bruciare energia in modo sano, piuttosto che in un modo autodistruttivo. Il vigore e l'energia che sento come risultato dell'utilizzo di queste erbe è incredibile."

Concluse con queste toccanti parole: "La saggezza del Siddha-Veda è profonda e non semplicemente perché è antica. Il fatto che qualcosa sia 'vecchio' non significa necessariamente che sia vero o saggio: conosco infatti alcuni anziani che sono molto stolti e ci sono alcune vecchie credenze religiose che sono molto distruttive. Ma c'è saggezza, una profonda saggezza, nel Siddha-Veda, che riesce a cogliere la complessa costituzione dell'essere umano; e coglie tale complessa composizione non secondo ciò che attualmente descriviamo in termini scientifici occidentali, ma in base a ciò che è stato profondamente compreso su di essa secondo questa antica scienza, i cui principi sono realmente efficaci per una guarigione più profonda e costituiscono il risultato di millenni di esperienza e di pratica."

> *"La saggezza del Siddha-Veda è profonda, dato che riesce a cogliere l'intera costituzione dell'essere umano; e non attraverso ciò che attualmente descriviamo in termini scientifici occidentali, ma in base a quanto è stato compreso secondo questa antica scienza."*
> - Rabbino Robbins

Note dal mio diario
Quattro antichi segreti di guarigione per sostenere sani livelli ormonali negli uomini (es. HGH o Testosterone)*

1. Rimedi a base di erbe - Stephen ha preso delle compresse a base di erbe create per supportare una corretta sintesi degli ormoni, che comprende ingredienti quali semi di Sesamo, Tribulus, Tinospora indiana, radici di Ashwaganda (Withania Somnifera), Rizoma di Kudzu indiano (Pueraria Tuberosa), e semi di Mucuna Pruriens. *

2. Marma Shakti - Sull'avambraccio sinistro, quattro dita sotto il polso sul lato del mignolo, premere il punto per 6 volte, molte volte al giorno.

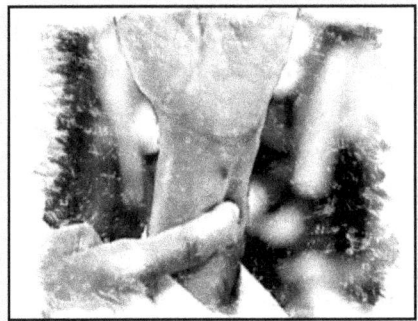

3. Rimedio casalingo - Miscelare insieme e prendere come prima cosa al mattino: 3 mandorle (lasciarle in ammollo tutta la notte, quindi privarle della pelle esterna), 3 datteri, semi di 3 baccelli di Cardamomo (anche in questo caso lasciare in ammollo tutta la notte i baccelli, infine aprirli e prelevarne i semi interni), 3 cucchiaini di semi di Finocchio, 1/4 cucchiaino di polvere di Brahmi (Bacopa Monnieri), 1/4 cucchiaino di Ashwaganda in polvere (Withamnia Somnifera), 1/2 cucchiaino di polvere di semi di Kaucha (Mucuna Pruriens), 1/2 cucchiaino di Shatavari in polvere (Asparagus Racemosus), 1 cucchiaino di Ghee.

4. Dieta - Si raccomanda di evitare alimenti acidi e fermentati.

*Le informazioni (compresi gli ingredienti chiave) relative alle formule erboristiche menzionate in questo libro si trovano in appendice. Ulteriore materiale disponibile: per scoprire altri segreti riguardanti la salute dell'uomo e la virilità, visitate il sito a cui potete accedere previa registrazione gratuita MyAncientSecrets.com

Non tutti erano contenti

Dopo aver ringraziato il rabbino Robbins, tornai in sala d'aspetto per vedere se si stava avvicinando il turno di mio padre e vi trovai un gran subbuglio. Un uomo stava gridando: "Non ho nessuna intenzione di aspettare!" La tensione nella stanza era crescente, come il tono della sua voce. "Sa chi sono io?", diceva, "Sono uno dei primi cittadini indiani che sono stati riconosciuti da Forbes; ho donato milioni di dollari alla facoltà di medicina dell'UCLA. Non voglio aspettare."

Le altre persone in attesa non volevano lasciarlo passare avanti per il solo fatto che fosse facoltoso e prepotente, ma per evitare ulteriore confusione gli assistenti lo fecero passare furtivamente e quanto prima dal dottor Naram. In seguito fu il dottor Naram stesso a raccontarmi cosa fosse accaduto.

A partire dalla lettura del polso, il dottor Naram riferì all'uomo quali fossero i suoi problemi di salute, il più invalidante dei quali era rappresentato da una spalla bloccata che gli procurava un dolore intenso. L'uomo aveva provato ogni altro tipo di trattamento e di rimedio, senza risultati. A prescindere da quanto avesse contribuito economicamente alla prestigiosa scuola di medicina, i medici non riuscivano ad aiutarlo. Stava iniziando a perdere ogni speranza di riuscire a riguadagnare il movimento completo del braccio.

Il dottor Naram gli assicurò che un rimedio c'era e gli chiese a bruciapelo: "La domanda è: quale prezzo è disposto a pagare?"

L'uomo non si sorprese. Con il braccio sano estrasse il libretto degli assegni e firmò un assegno in bianco. "Ho già speso così tanti di quei soldi per le migliori cure mediche senza vedere alcun risultato! Se riesce a risolvere il mio problema, il prezzo lo può mettere lei. Quanto vuole? Diecimila, ventimila, cinquantamila?"

Il dottor Naram sorrise e disse con calma: "Per ogni cosa c'è un prezzo da pagare; a volte paghiamo il prezzo in denaro, altre volte lo paghiamo in termini di tempo o di impegno. Per questo problema, non può pagare con il denaro. La domanda che le faccio è: quale prezzo è disposto a pagare?"

L'uomo sembrava perplesso: "Gliel'ho già detto, se riesce a rimettere in funzione il mio braccio le pagherò qualunque somma. Tutto ciò che serve. Pagherò qualunque sia il prezzo!"

Il dottor Naram lo guardò dritto negli occhi e disse: "Bene. Se è pronto a fare qualunque cosa serva, allora... aspetterà?"

"Cosa intende dire?"

"Quale prezzo si è disposti a pagare?"

- Dottor Naram

"Questo è il prezzo che deve pagare oggi", gli spiegò. "Ha detto che avrebbe fatto qualsiasi cosa e che avrebbe pagato qualunque prezzo; ora le sto chiedendo: aspetterà?"

Esitante, l'uomo acconsentì, ma voleva maggiori spiegazioni. Il dottor Naram disse nuovamente "Oggi voglio che lei aspetti...", si fermò a pensare, poi aggiunse "...sei ore."

"Posso andare nella mia stanza a riposare e poi tornare?" chiese.

"Certo, vada ad aspettare per sei ore, poi ritorni e solo allora vedremo se la posso aiutare."

L'uomo uscì dalla stanza del dottor Naram molto più calmo, ma confuso.

Pochi istanti dopo fu chiamato il nome di mio padre. Dissero che era quasi il suo turno, così andai velocemente a prenderlo.

Sei lunghi minuti

Mio padre si incamminò lentamente insieme a me dalla camera d'albergo verso il salone dell'area conferenze e da lì fino alla porta del dottor Naram. Mentre aspettavamo fuori, ammise di non sapere come iniziare a spiegare al dottor Naram tutto ciò che riguardava le sue condizioni di salute. Per tutto il giorno aveva visto persone entrare e uscire dalla stanza del dottor Naram e rimanervi all'interno solo cinque o sei minuti. Mi mostrò il foglio di carta con l'elenco dei farmaci che prendeva e disse: "Non riesco nemmeno a leggere l'intero elenco in così poco tempo."

Avevo inviato un messaggio al dottor Naram per avvisarlo che stavo portando mio padre da lui, ma non gli avevo anticipato nulla sulle sue condizioni. Suppongo che fosse per metterlo alla prova. Sebbene avessi già sentito e visto molti casi sorprendenti, una parte di me ancora si chiedeva: è forse un imbroglio?

Vidi mio padre camminare lentamente nella stanza delle visite, leggermente incurvato e visibilmente dolorante. Il dottor Naram lo accolse con un gran sorriso, mentre io rimasi ad aspettare fuori con ansia.

Sebbene sembrasse un'eternità, erano trascorsi solo circa sei minuti quando la porta si aprì e fui sorpreso da ciò che vidi. Mio padre sembrava diverso e camminava in modo diverso. Teneva la testa più in alto e stava più dritto, con un'espressione meravigliata negli occhi.

"Come faceva a saperlo?" chiese mio padre. "È stato davvero straordinario!"

"Cosa è successo? Che cosa 'sapeva'?", chiesi.

"Non ho avuto bisogno di dirgli nulla. Il dottor Naram ha messo le dita sul mio polso e in pochi minuti ha descritto la mia situazione in modo più sintetico e preciso di quanto potessi mai fare io. Anche se avessi avuto i miei quattro medici nella stessa stanza per parlare del mio caso, cosa impossibile, non avrebbero mai potuto descrivere ciò che sto vivendo con la stessa precisione con cui lo ha descritto lui."

Ascoltai, non sapendo cosa dire né come elaborare ciò che stavo ascoltando.

Mio padre disse: "Mi ha chiesto anche della mia professione. Sembrava sinceramente interessato e mi ha detto che c'è un lavoro importante che devo fare e per il quale devo continuare a vivere. Il tutto è stato molto incoraggiante! Non so ancora come interpretarlo, ma immagino che staremo a vedere cosa accade, no? "Si guardò intorno e chiese: "Cosa devo fare dopo?"

Ero stupito nel constatare l'impatto positivo che aveva avuto su mio padre il fatto che il dottor Naram avesse perfettamente compreso le sue condizioni di salute. Era di umore migliore e iniziò persino a credere di poter guarire. Vederlo pieno di speranza mi fermava il respiro. Tentavo di celarlo, ma nel giro di pochi istanti passavo dal sentirmi agitato al sentirmi euforico, per poi tornare nuovamente a sentirmi agitato.

Ironia della sorte, proprio mentre mio padre iniziava a sentirsi fiducioso, io ero titubante. Stavo forse portando mio padre fuori strada dandogli false speranze? Il dottor Naram aveva davvero una soluzione per lui? Stavo io facendo la cosa migliore per mio padre o stavo invece sprecando gli ultimi giorni della sua vita inseguendo una cura che non esisteva?

Note per il vostro diario

Al fine di rendere più profondi e più intensi i benefici che sperimenterete dalla lettura di questo libro, prendetevi qualche minuto e annotate le vostre risposte alle seguenti domande:

Quale prezzo saresti disposti a pagare per ottenere ciò che desiderate (in termini di tempo, di energia, di sforzi, di denaro, di disciplina, etc.)?

_____

_____

_____

_____

_____

Perché pensate che valga la pena pagare quel prezzo?

_____

_____

_____

_____

_____

A quali ulteriori intuizioni, interrogativi o prese di coscienza siete giunti leggendo questo capitolo?

_____

_____

_____

_____

CAPITOLO 8

La fonte della giovinezza

C'è un fonte della giovinezza: è nella tua mente, nei tuoi talenti, nella creatività che porti nella tua vita e nella vita delle persone che ami. Quando imparerai ad attingere a questa sorgente, avrai davvero sconfitto l'età.
– Sofia Loren

Los Angeles, California

Non appena mio padre salì nella sua camera d'albergo per riposare, una persona dello staff del dottor Naram venne da me dicendomi: "Il dottore vorrebbe parlare con te. Hai due minuti?"

Il dottor Naram mi accolse con un grande sorriso. "Dunque, come stai?" domandò con una ciotola di zuppa di mung davanti.

Lo ringraziai per aver compreso così bene mio padre e per la speranza che gli aveva trasmesso. Volevo anche esprimergli le mie preoccupazioni, ma egli intervenne prima che mi decidessi a parlare "Tuo padre è fantastico, sai? È veramente un brav'uomo, il che mi aiuta a capire da chi hai preso. Ha una importante missione da svolgere con i bambini e penso che possiamo aiutarlo: ha un compito in questa vita che deve ancora portare a termine."

Gli chiesi in modo molto diretto: "Pensi ci siano speranze per lui? Dimmi la verità."

"La verità, per come la vedo io, è che tuo padre ha due opzioni: può continuare a fare quello che sta attualmente facendo e vivere ancora qualche mese pieno di dolori, prima di morire; oppure può cambiare il corso delle cose usando i sei strumenti del Siddha-Veda per una guarigione più profonda. Così facendo potrebbe vivere ancora diversi anni potendo contare su flessibilità, energia e presenza mentale. Quale preferisci?"

"Ovviamente la seconda opzione. Ma come fare?" chiesi, sorpreso per la fiducia che mostrava rispetto alla prognosi di mio padre.

"Ricordi come ho incontrato il mio maestro?" domandò il dottor Naram.

"Certo, come potrei dimenticarlo?"

"Per quanti giorni il mio maestro mi ha detto di tornare 'domani'?"

"Per cento giorni."

"Sì, cento giorni, ovvero tre mesi. Durante quei tre mesi, fuori dalla sua stanza, non sono rimasto semplicemente seduto. Facevo delle ricerche, esattamente come stai facendo tu adesso. Parlavo con i pazienti delle loro problematiche. Ho visto persone che soffrivano di diabete cronico, artrite, problemi cardiaci, problemi renali, osteoporosi, diversi tipi di cancro, problemi al fegato e molte altre cose. Parlavo con persone che tornavano dopo aver seguito per mesi o per anni ciò che Baba Ramdas aveva detto loro di fare e vedevo in loro grandi trasformazioni quale conseguenza diretta di una guarigione più profonda. Ricordi quanti anni aveva il mio maestro?"

Prima che potessi rispondere disse: "Centoquindici anni! Ero estremamente curioso di capire che cosa facesse di diverso rispetto agli altri, così ho trascorso i successivi trentasei anni ad apprendere i segreti del mio maestro e a utilizzarli per aiutare le persone. Ti piacerebbe sapere qual è, secondo lui, il segreto della fonte della giovinezza?"

Annuii. Chi non lo vorrebbe sapere?

Lentamente, continuò "Non so perché ti sto raccontando tutto questo, ma ho come la sensazione che forse tu sarai uno strumento per aiutare tante altre persone."

Non sapevo cosa rispondere. Ero quasi sul punto di credere a lui e a tutto ciò che stava dicendo, quando un pensiero fulmineo mi attraversò la mente: avrei forse finito per scoprire che era tutta una truffa, che stava sfruttando le speranze di persone disperate? Più mi avvicinavo a lui e più tutto questo cominciava a interessarmi, più in qualche modo diventavo vieppiù sospettoso. Qualora fosse stato un truffatore, avrei forse finito per smascherare una volta per tutte la sua 'clinica'? Invece di aiutarlo a promuovere i suoi antichi metodi di guarigione, avrei forse giocato un ruolo decisivo per proteggere altre persone da lui?

L'antico segreto per rimanere giovani

Mentre mi guardava dritto negli occhi, il suo volto rifletteva una profonda fiducia e una profonda pace interiore. Mi disse che attraverso questi segreti chiunque può ottenere una salute di ferro, energia illimitata e serenità a qualunque età."Anzitutto occorre avere un'idea chiara di cosa sia la 'giovinezza'. Solo allora puoi conoscere il segreto per rimanere giovane."

Mentre continuava a parlare, prese alcune foto per mostrarmele.

"Ecco una foto del caro Babaji, uno dei fratelli del mio maestro. Vive in Himalaya ed è un 'giovane' di centotrentanove anni!"

Ne tirò fuori un'altra. "Questo è Sadanand Gogoi, che è diventato mister India a sessantacinque anni! E questo è il suo fisico attualmente, all'età di settanta."

Osservai il corpo muscoloso che sembrava appartenere a un

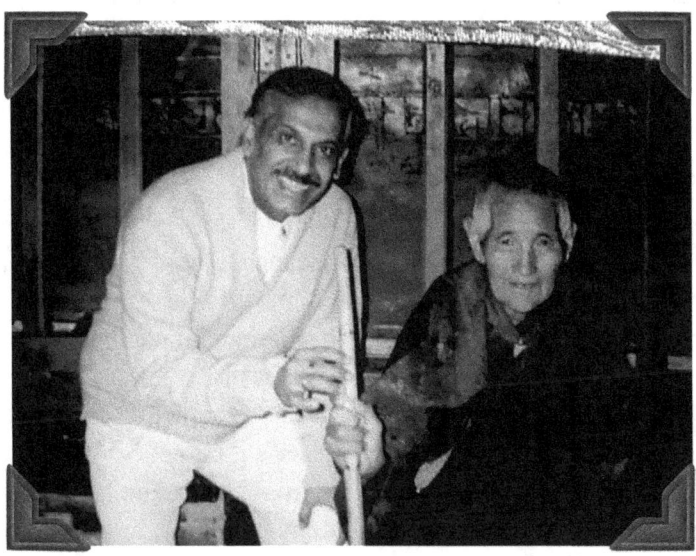

Il dott. Naram in Himalaya con un amato Maestro di 139 anni.

quarantenne.

Il dottor Naram proseguì: "Egli usa gli antichi segreti per rafforzare il fisico, aumentare la massa muscolare e accrescere le capacità mentali, senza danneggiare i suoi reni. Il sogno di quest'uomo, dopo aver vinto il titolo di mister India, è di competere per mister Universo!"

Guardando affettuosamente un'altra foto, il dottor Naram mi parlò

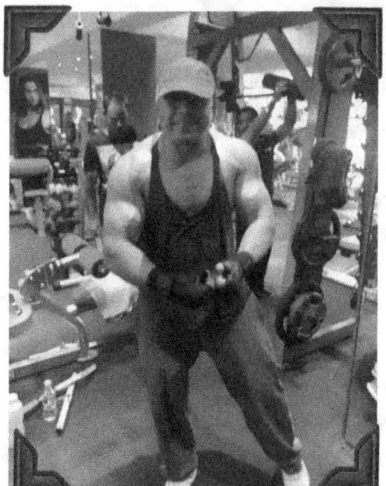 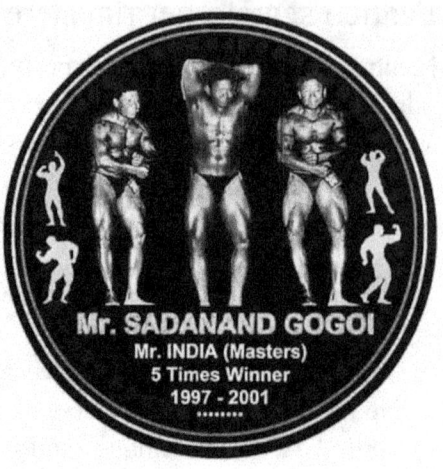

Sadanand Gogoi, cinque volte vincitore del titolo di mister India, a 75 anni.

di Kusum Atit, che a quell'epoca era una 'giovane' di ottantasei anni. Era stata una delle sue prime pazienti. Quando venne da lui, all'età di cinquantasei, non riusciva a camminare, aveva la pressione alta, l'osteoporosi, l'artrite e stava pianificando una operazione di protesi all'anca. "Cosa pensi le sia successo quando ha iniziato a usare i segreti di giovinezza?"

Alzai le spalle.

"La donna che prima non poteva neanche camminare, ha vinto il primo premio in una gara di ballo a Bombay!" disse trionfante. "Ero euforico. Ho provato una tale gioia che non puoi immaginare!"

Mi mostrò poi un'altra foto del suo maestro. "Questa è di quando aveva centoquindici anni, e ho avuto la benedizione di trascorrere ancora dieci anni con lui prima che lasciasse il corpo: è morto all'età di centoventicinque anni. Durante tutta la mia formazione ho ricevuto da lui incredibili segreti, perle di saggezza, potenti intuizioni e verità. Ora lascia che li condivida con te."

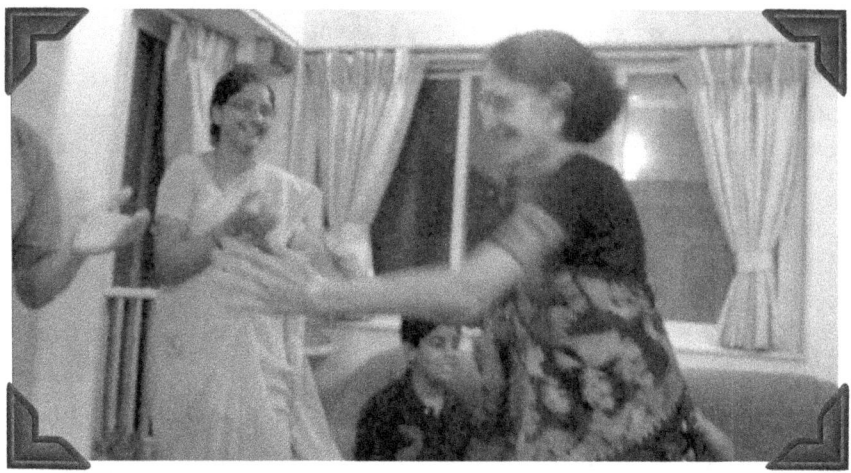

Kusum, 86 anni, danza con gioia dopo essere guarita dall'artrite.

Mi chiese: "Che cosa significa 'giovinezza' per te? Come facciamo a sapere se una persona è giovane o anziana?"

Azzardai alcune ipotesi: "Forse dall'aspetto esteriore? Dal suo stato d'animo? Dalla qualità della sua pelle o dei suoi capelli?"

Il dottor Naram sorrise "Il mio maestro ha detto che una persona può essere un vecchio di vent'anni o un giovane di cento. Come può una persona essere vecchia a vent'anni e un'altra giovane a cento?"

"Già... come?"

"È tutta una questione di flessibilità", disse. "Una persona non può che essere vecchia a vent'anni se ha una rigidità a livello fisico, se è mentalmente ostinata o se è emotivamente arida. Oppure, una persona può essere giovane a cento anni se mostra flessibilità a livello fisico, se è mentalmente vigile, se è desiderosa di imparare nuove

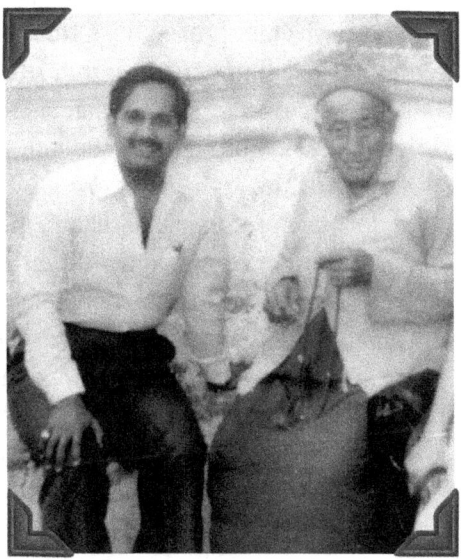

Il dottor Naram con il suo amato Maestro, Baba Ramdas.

> *"Più chiari sono gli obiettivi, più certe diventano le possibilità di riuscita."*
> —Baba Ramdas
> (Maestro del dott. Naram)

cose e se è piena di amore. Interessante, non credi?"

Rimasi in silenzio per assimilare quei concetti. "Quindi la 'giovinezza' ha a che fare con la flessibilità nella mente, nel corpo e nelle emozioni?"

Rispose: "Sì, Clint, proprio così! È così che la mia tradizione considera la giovinezza."

Avevo bisogno di delucidazioni. "Dunque il segreto per essere giovani a qualsiasi età è imparare a essere flessibili?"

Annuì e aggiunse che la giovinezza è possibile a qualsiasi età se il nostro stile di vita è in linea con la nostra natura interiore. "I 'giovani' sono pieni di speranza. I 'vecchi' perdono la speranza. Se guardiamo i notiziari tutto parla di paura, disastri, 'tempi duri in arrivo'. Così troppe persone proiettano mentalmente nel futuro il verificarsi di cose orribili e questo le rende piene d'ansia. Le loro esperienze di vita le lasciano spesso ferite, impaurite, con il cuore spezzato e totalmente chiuse in se stesse. Essere giovani a qualsiasi età significa rimanere pieni di speranza per il futuro, per per se stessi e per l'umanità. E puoi essere 'giovane' in questo modo anche a centoquindici anni."

Il dottor Naram proseguì: "Ora, il fine ultimo degli antichi segreti di guarigione che il mio maestro mi ha tramesso è questo. Prima di tutto si tratta di aiutare le persone a mantenere o migliorare lo stato di salute e la flessibilità nei loro corpi, nelle loro menti, nelle loro emozioni e nello spirito. Gli antichi strumenti offrono l'opportunità di sperimentare una guarigione più profonda e di sentirsi giovani a qualunque età. In secondo luogo, questa trasformazione offre alle persone l'energia che serve loro per scoprire cosa desiderano di più nella loro vita: imparano ad allinearsi con la loro natura interiore e con lo scopo della loro vita".

"Quindi, se questa è la tua definizione di giovinezza," chiesi, "Non mi è ancora chiaro come qualcuno possa vivere fino a un'età tanto avanzata."

"La maggior parte delle persone può vivere più di cento anni, se lo vuole. Tutto ciò di cui si ha bisogno sono i sei strumenti del Siddha-Veda per una guarigione più profonda."

"Quali sono questi sei strumenti?" domandai.

"Hai già visto alcuni degli strumenti all'opera. Vediamo quanti riesci a individuarne."

"Penso che uno sia l'uso dei rimedi casalinghi. Come gli anelli di cipolla, che hanno alleviato il mio mal di testa. Il segreto è che tutto può essere una medicina o un veleno, se sai come usarlo."

"Sì, molto bene Clint! E ricordi il rimedio casalingo segreto per avere energia illimitata a qualsiasi età che ti ho indicato durante la nostra intervista?"

"No, non lo ricordo..." Il dottor Naram mi spiegò nuovamente la 'bevanda super energetica', il rimedio casalingo che il suo maestro era solito preparare per sentirsi giovane all'età di centoquindici anni. Questa volta presi il tutto più seriamente.

Note dal Mio Diario
Ricetta segreta del Dottor Naram per disporre di una incredibile Energia*

Rimedio Casalingo

1) Mettere in ammollo i seguenti ingredienti per una notte:

    3 mandorle crude

    3 baccelli di Cardamomo (dovrebbero contenere circa 30 semi)

    3 cucchiaini di semi di finocchio.

2) Al mattino aggiungere:

    3 datteri (e, se volete, 3 albicocche o 3 fichi)

    1/4 di cucchiaino di Cannella

    1/4 di cucchiaino di polvere di Brahmi (Bacopa Monnieri)

    1/4 di cucchiaino di polvere di Ashwaganda (Withania Somnifera)

    1 cucchiaino di Ghee

    2 stimmi di Zafferano

3) Togliere la buccia delle mandorle e scartare i gusci del cardamomo, estraendone i semi.

4) Frullare o macinare tutti gli ingredienti con acqua calda e bere.

* Ulteriore materiale disponibile: per vedere l'esecuzione della ricetta potete fare riferimento al video archiviato nel sito MyAncientSecrets.com.

"Il secondo strumento riguarda invece forse le formule a base di erbe?"

"Sì", rispose. "Il mio maestro mi ha insegnato i segreti relativi a come coltivare, raccogliere, preparare e associare insieme le erbe, seguendo antichi procedimenti che facilitano una guarigione più profonda. È così che diventano erbe curative."

Quando accennò alle erbe curative pensai subito alle compresse che prendevano polvere in un cassetto a casa, messe via dopo due soli giorni di utilizzo. Presi mentalmente nota di approfondire riguardo ad esse.

"I punti marma sono il terzo strumento del Siddha-Veda", continuò. Lo appuntai su un foglio, sebbene non fossi ancora certo di cosa fossero o di come funzionassero.

"Quali sono gli altri tre?" domandai.

"Te li dirò più tardi. Devo visitare le persone che sono ancora in attesa. Perché non vieni stasera quando ho finito con le diagnosi del polso e non assisti direttamente a una sessione di marma?"

Accettai di tornare, quindi accompagnai mio padre all'aeroporto. Mentre stavamo davanti all'ingresso dello scalo gli detti un grande abbraccio. Entrambi ci sentivamo cautamente ottimisti. Era determinato a fare tutto ciò che il dottor Naram gli aveva suggerito: la dieta, le erbe, tutto. Una raccomandazione tuttavia lo intimoriva più delle altre: il dottore lo aveva invitato ad andare in India per alcuni profondi trattamenti chiamati panchakarma. Prima di incamminarsi verso le partenze, mi chiese: "Vuoi sapere il vero motivo per cui sono venuto con te a Los Angeles?"

Alzai le spalle. "Non è stato per vedere il dottor Naram?"

"No", disse scuotendo la testa. "Non credevo che sarebbe stato in grado di aiutarmi. Sono venuto perché ero preoccupato per ciò in cui ti stavi infilando..."

Mi abbracciò forte, poi mi guardò dritto negli occhi e disse: "Vediamo da qui in avanti... ma qualunque cosa accada, spero che tu sappia quanto ti voglio bene."

Note per il Vostro Diario

Al fine di rendere più profondi e più intensi i benefici che sperimenterete dalla lettura di questo libro, prendetevi qualche minuto e annotate le vostre risposte alle seguenti domande:

Cosa significa per voi il termine "giovinezza"? Cosa significa sentirsi giovane a qualunque età?

_____
_____
_____
_____
_____

Se la "giovinezza" ha a che fare con la "flessibilità", in quali aree della vostra vita potreste essere più flessibili?

_____
_____
_____
_____
_____

A quali ulteriori intuizioni, interrogativi o prese di coscienza siete giunti leggendo questo capitolo?

_____
_____
_____
_____
_____

CAPITOLO 9

Miracoli dei Nostri Giorni da una Antica Scienza?

"Ci sono due modi di vivere la vita. Uno è pensare che niente sia un miracolo. L'altro è pensare che ogni cosa sia un miracolo."
–Albert Einstein

Dopo aver lasciato mio padre all'aeroporto di Los Angeles, ritornai in hotel per la sessione di marma del dottor Naram. Fui contento di vedere che era presente anche il dottor Giovanni. Nonostante fosse passata la mezzanotte, il dottor Naram entrò nella stanza mostrando un aspetto fresco e vitale. Se non fossi stato lì tutto il giorno, non avrei mai potuto credere che aveva ormai già visitato più di cento persone: aveva infatti l'aspetto di chi stava appena per incominciare.

Dopo aver salutato varie persone presenti, si portò al centro della stanza e chiese: "Per quanti di voi questa è la prima esperienza con i marma?"

Quasi tutti alzarono la mano.

"Bene, innanzitutto che cosa è il marma? È un'antica tecnica di profonda trasformazione che lavora ad ogni livello del corpo, della

> *"Questa antica tecnica non ha niente a che vedere con la religione. Come l'elettricità, semplicemente funziona, a prescindere dalla vostra religione o dal vostro credo. È universale."*
>
> –Dott. Naram

mente, delle emozioni e dello spirito."

Il dottor Naram disse che avremmo potuto leggere di più su questa tecnica di guarigione nel Mahabharata, uno dei principali testi epici in sanscrito dell'antica India. Secondo quanto tramandato, ci fu una grande guerra affatto simile ai moderni conflitti. Questa guerra aveva delle regole: iniziava e si concludeva a una certa ora del giorno. Mentre il dharma, o dovere, del soldato era quello di combattere, il dharma dei guaritori della tradizione del dottor Naram era quello di guarire. A loro non interessava se si trattava di un buono o un cattivo soldato. Avrebbero prestato aiuto alle persone a prescindere da chi fossero o da quale parte combattessero.

"I guaritori della mia tradizione non avevano nemici, proprio come noi non abbiamo una religione. La nostra 'religione' è semplicemente aiutare l'umanità".

Raccontò di come questi maestri si recassero sul campo di battaglia ogni giorno alla fine del combattimento e prestassero soccorso a chi non poteva camminare, a chi era stato colpito dalle frecce o a chi era caduto da un elefante e si era fratturato un osso. Spesso intervenivano utilizzando i marma, una vera e propria tecnica risalente a migliaia di anni fa, per dare immediato sollievo.

"Oggi non c'è nessuna guerra del Mahabharata, ma il mio compito è di mettervi in grado di poter adempiere al vostro dovere nella vita, qualunque esso sia."

Il dottor Naram spiegò che per comprendere questa antica tecnica estremamente potente dobbiamo essere consapevoli che essa non ha niente a che vedere con la religione. "Immaginatela come fosse elettricità", disse. "Accendete la luce e semplicemente funziona, indipendentemente dalla vostra religione o dal vostro credo. Alle luce non importa se siete musulmani, cristiani, indù o atei. Gli strumenti della mia tradizione sono anch'essi universali. Lo strumento di guarigione dei marma può aiutare chiunque abbia difficoltà croniche e acute, come mal di schiena, rigidità, dolore al collo, spalla bloccata, nervi schiacciati, sciatica, dolore alla caviglia, dolore al ginocchio e persino chi non riesce a camminare."

"Che ci crediate o no", continuò, "attraverso i punti marma possiamo arrivare a stimolare nel giro di un paio di minuti determinati punti di energia sottile e iniziare così a sciogliere il

> *"Per ottenere il massimo beneficio da questo antico metodo di guarigione dovete prima fare chiarezza dentro di voi: Che cosa desiderate?"*
>
> –Dott. Naram

blocco. Si iniziano a vedere i risultati e si inizia a sentire meno o nessun dolore. Quanti di voi hanno dolore?"

Molti nella stanza alzarono la mano.

"Vi insegnerò alcuni marma che potete fare da soli a casa. In alcuni casi i marma possono invece essere praticati su di voi esclusivamente da me o da qualche mio allievo esperto. Ciò che a prima vista può sembrare una 'magia' è in verità una scienza. Per trarre beneficio da questo procedimento millenario occorre che abbiate chiaro ciò che desiderate: che cosa volete dal vostro corpo, dalla vostra mente, dalle vostre emozioni, dalla vostra vita? E cosa accade se invece non sapete cosa volete?" Fece una pausa, mentre qualcuno tra il pubblico scuoteva la testa.

"Bene, se non lo conoscete, ecco il marma per scoprire quello che desiderate. Chiudete gli occhi. Immaginate una cornice bianca sopra il vostro occhio destro. Quindi premete per sei volte la punta dell'indice destro e chiedetevi poi 'Cosa desidero?' Successivamente, osservate quale immagine appare nella cornice bianca."

Feci delle riprese mentre il dottor Naram mostrava il procedimento.

Ero scettico, dubitando che esercitare una pressione su un punto del dito mi avrebbe dato chiarezza su alcunché. Ma mentre credevo che nessuno mi stesse osservando, mi ritrovai a premere proprio quel punto... vuoi mai che funzioni! Non notai nulla di diverso in me, salvo il fatto che stavo premendo il mio dito.

"La maggior parte di voi lo sta facendo nel modo sbagliato" disse il dottor Naram. "Ogni volta che eseguite i marma, sedetevi nella posizione così detta 'del potere', con entrambi i piedi ben piantati a terra e la schiena diritta."

Ero seduto con la schiena incurvata e le gambe incrociate, quindi mi raddrizzai e poggiai i piedi per terra. Il dottor Naram attese che tutti assumessero la corretta posizione, quindi proseguì: "Ecco ora un aspetto davvero importante. Il 'desiderio' in voi deve essere espresso in termini positivi: non può essere ciò che non volete né ciò che state cercando di evitare. Lasciate che vi faccia un esempio molto importante."

Dai sogni alla realtà

"Mia madre non poteva camminare. Soffriva di artrite, di osteoporosi e di una malattia degenerativa delle articolazioni", disse il dottor Naram. "Dato che non poteva camminare, era costretta a restare a letto anche solo per lavarsi o per le più basilari esigenze fisiologiche. Questo avveniva trent'anni fa. Volendo essere un bravo ragazzo indiano, ero

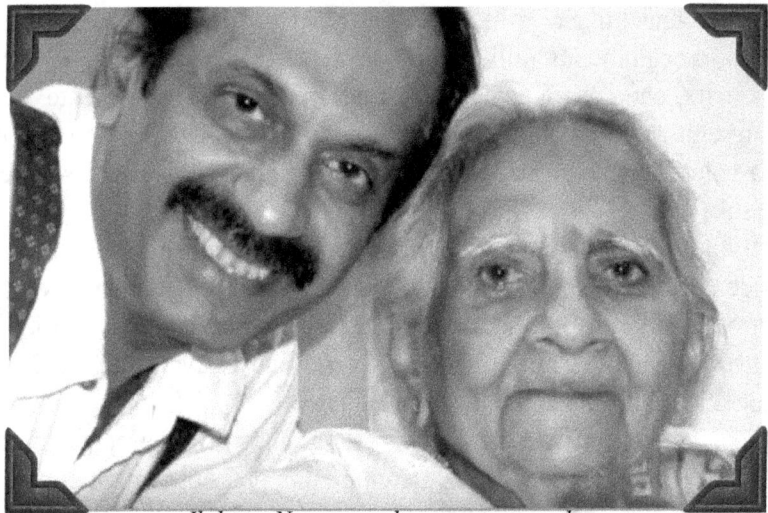

Il dottor Naram con la sua amata madre.

disposto a stare a casa a fare le pulizie e darle da mangiare tutti i giorni. Ma lei non voleva che sacrificassi la mia vita in quel modo."

"Così decisi di provare su di lei gli antichi metodi" continuò. "Dissi a me stesso: se attraverso di loro non riesco ad aiutare neanche mia madre, a che cosa servono allora?"

"Lasciate che vi confidi un potente segreto che il mio maestro mi ha insegnato. La qualità della vostra vita dipende dalla qualità delle vostre domande. La maggior parte di noi pone le domande sbagliate. Nel mio caso, ero solito chiedere 'Perché sono grasso?' Il mio maestro diceva: 'Pessima domanda, dottor Naram.' Ero concentrato su ciò che non volevo. Egli mi ha insegnato che le domande che danno potere si concentrano su ciò che si vuole, non su ciò che non si vuole. Così, ho premuto il punto marma sul dito di mia madre e le ho chiesto 'Mamma, che cosa desideri?'

> *"La qualità della vostra vita dipende dalla qualità delle vostre domande."*
> –Dott. Naram

"Rispose: 'Non voglio provare dolore'. Ma volere qualcosa formulandolo in termini negativi non funziona."

Mentre indicava la testa, il dottor Naram spiegò: "Esiste qualcosa noto come mente cosciente." Indicando vicino alla zona del cuore aggiunse, "e poi c'è l'inconscio". Quindi indicando un punto sopra la sua testa disse "E infine c'è la mente supercosciente."

"È questa mente supercosciente che può guidarvi, se sapete come accedervi. Quando diventate capaci di aprire un canale 'pulito', allora ricevete risposta alla domanda. Il marma è una tecnica per stimolare e far funzionare a vostro vantaggio tutti i poteri della coscienza. E un segreto per farlo è concentrarsi su un'immagine espressa in termini positivi, ovvero ciò che desiderate, anziché in termini negativi, ovvero ciò che non volete."

Il dottor Naram premette di nuovo il punto marma sul dito di sua madre e riformulò la domanda: "Mamma, se sapessi che non c'è dolore, cosa faresti?"

Lei disse: "Vorrei camminare."

Il dottor Naram spiegò che dobbiamo creare il futuro desiderato e lasciar andare il passato. Questo è uno dei principi fondamentali: creare, "vedere" il futuro con gli occhi della mente, lasciare il passato alle spalle e al tempo stesso non perdere di vista il presente. La realtà della madre del dottor Naram in quel momento era che non poteva camminare. Aveva l'artrite e l'osteoporosi e gli stessi specialisti avevano detto che non sarebbe stata in grado di camminare. Il dottor Naram disse ancora: "Ma la cosa più importante era: cosa desiderava mia madre?"

Ci raccontò che appena sua madre riuscì a visualizzare qualcosa in termini positivi, le chiese di chiudere gli occhi. Premette un altro punto marma poco più sotto nel suo dito e le chiese: "Se tu sapessi di

> *"Dovete concentrarvi su ciò che volete, non su ciò che non volete."*
> –Dott. Naram

poter camminare di nuovo, dove ti piacerebbe andare?"

Lei rispose: "Vorrei andare sull'Himalaya."

Ogni volta che lei dava una risposta, il dottor Naram le diceva: "Molto bene", e le picchiettava sei volte un punto marma vicino al cuore. Poi le fece immaginare una cornice bianca sopra l'occhio destro e le chiese: "Riesci a vederti mentre cammini sull'Himalaya?"

Lei annuì e lui le disse: "Molto bene", picchiettando nuovamente nella zona intorno al cuore.

A quel punto, il padre del dottor Naram, che stava osservando la scena, si infuriò. "Che sciocchezze! Sei pazzo? Perché stai dando false speranze a tua madre? Tua madre non può camminare, e tu lo sai. Perché stai parlando dell'Himalaya? Dimentica l'Himalaya. Non riesce nemmeno a camminare fino al bagno! Ha bisogno di un intervento chirurgico di protesi all'anca e al ginocchio e tu parli di cose insensate sull'Himalaya. Lei non può camminare! Perché non riesci a capirlo?" gli gridò contro.

Il dottor Naram proseguì "Risposi a mio padre 'Quello che conta è ciò che tua moglie, mia madre, vuole. Non ciò che tu pensi che lei voglia!' Mio padre era un uomo molto autoritario e quella è stata la prima volta che ho preso posizione contro di lui. Egli continuò: 'Lei si è instupidita, non sa cosa vuole. Non sa che non può camminare!'"

Per il dottor Naram era troppo. Guardò dritto negli occhi suo padre e con una determinazione che avrebbe fermato una tigre disse: "Vattene. Lei sta scegliendo di camminare. Questa è la sua vita e questa è la sua scelta."

Al che, suo padre sollevò le mani per aria e abbandonò la stanza.

"Ce l'aveva con me, credeva che stessi illudendo mia madre dandole false speranze."

Anche se non lo dissi apertamente, comprendevo i dubbi del padre del dottor Naram. Mi chiedevo se la nuova speranza che nutriva mio padre si sarebbe concretizzata in un qualche risultato o se invece si sarebbe trasformata in una ulteriore fonte di delusione per lui.

Il dottor Naram ci raccontò di come ideò il programma di guarigione per sua madre. Consultò il suo maestro per sapere quali strumenti di profonda guarigione potessero aiutarla a camminare di nuovo. Il suo maestro disse: "Ci sono due cose da considerare: una è oggi e la seconda è il futuro. È importante guardare a ciò che è oggi, senza che tuttavia questo impedisca di credere o di vedere come le cose possano essere molto diverse e migliori nel futuro. Non bisogna rimanere imprigionati nella realtà che si percepisce oggi. Un viaggio di mille miglia inizia con un solo passo, per cui fai quel primo passo, poi un altro e un altro ancora. E presto potresti rimanere sorpreso nello scoprire dove arriverai."

Per diversi anni la madre del dottor Naram assunse determinati tipi di erbe, modificò la sua dieta e premette regolarmente i punti marma mentre visualizzava il suo sogno.

Note dal mio Diario
Ricetta segreta del Dottor Naram per avere articolazioni sane e flessibili *

1) Rimedio Casalingo - Mescolare i seguenti ingredienti e assumere la mattina a digiuno: 1/2 cucchiaino di Fieno greco in polvere, 1/4 cucchiaino di Curcuma in polvere, 1/4 cucchiaino di Cannella in polvere, 1/2 cucchiaino di Zenzero in polvere, 1 cucchiaino di Ghee.

2) Marma Shakti - Sul palmo della mano sinistra, tra il dito medio e l'anulare, contare 4 dita più in basso e premere quel punto per 6 volte, diverse volte al giorno.

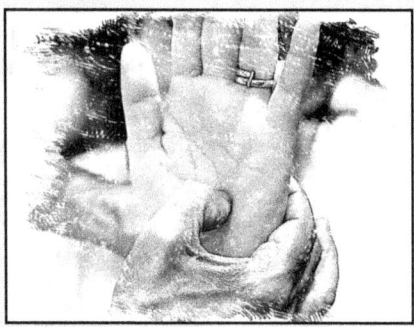

3) Rimedi a base di Erbe
La madre del Dottor Naram ha usato una crema e ha preso delle compresse che aiutano ad avere articolazioni sane e che contengono ingredienti quali corteccia di Cissus Alata, Frankincense indiano, foglie di Agnocasto, Zenzero e resina della gomma di Guggul (Commiphora Mukul).

*Ulteriore materiale disponibile: per scoprire di più sugli antichi segreti per le articolazioni potete fare riferimento al sito MyAncientSecrets.com a iscrizione gratiota.

Poi un giorno, dopo anni di disciplinato impegno da parte di entrambi nel programma di guarigione più profonda, il dottor Naram ricevette una telefonata: "Pankaj, ce l'ho fatta! Sono qui in Himalaya, sono veramente qui!"

Aveva raggiunto il tempio che voleva visitare e aveva fatto base in una delle vette. "Sebbene costretta a letto fin dall'età di sessantasette anni, ora, a ottantadue, stava facendo un'escursione sull'Himalaya!", disse il dottor Naram. "Mentre altri andavano a cavallo o venivano trasportati su portantine da uomini forzuti, lei camminava con una bottiglietta d'acqua in mano; altre donne molto più giovani la superavano a cavallo, esclamando: 'Che figlio spilorcio che ha povera signora, possibile che non le abbia dato neanche i soldi per prendere un cavallo? Se suo figlio non glielo procura, possiamo offrirglielo noi.'

Lei rispose: 'No, mio figlio potrebbe ben comprarmi un cavallo, sono io che ho scelto di camminare. È un figlio eccezionale, sapete, perché mi ha fatto il dono di poter camminare!'

Quello è stato uno dei giorni più felici della mia vita." Raggiante, con gli occhi lucidi e un grande sorriso, il dottor Naram proseguì "Mi disse: 'Ti benedico, Pankaj. Condividi questi antichi segreti con tutti, affinché tu possa aiutare altre persone come me.'" Tutti nella stanza fecero un applauso. "La benedizione di mia madre ha significato tutto per me."

Mentre raccontava la storia, pensavo alle condizioni di mio padre e a che cosa sarebbe stato possibile per lui. Pensai anche a mia madre. La amavo, tuttavia mi ritrovavo spesso a non comprenderla e questo talora era fonte di conflittualità fra noi. Ascoltando la storia del dottor Naram, mi chiedevo:

Cosa desidera più di ogni cosa mia madre nella sua vita? Quale è il sogno che vorrebbe si avverasse?

E cosa desidererebbe di più mio padre, se mai potesse ristabilirsi? Qual è il suo sogno?

Il dottor Naram fece un grande sorriso e disse: "Il mio maestro mi ha insegnato un segreto dal valore inestimabile: tutte le donne sono intelligenti e tutti gli uomini sono idioti, me incluso!" Rise. "Sapete cosa è 'shakti'? Shakti è il potere divino creativo femminile. Il mio maestro mi ha insegnato gli antichi segreti per far sì che ogni donna possa sviluppare la shakti dentro di sé. Riguardo all'uomo, nel momento in cui prova rispetto per le donne, solo allora diventa intelligente e la shakti arriva anche a lui. Il che ci riporta a quello che voi volete."

Il dottor Naram tornò al centro della stanza ed eseguì per tutti la stessa sequenza che aveva fatto con sua madre, in modo che potessero avere una visione chiara di ciò che volevano.

"Ma come funziona?" Chiese qualcuno. Mi stavo domandando la stessa cosa anch'io.

Il dottor Naram sorrise e rispose: "Bella domanda. Ebbene, che ne siamo consapevoli o no, tutti siamo 'programmati'. Il nostro inconscio è stato programmato dai nostri genitori: come pensare, come parlare, cosa fare. Siamo anche programmati dalla scuola, dalla società, dai giornali e ora anche da internet. La domanda è: possiamo riprogrammare noi stessi ad avere una salute di ferro, vitalità, buone relazioni e indipendenza economica? La risposta è sì. Quella dei marma è una tecnica che ci aiuta a riprogrammare noi stessi per allineare la nostra vita al nostro scopo più vero. Accade così che non solo può scomparire il dolore, ma possiamo anche ottenere qualunque cosa vogliamo raggiungere o realizzare".

È proprio vero?

Sono stato programmato fin dalla mia infanzia a credere o ad agire in certi modi?

E se è così, quella programmazione è allineata o no al vero scopo della mia vita?

Il dottor Naram disse: "Quando scoprite ciò che volete, questo passa dalla mente cosciente alla mente inconscia e infine alla mente supercosciente. È in quel momento che avviene la creazione. È una cosa potente, al di là di qualsiasi cosa possiate immaginare. L'ho fatto ormai più di un milione di volte. Questo è il mio mestiere, il mio lavoro, la mia missione, la mia passione. Io non conosco molte cose, ma quelle che so le faccio molto bene. I marma sono una di queste. E uno dei loro potenti usi è aiutarvi a scoprire che cosa volete."

Quindi fece una pausa, come per aggiungere qualcosa di importante. "Io sono in grado di rimuovere i 'blocchi', ma siete voi a dover avere una visione chiara di ciò che volete, di quale risultato desiderate vedere

Note dal Mio Diario

Segreti Marma Shakti del dottor Naram per scoprire che cosa volete *

1) Chiudete gli occhi e visualizzate con la mente una cornice bianca davanti al vostro occhio destro.

2) Premete per 6 volte la punta del dito indice della vostra mano destra con l'altra mano, mentre vi chiedete "Che cosa voglio?"

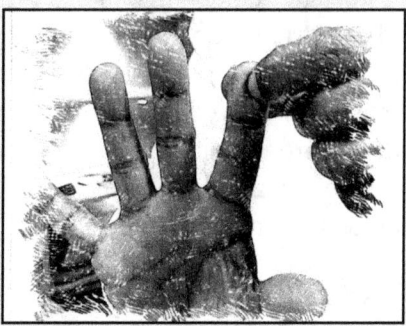

3) Accogliete qualunque pensiero, sensazione o immagine vi arrivi. Scriveteli su un foglio di carta. Picchiettate delicatamente per 6 volte il lato sinistro del petto con il palmo destro aperto e dite a voi stessi anche solo mentalmente: "Molto bene."

4) Premete per 6 volte la falange media (la seconda falange) del dito indice della vostra mano destra, chiedendovi: "Quando lo avrò, cosa farò?"

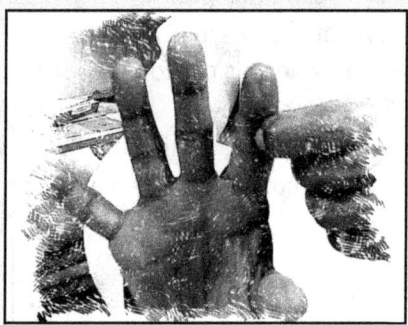

> 5) Accogliete qualunque pensiero, sensazione o immagine vi arrivi. Scriveteli sul foglio di carta.
>
> 6) Picchiettate nuovamente per 6 volte il lato sinistro del petto con il palmo destro aperto e dite a voi stessi anche solo mentalmente: "Molto bene."
>
> *Ulteriore materiale disponibile: per vedere il video dimostrativo di questa procedura, potete fare riferimento al sito MyAncientSecrets.com (n.b.: si rinvia in ogni caso al capitolo 14 per maggiori dettagli sul procedimento).

realizzarsi nella vostra vita, nel vostro futuro: questo è un lavoro che dovete fare voi. In un certo senso, è come se io fossi un'ostetrica che vi aiuta a partorire, ma il bambino nasce da voi. Ora, chi vorrebbe iniziare per primo?"

Non puoi riavere indietro la tua vecchia moglie!

In molti alzarono le mani e il dottor Naram scelse Teresa, una donna canadese su una sedia a rotelle. Avevo incontrato lei e suo marito Vern all'inizio della giornata e mi avevano colpito perché sembravano una coppia decisamente improbabile. Teresa era estremamente dolce e intelligente, mentre Vern sembrava dovesse posare per la copertina di una rivista di caccia o di pesca, un aspetto inusuale per una persona in sala d'attesa in un centro di 'guarigione alternativa'.

Erano entrambi piuttosto sovrappeso e mi chiesi in che modo la disabilità di lei avesse influito sulla loro relazione. Da quanto potevo osservare sembravano avere un profondo legame, uno di quelli che molte persone sognano. Sebbene Vern avesse passato tutti gli anni del loro matrimonio a prendersi cura di lei, mi aveva confessato che in verità era lei a prendersi cura di lui. La loro comunicazione era piena di amore e di rispetto e si tenevano la mano senza mai staccarsi l'uno dall'altra. Erano adorabili.

Era stato il profondo amore di Vern per Teresa a spingerlo a cercare, e a fare, qualunque cosa per aiutarla. Avevano già provato varie cose che lui sperava potessero giovarle, purtroppo senza successo. Il suo amore lo aveva spinto a portare sua moglie dal Canada a Los Angeles per vedere se questi antichi metodi avrebbero mai potuto aiutarla. All'inizio della giornata avevo sentito Vern supplicare il dottor Naram molte volte, "Per favore, per favore, faccia qualcosa per aiutare mia moglie." Giunti in anticipo, avevano atteso quasi otto ore in clinica. In quel momento stavo osservando Vern aiutare Teresa mentre lei si sforzava di tirarsi su dalla sedia a rotelle: la sosteneva mentre lei zoppicava verso il centro della stanza tenendo una stampella in ciascuna mano. I suoi piedi erano girati verso l'interno e non riusciva a piegare le ginocchia, pertanto il suo camminare somigliava più a un ondeggiare: spostava il peso su un lato del corpo, quindi ruotava il fianco per muovere l'altra gamba in avanti.

Il dottor Naram le fece fare lo stesso procedimento che egli aveva utilizzato con sua madre, chiedendo a Teresa cosa desiderava. Teresa aveva ben chiaro che ciò che voleva era camminare senza stampelle e, non appena riuscì a visualizzarlo con la mente, il dottor Naram la fece sdraiare su un lenzuolo sul pavimento. Non era in grado di farlo da sola ed era del resto preoccupata di non riuscire poi a rialzarsi più. Il dottor Naram le assicurò che andava tutto bene e Vern le venne in aiuto. Mentre Teresa giaceva supina, il dottor Naram fece un cenno a Vern affinché osservasse da vicino. Prese un metro e pose un'estremità sull'ombelico, quindi misurò la distanza fino alla punta del piede destro. "Quant'è?" Chiese a Vern.

"Sembrerebbero novantadue centimetri e mezzo."

Quindi il dottor Naram spostò il metro sulla punta del piede sinistro. "Quant'è?"

"È un metro."

"Quindi, una differenza di otto centimetri! Ho dimenticato di dirvelo", si rivolse a tutti i presenti, "un importante effetto collaterale dell'essere qui è che dopo aver eseguito i marma vengono rilasciati degli ormoni che potrebbero farvi sentire molto, molto felici. Quindi se non volete sentirvi felici, per favore non venite qui!"

Tutti sorrisero, soprattutto Teresa.

"Ora girati." Le fece segno di giacere pancia a terra.

Lottando con determinazione, Teresa ci riuscì.

Le premette le dita sulla schiena secondo uno schema leggero e delicato, picchiettando per sei volte in punti diversi. Sembrava quasi stesse suonando un pianoforte. Chiese al dottor Giovanni di sollevarle la maglietta nella parte bassa della schiena e di applicare sulla sua pelle la punta di una crema specifica che serviva per favorire un procedimento chiamato *dard mukti*. *Dard* può essere tradotto come "dolore" e *mukti* significa "liberazione da". Questa crema è stata creata secondo gli antichi principi per favorire la scomparsa di qualsiasi tipo di dolore, sia esso muscolare o articolare. Il dottor Naram la spalmò con un movimento circolare, poi le chiese di girarsi.

"Tutto qui?" mi domandavo. In che modo una cosa così rapida e apparentemente delicata avrebbe mai potuto fare la differenza?

Teresa si rigirò sulla schiena e il dottor Naram misurò nuovamente la lunghezza delle sue gambe.

"Quanto misura la gamba destra?", chiese.

"Novantasei centimetri e mezzo", disse Vern.

"E quella sinistra?"

"Novantasei centimetri e mezzo anche questa", disse Vern, sbalordito.

Il dottor Naram dette istruzioni a Teresa su come camminare subito dopo il marma: sei passi, iniziando con il piede destro. Teresa si alzò con un po' di aiuto, le stampelle ancora a terra, mentre tutti osservavamo impazienti. Vern restò vicino per sostenerla nel caso fosse caduta, ma il dottor Naram gli chiese di allontanarsi. Le fece chiudere di nuovo gli occhi e le fece visualizzare se stessa nell'atto di camminare. Premette altri punti dietro ciascun ginocchio, poi le diede un colpetto sulla schiena e disse: "Adesso vai verso tuo marito". Per la prima volta dopo anni Teresa fece un primo passo senza stampelle! Poi ne fece un altro, lentamente ma diritta. Vacillò, poi continuò ad andare avanti. Quando arrivò da Vern si abbracciarono. Tutti nella stanza applaudirono... tranne Vern, bocca e occhi spalancati dallo stupore mentre la abbracciava teneramente.

"Come ti senti ora?" chiese il dottor Naram a Teresa.

Lei rispose: "Dal sessanta al settanta per cento meglio."

"Veramente?" Chiese Vern. Lei annuì entusiasta.

Il dottor Naram disse: "Molto bene. E se adesso volessimo fare qualcosa che non hai più fatto da tanto tempo? Che cosa faresti?"

Teresa rispose: "Anche solo sedermi e alzarmi è stato finora impossibile."

Il dottor Naram le fece chiudere gli occhi e visualizzare se stessa sedersi e rialzarsi agevolmente senza l'aiuto di suo marito.

"Io ho rimosso il blocco fisico, ma ora tu devi rimuovere il blocco al livello del tuo sistema di credenze. Riesci a visualizzare te stessa mentre ti siedi e ti rialzi?"

"Sì."

"Molto bene. Ora fallo!"

Si sedette in modo maldestro, quindi incespicò un pochino, provando prima in un modo e poi in un altro... e funzionò. Si rialzò, completamente da sola.

Vern disse: "È la prima volta che lo fa da più di sette anni." Ancora una volta tutti applaudirono.

Il dottor Naram disse a Vern: "Ora hai una nuova moglie. Ogni mattina la vedrai felice, entusiasta. Non tornare da me lamentandoti che tua moglie adesso è troppo giovane ed energica! Non venire a dirmi: 'Ridammi indietro la mia vecchia moglie!' Perché questo non è possibile!"

"Non so come ringraziarla", disse Teresa con gli occhi che le brillavano. Si avvicinò senza stampelle al dottor Naram e gli diede un sentito abbraccio. Un rivolo di lacrime le solcava le guance mentre suo marito, che con le sue lunghe braccia aveva finito per abbracciare sia lei sia il dottor Naram, la teneva stretta e la baciava sulla fronte. Per un momento pensai che avrebbe finito per baciare in fronte anche il dottor Naram! Il dottore le disse: "Questa sensazione o capacità resterà. Soprattutto se, oltre alle raccomandazioni sulle erbe da assumere e sulla

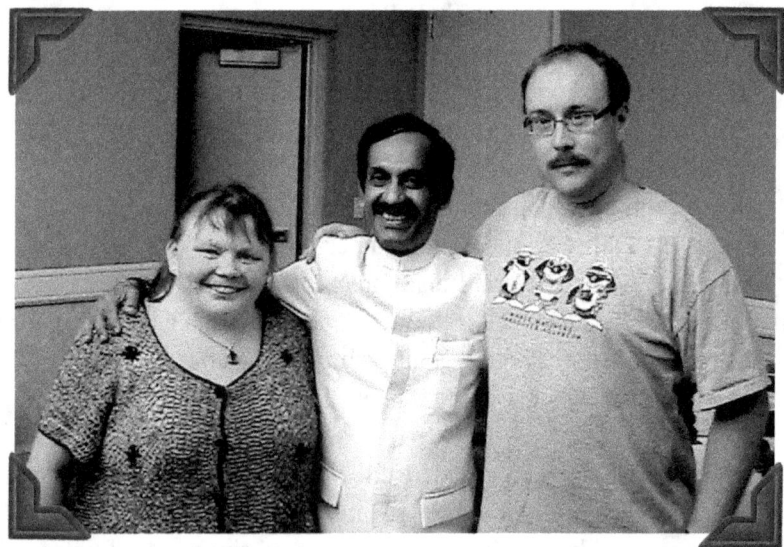

Il dott. Naram con Teresa e suo marito dopo la seduta di marma shakti.

dieta da seguire, lei verrà per farsi fare altri tre o quattro marma nei prossimi mesi e anni. E questo può farlo invece tranquillamente a casa." Il dottor Naram mostrò quindi un marma che tutti possono eseguire a casa per favorire il loro processo di guarigione più profonda.

Il dottor Naram chiese allora a Teresa di camminare di nuovo. Lei lo fece e tutti scoppiarono in un applauso. La netta differenza rispetto a solo pochi minuti prima era sotto gli occhi di tutti. Questa era la prima volta nella mia vita che vedevo qualcosa del genere e non sapevo come riuscire a comprenderlo fino in fondo. Le uniche storie che avevo sentito su persone storpie o paralizzate che venivano guarite e tornavano a camminare avevano a che fare con Gesù. Eppure, qui avevamo il dottor Naram a dirci che, sebbene questo potesse sembrare un 'miracolo', dietro c'era una scienza antica. "A volte i risultati sono immediati, come è avvenuto nel caso di Teresa", disse. "Altre volte ci vogliono anni di pazienza e di perseveranza affinché si manifestino, come nel caso di mia madre. Sebbene il tempo necessario possa variare da caso a caso, i risultati di una guarigione profonda sono sempre prevedibili."

Quindi, rivolgendosi a tutti noi, disse: "Questo è reale. Una concreta rigidità e un concreto blocco ostacolavano la sua capacità di camminare. Rilasciare lo stress, che si tratti di stress fisico, mentale o emotivo, è un'esperienza fenomenale. È difficile dare un senso a un cambiamento così grande in uno spazio temporale così breve. Se sei al buio per così tanto tempo e poi c'è luce, cosa fai? All'inizio può disorientare, ma è reale. Vorreste che condividessi con voi quello che faccio e come funziona?"

Tutti annuirono.

'Blocchi' e punti di svolta

"Vorrei iniziare con una metafora. Nella vita, nella vita di chiunque, si manifestano dei 'blocchi'. Possono essere blocchi di tipo fisico, emotivo, relazionale, spirituale, finanziario. Quando siamo 'bloccati', restiamo come impantanati, la nostra stessa vita resta impantanata e inizia a stagnare. Possiamo passare cinque o dieci anni in quella situazione, facendo piccoli progressi o non progredendo affatto. Ci chiediamo: 'Perché le cose non accadono?' La risposta è: perché abbiamo un blocco."

Il dottor Naram prese una sedia e la mise al centro della stanza. "Supponiamo che questa sedia sia un blocco. Se voglio andare da qui verso di te, dottor Clint, non posso, perché c'è un blocco. Quindi, quali possibilità ho? Posso girarci intorno, passare sotto, sopra o...?"

"Si può rimuovere il blocco", propose Teresa.

"Esattamente. Nella vita sappiamo che esiste un blocco, ma la maggior parte delle persone non sa di che tipo sia. Qual è la natura del blocco? Quanti anni ha il blocco? Quanto è potente il blocco? Ora, attraverso il polso, attraverso i marma, mi è stato insegnato come arrivare a sapere cosa è quel blocco."

Il dottor Naram continuò scherzosamente, "Poniamo la domanda, 'Oh, signor Blocco, chi sei tu?' Mentre parlava, estrasse un foglio di carta dalla tasca. "E supponiamo che questo blocco mi dica che è fatto di carta, semplicemente." Fece una dimostrazione lacerando con facilità il pezzo di carta e trapassandolo da parte a parte.

"Facile. Ma la vita non è sempre così semplice. Supponiamo che il blocco mi dica che è fatto di legno. Di quali strumenti ho bisogno per rimuoverlo?"

Il pubblico suggerì: Sega? Accetta? Fuoco?

"Quindi, ci sono diversi strumenti che possono essere utilizzati. Sto dicendo cose sensate?"

I più annuirono.

"Ora supponiamo che il blocco sia fatto di acciaio. Abbiamo bisogno di strumenti diversi?"

Il pubblico annuì.

"Quindi, in modo analogo, esistono diversi tipi di marma e diversi altri strumenti per essere sicuri che l'intero blocco scompaia. Potete anche pensare al blocco come a una porta: basta solo trovare la chiave giusta per poterla sbloccare, aprire, e attraversarla. Ad esempio, per i dolori articolari come quelli di mia madre, esiste il rimedio del ghee. Se una porta cigola, cosa facciamo? Oliamo le cerniere. Quindi possiamo chiedere al ghee: 'Oh signor Ghee, chi sei tu?' Quindi il ghee risponde: 'Sono un lubrificante e un ringiovanente. Riduco o bilancio vata, pitta e kapha. Faccio risplendere la pelle senza bisogno di trucco, calmo le emozioni, miglioro la qualità del sonno e aiuto le vostre articolazioni a funzionare con scioltezza.' Il ghee è magico. Il mio maestro una volta mi ha detto che non avrei mai dovuto rubare nulla, ma se proprio avessi dovuto rubare qualcosa, questo qualcosa doveva essere il ghee. Ovviamente non mi stava dicendo di rubare, voleva solo sottolineare quanto sia importante il ghee di mucca."

Note dal mio Diario
I magici Benefici del Ghee di mucca*

Tra i molti benefici, si segnala che il Ghee può essere di aiuto per:
- lubrificare e ringiovanire corpo, mente ed emozioni;
- bilanciare vata, pitta e kapha;
- rendere luminosa la pelle... senza necessiatà di trucco;
- calmare le emozioni;
- migliorare la qualità del sonno;
- coadiuvare la flessibilità delle articolazioni;
- e molto altro ancora...

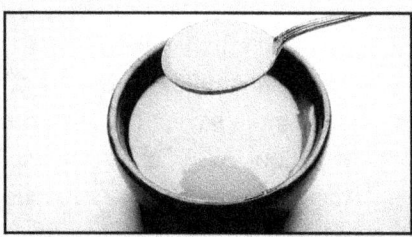

Due rimedi casalinghi a base di Ghee per apportare i suoi benefici effetti nella vostra vita:

1) per favorire articolazioni, pelle, digestione e funzioni mentali, assumere 1 cucchiaino di Ghee al mattino (a digiuno) e 1 cucchiaino alla sera.

2) Per migliorare il sonno: mettere una piccola quantità di ghee su entrambi gli indici e frizionare sulle tempie con movimenti circolari in senso orario. Poi premere le tempie con gli indici per 6 volte.

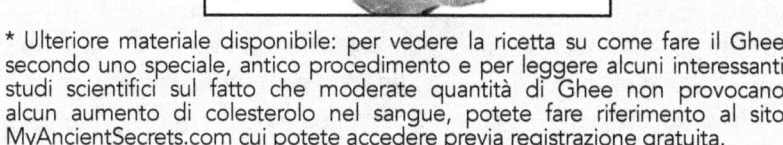

* Ulteriore materiale disponibile: per vedere la ricetta su come fare il Ghee secondo uno speciale, antico procedimento e per leggere alcuni interessanti studi scientifici sul fatto che moderate quantità di Ghee non provocano alcun aumento di colesterolo nel sangue, potete fare riferimento al sito MyAncientSecrets.com cui potete accedere previa registrazione gratuita.

"Qualunque sia la natura del blocco, esistono sei strumenti di guarigione profonda per rimuoverlo e riequilibrare il vostro intero sistema. Molte persone tentano di trovare una 'scorciatoia' o un rimedio rapido, andando in cerca di una soluzione più economica o più veloce. Di solito, tuttavia, non funziona. Al contrario, può peggiorare le cose."

"Cosa intende dire?" chiese Teresa.

"Lasciate che vi faccia un esempio pratico. Mio padre soffriva di pressione alta e di diabete, qualcosa di tipico nella mia famiglia. Cosa fa la maggior parte delle persone? Assume un farmaco che sopprime i sintomi invece di rimuovere il blocco, cosa che ovviamente non libera dal diabete o dall'ipertensione o da qualunque altro sia il problema: continuerete infatti ad avere il diabete o l'ipertensione. Tutto ciò che fate è semplicemente sopprimere i sintomi, spesso con effetti collaterali."

Il dottor Giovanni aggiunse un punto: "In qualità di medico allopatico, ho avuto situazioni simili con molti pazienti che assumevano dei farmaci."

"Cosa significa 'medico allopatico'?" chiese Teresa.

"Buona domanda. 'Allopatia' o 'medicina allopatica' è un altro nome con cui si indica la moderna medicina praticata in occidente. Mi sono formato come medico di questo tipo di medicina in una moderna università italiana e mentre prescrivevo ai miei pazienti questo tipo di farmaci ho capito che non li stavo aiutando a risolvere il loro problema, il loro blocco: stavo solo calmando il dolore o sopprimendo il sintomo.

L'allopatia è una buona cosa, ma la medicina moderna non è l'autorità suprema: funziona per molte cose, ma in ultima analisi siete voi ad essere responsabili del vostro corpo e della vostra salute. Vi chiedete mai quali possano essere gli effetti collaterali delle cure che vi vengono prescritte, ovvero gli effetti negativi che possono derivare dai farmaci o dagli stessi interventi chirurgici? Vi impegnate nel fare delle ricerche per vedere se esistono altre soluzioni disponibili? Non c'è niente di sbagliato nella medicina allopatica moderna o in qualsiasi altro percorso di guarigione: è una vostra scelta. Dovete però assicurarvi di porre le domande necessarie per arrivare a conoscere le conseguenze di ciascuna opzione, e ciò allo scopo di fare la scelta migliore possibile per voi stessi."

Il dottor Naram si rivolse a me, sebbene parlasse a tutti. "I miei due zii ignoravano di avere possibilità di scelta. Assumevano pesanti farmaci contro la pressione alta e il diabete: finirono per morire ancora giovani di ictus, insufficienza renale e danni al cervello. Vedendo questo, mio padre, con il quale ho avuto un rapporto difficile per tutta la mia vita, alla fine mi disse: 'No, non desidero una opzione facile che sopprima semplicemente i sintomi. Pankaj, puoi aiutarmi? Ho scelto di andare alla ricerca di un modo per diventare sano, sconfiggere il diabete e la pressione alta e godere infine di buona salute'. Quando gli antichi metodi di guarigione finirono per funzionare su di lui, si rivolse a me con umiltà, dicendo a quel punto: 'Perché non hai incontrato il tuo maestro dieci anni prima? Perché non mi hai convinto prima che poteva funzionare? Avrei potuto evitare tanta sofferenza e fare molto di più!'" Il dottor Naram rise al ricordo.

"Per ottenere i risultati che ha ottenuto, mio padre ha avuto bisogno di rimuovere completamente il 'blocco'; e per rimuovere il blocco occorrono gli strumenti giusti. Senza ricorrere ai farmaci e alla chirurgia i miei maestri hanno sempre rimosso con successo i blocchi che sono la causa di tutto, dalla pressione alta al diabete, dall'autismo, al cancro e alla depressione."

"Quali sono i sei strumenti per una guarigione più profonda?" domandò Teresa.

"Ottima domanda. Un primo strumento sono i marma. Un altro strumento sono i rimedi che potete preparare nelle vostre case, il che significa anche come considerare qualunque cosa una medicina o un veleno, a seconda di come la si usa. Infine la dieta, ovvero sapere quali alimenti creano blocchi o aiutano invece a rimuoverli. Se si desidera accelerare i tempi e andare più in profondità, esistono poi alcune formule di erbe curative che, secondo l'antica scienza di guarigione della persona, lavorano a un livello sempre più profondo. Tali strumenti non intendono essere una soluzione rapida, ma una a lungo termine. Sono molto sicuri e funzionano in modo sottile ma profondo, affrontando i problemi alla radice: rimuovono i blocchi e riequilibrano il corpo, in modo che questo possa funzionare naturalmente secondo quanto è 'progettato' per fare."

La spiegazione relativa ai blocchi era stata di per sé abbastanza semplice, eppure non riuscivo ancora a capire come questa antica scienza potesse aiutare a risolvere alla radice così tante patologie che apparentemente la scienza occidentale si limitava a reprimere.

"Shakti è la parola che usiamo per indicare il 'potere': il potere divino di fare o di creare le cose. Questo potere si trova già in voi. Il marma agisce dentro e aiuta a tirarlo fuori. Il guaritore è solo una levatrice, poiché in ultima istanza siete voi a dare alla luce il vostro bambino. Il marma lavora insieme agli altri strumenti in modo che possiate godere di ottima salute. Ogni giorno ringrazio il mio maestro per avermeli tramandati e insegnati."

Il dottor Naram continuò a lavorare su ciascuno dei presenti, una

> *"Shakti è il potere che si trova già dentro di voi. Il marma agisce dentro e aiuta a tirarlo fuori. Il guaritore è solo una levatrice, poiché in ultima istanza siete voi a dare alla luce il vostro bambino."*
> –Dott. Naram

La rimozione dei blocchi che causano dolore

persona dopo l'altra. Alla fine ne era rimasta una sola: il facoltoso uomo con la spalla bloccata al quale aveva chiesto di aspettare per sei ore.

Quando all'inizio il dottor Naram era entrato nella stanza, avevo notato quest'uomo alzarsi e andargli incontro. Ero anche riuscito a sentire il dottor Naram chiedergli nuovamente quanto desiderasse un aiuto per la sua spalla bloccata e quale prezzo fosse disposto a pagare.

"Le avevo detto che ero disposto a pagare qualsiasi prezzo, solo che lei non ha voluto il mio denaro."

Il dottor Naram disse: "Infatti, questo non può acquistarlo con il denaro. Sono molto orgoglioso che lei abbia pagato un prezzo in termini di tempo. Ora, per una guarigione più profonda, dovrà pagare un prezzo in termini di servizio: lei sarà l'ultima persona che assisterò stasera e, prima di quel momento, dovrà prestare un servizio a tutte le persone qui presenti." La moglie dell'uomo appariva stupita e perplessa e tutti noi osservammo con crescente sorpresa suo marito mentre questi, per tutta la notte, aiutava le altre persone togliendo e rimettendo loro le scarpe, porgendo loro dell'acqua, tenendo il metro o cercando di trovare un qualunque modo per essere di aiuto a coloro che lo precedevano. Erano quasi le due del mattino quando, dopo che tutti gli altri se ne erano andati, arrivò finalmente il suo turno.

Il dottor Naram eseguì su di lui due diversi marma. Per eseguire il primo, fece distendere l'uomo sul pavimento così come aveva fatto con Teresa. Per il secondo, lo fece sedere su una sedia, rivolto all'indietro. Prima di iniziare il secondo marma, chiese all'uomo di sollevare il braccio con la spalla bloccata più in alto che poteva. Questi riuscì a sollevarlo solo fino a metà, prima di gridare "Ahi!"

Quando gli fu chiesto da quanto tempo avesse quel problema, l'uomo rispose che erano anni. Il dottor Naram gli chiese se avrebbe desiderato alzare il braccio quindici centimetri più in alto. L'uomo annuì, dicendo che lo desiderava con tutto se stesso.

Il dottor Naram gli chiese di chiudere gli occhi "Riesce a visualizzare se stesso, nella sua mente, sollevare il braccio più in alto di altri quindici centimetri?", domandò.

L'uomo rispose tranquillamente di sì.

Il dottor Naram picchiettò sulla fronte dell'uomo, dicendo: "Molto bene". Premette alcuni punti, aggiustò il collo dell'uomo e spostò il braccio indietro fino a che non si udì un leggero clic. Quindi chiese all'uomo di alzare il braccio e così lui fece. Arrivato al punto in cui si era fermato prima, il suo sguardo, che anticipava resistenza e dolore, si sciolse invece in un'espressione di pura sorpresa mentre il braccio continuava a sollevarsi. Osservò con meraviglia - come noi del resto - mentre il braccio, ora completamente mobile, si alzava dritto sopra la sua testa. Quindi lo abbassò e cercò nuovamente di sollevarlo per assicurarsi che fosse tutto vero. Ancora una volta il movimento fu completo. "Non ci posso credere, non ci posso credere!" ripeteva. Sua moglie si avvicinò per abbracciarlo, profondamente stupita del cambiamento. Non si trattava semplicemente della scomparsa del dolore: l'agitazione e la rabbia di suo marito sembravano essersi dissolte, per lasciare il posto a una nuova dolcezza, gentilezza e senso di gratitudine.

Mi chiedevo su quanti livelli di guarigione lavorasse il dottor Naram e come questa guarigione più profonda andasse ben oltre la manifestazione o il disturbo fisico. Ogni singola esperienza di quella notte mi aveva lasciato un senso più profondo di ciò che è possibile e della meraviglia che questo porta con sé. Essendo stato testimone di così tanti diversi casi di trasformazione, i miei pensieri iniziarono a cambiare: ero meno preoccupato che tutto ciò fosse vero e più curioso di sapere come funzionasse questo antico sistema di guarigione. Inevitabilmente, mi chiedevo se avrebbe funzionato per mio padre.

Un invito inaspettato

Una volta terminata la sessione dei marma, chiesi al dottor Naram se potevo mostrargli alcune delle riprese video che avevo fatto nel corso della giornata. Mentre osservava ciascuna persona raccontare la propria

esperienza, fece un sorriso più grande del solito.
Notai quanta emozione provava nell'ascoltare le loro testimonianze. Quindi disse con dolcezza: "Ora forse puoi iniziare a capire perché amo il mio lavoro e come posso dormire tanto bene la notte."
Mi guardò dritto negli occhi e disse: "Clint, sai qual'è una delle cose più belle di te, uno dei tuoi maggiori punti di forza?"
Fui colto di sorpresa. Non ci conoscevamo così bene. Come poteva conoscere i miei punti di forza? "Che cosa?", chiesi.
"La tua sola presenza induce le persone ad aprirsi."
Non mi sono mai sentito a mio agio nel ricevere complimenti, perciò non seppi cosa rispondere. "Veramente?", dissi semplicemente.
Sì, ti ho osservato e ti ho messo alla prova. Sono stato io a chiedere alle persone di parlare con te e di tornare dopo a riferirmi."
Non sapevo cosa pensare. Mi stava mettendo alla prova? Pensavo di essere io a mettere alla prova lui! Immediatamente realizzai che lo stava facendo a mia insaputa e soprattutto senza il mio consenso! Al tempo stesso ero curioso di sapere innanzitutto perché mi considerasse ad un punto tale da volermi mettere alla prova e poi quale fosse l'esito del suo esame.
Continuò "Il tuo essere, chi tu sei, mette le persone in condizione di aprirsi e condividere la loro vita, le loro esperienze."
Ci fu un silenzio imbarazzato. Provai a rispondere, ma dalla mia bocca non uscì parola alcuna. Prima di allora non avevo mai pensato una cosa del genere di me stesso.
Mi guardò ancora e chiese: "Dove andrai dopo?"
"Torno al mio lavoro di ricercatore e alla mia ricerca in Finlandia", risposi.
Il dottor Naram disse: "Bene. Molto presto andrò in Europa. Sarò in Germania, Italia e Francia. Ti farebbe piacere vedere qualcosa di davvero straordinario?"
"Che cosa hai in mente?"
"Possiamo incontrarci in Europa?", prese in mano la sua agenda.
Guardai a mia volta i miei impegni e vidi che avevo delle date libere mentre lui si trovava in Italia. Curioso com'ero, non avevo idea di come il mio interesse per ciò che egli faceva potesse incastrarsi con il resto della mia vita. La verità era che, sebbene sperassi che potesse aiutare mio padre, nutrivo ancora dei dubbi, dato che ciò che egli faceva contraddiceva tutto ciò che mi era stato insegnato sin da giovane.
Il dottor Naram notò la mia esitazione. "Se verrai, sarà una delle esperienze più incredibili della tua vita."

Note per il Vostro Diario

Al fine di rendere più profondi e più intensi i benefici che sperimenterete dalla lettura di questo libro, prendetevi qualche minuto e annotate le vostre risposte alle seguenti domande:

Quale è la percentuale di tempo in cui vi focalizzate su ciò che non volete rispetto a ciò che volete?

_____

_____

_____

Seguite la procedura descritta in questo capitolo per scoprire che cosa desiderate. Una volta che avete premuto il punto marma e vi siete posti la domanda "Che cosa voglio?", quale è la prima cosa che vi è venuta in mente?

_____

_____

_____

Quando l'avrete ottenuta, che cosa farete?

_____

_____

_____

A quali ulteriori intuizioni, interrogativi o prese di coscienza siete giunti leggendo questo capitolo?

_____

_____

_____

CAPITOLO 10

Gravidanza in Menopausa: È Possibile?

*Quando cuore e mente sono in contrasto,
segui il tuo cuore.*
- Swami Vivekananda
(mistico indiano, 1863-1902)

Milano, Italia

Mi sentivo benedetto. Sebbene i miei genitori non avessero mai avuto molte disponibilità, ero in grado di trovare borse di studio, lavoro e modi per viaggiare. La mia anima è stata sempre attratta dal viaggiare. Alla domanda sul perché mi piacesse così tanto, la mia risposta era: "Mi sento vivo quando vedo come persone di tutto il mondo vivono vite così diverse». E questo è vero. In generale mi sento spinto a comprendere di più cosa sia tipico dell'essere umano e cosa sia invece frutto della mia cultura. Immergermi in culture diverse è il modo più rapido per scoprire ciò che non riesco a vedere immediatamente di me stesso.

Ciò che invece non avrei mai detto, e di cui allora non ero consapevole, era che viaggiare rappresentava anche un buon modo per distogliere il pensiero dalle paure del passato e da quelle sul futuro. Altresì, mi distoglieva dal disagio e dal senso di inadeguatezza che provavo.

L'Italia era uno dei miei posti preferiti. E per dei buoni motivi: il gelato, la pizza, l'arte, il gelato, la lingua, la pasta, il gelato, la cioccolata, le persone... Ho nominato il gelato??

Da Helsinki presi un volo diretto a Milano e poi un autobus per raggiungere la stazione centrale. Archi signorili in marmo, imponenti statue, dipinti intrisi di passione, profumi deliziosi e voci squillanti mi accolsero in Italia.

Il dottor Giovanni organizzò per me un passaggio in auto. Poco dopo il mio arrivo, giunse una piccola spider rossa.

"Ciao!" disse il conducente, un italiano con un modo di fare amichevole che si presentò come Luciano. Aveva grandi baffi arricciati sulle punte, parlava inglese con uno spiccato accento italiano ed era vestito con una giacca sportiva gialla, bretelle e per finire un cappello a tesa bianco. Porgendomi un fiore di narciso, esclamò "Buongiorno! Un grande benvenuto da Milano!"

Il tono melodioso con cui parlava sembrava quasi prorompere in un canto da un momento all'altro. Lo ringraziai e ci dirigemmo subito in quello che sarebbe stato il mio alloggio per alcune notti. Luciano parlava poco l'inglese e io parlavo ancora meno l'italiano, ma in qualche modo riuscivamo a capirci comunque.

Lungo il tragitto passammo accanto a chiese riccamente ornate, vivaci caffè e un parco d'altri tempi dalla struttura simile a un castello con in mezzo una fontana zampillante. Arrivammo in una casa deliziosa e tranquilla, fiancheggiata da colonne bianche e ricoperta da un rampicante. All'interno di questa abitazione semplice e accogliente mi attendevano frutti deliziosi, cioccolatini fondenti e una tisana calda. Il tempo di andare a dormire ed eccomi immerso con tutti i sensi nella meravigliosa Italia.

È possibile avere a 80 anni una vita sessuale migliore di quella di due novelli sposi?

La mattina seguente mi avviai sul presto verso la clinica che ospitava il dottor Naram, dove mi fu mostrata la stanza che avrei utilizzato per intervistare i pazienti. Montai la videocamera e mi sistemai.

Realizzai che ciò che in India era iniziato come un registrare dei filmati al solo scopo di fare un regalo al dottor Naram, a Los Angeles si era trasformato in un impegno per raccogliere maggiori informazioni e prove che potessero essere di aiuto a mio padre. Ora, in Italia, era invece la prima volta che nel documentare i casi dei pazienti mi sentivo quasi ufficialmente parte della squadra. Sebbene si trattasse solo di volontariato, percepivo che quello che stavo facendo avrebbe potuto rivestire più valore di quanto potessi inizialmente pensare.

Il dottor Naram arrivò mostrando una incredibile vitalità e un senso di meraviglia, quasi fosse il suo primo giorno di vita e tutto gli apparisse nuovo e colorato. Mi salutò, chiese di mio padre e mi comunicò quanto fosse felice che io fossi venuto.

Il dottor Giovanni mi salutò con un bacio su entrambe le guance e con un grande abbraccio, stringendo con le mani le mie braccia talmente forte da non riuscire a muovermi. Mi guardò negli occhi con un sorriso pieno di sincero calore. Normalmente mi sarei sentito molto a disagio nel guardare qualcuno negli occhi così a lungo, ma percepire il suo affetto e la sua gentilezza stemperò il mio imbarazzo e mi indusse a essere più rilassato. Non aveva bisogno di parole per esprimere il suo sentire ed era bello sapere quanto fosse contento del fatto che mi fossi unito a loro nella sua madrepatria.

La sala d'attesa iniziò a riempirsi. Mentre le persone arrivavano, la sensazione quasi di sognare per il fatto di trovarmi in un posto così bello lentamente svanì, man mano che divenivo testimone dell'intensità del dolore che molte di quelle persone vivevano. Una donna anziana, con dita e mani deformate, stringeva il suo deambulatore mentre lottava tenacemente per entrare nella stanza. Un altro uomo respirava affannosamente e con grande fatica grazie all'aiuto di una bombola di ossigeno che suo figlio portava con sé. Una donna con le lacrime agli occhi teneva il suo bambino tra le braccia, ma non saprei dire perché piangeva. Un'altra giovane madre entrò con due bambini, uno con la sindrome di Down e l'altro con un grave problema alla pelle.

In quel periodo la situazione economica in Italia era tutt'altro che rosea. Molte aziende avevano chiuso e la disoccupazione giovanile sfiorava il venti per cento. Lo Stato garantiva l'assistenza sanitaria della medicina convenzionale, mentre nessuna assicurazione copriva gli antichi metodi di guarigione, per i quali le persone dovevano quindi pagare di tasca propria. Il costo era di circa settanta euro per la visita con il dottor Naram, più una cifra compresa tra i due e cinque euro al giorno per le erbe che avrebbero ricevuto in seguito. Eppure, giorno dopo giorno, una moltitudine di persone aspettava con impazienza di incontrarlo.

Mi incuriosiva molto sapere perché tanti italiani facessero la fila per vedere il dottor Naram. Che cosa li spingeva a fare questa scelta?

La prima persona che il dottor Naram mi presentò fu un giovane che era stato portato da lui quando era ancora molto piccolo, diciannove anni prima. A quell'epoca i medici avevano detto ai suoi genitori che i reni non erano sviluppati e non funzionavano, che il bambino aveva quindi bisogno di dialisi e che presto avrebbe avuto necessità anche di un trapianto. Soffriva di rene policistico e in generale la maggior parte delle persone affetta da questa condizione lotta duramente nella propria vita. Dopo molti anni, con l'aiuto del dottor Naram, gli esami avevano mostrato che i suoi reni erano tornati normali senza necessità di ricorrere ad alcuna dialisi o trapianto.

"L'ultima volta mi ha chiesto se poteva avere una ragazza», disse il dottor Naram. "Gli ho risposto: 'Certo, perché no?' 'Ma dottore, ho un problema ai reni.' Gli ho risposto 'No, hai avuto un problema ai reni!'" Rise con gioia di quel risultato.

Il dott. Giovanni mi disse: "Il ragazzo gode di ottima salute e ha un ottimo aspetto. E ci ha raccontato con orgoglio che adesso ha una ragazza!"

Poi fu la volta di una coppia di ottantenni, che parlava con un contagioso entusiasmo tutto italiano. Conoscevano poche parole in inglese, così una gentile signora della clinica si offrì di fare da traduttrice. Rimasi basito quando raccontarono che non solo i dolori articolari dovuti all'età erano quasi scomparsi e che la loro digestione era migliorata, ma che avevano anche sperimentato qualcosa che la maggior parte delle persone con metà dei loro anni può solo sognare: confidarono di avere una vita sessuale migliore rispetto a quando erano appena sposati! L'anziana signora condivise tutti i dettagli, che non era necessario io sapessi, ma questo non la fermò. Mi raccontò di quanto aveva sofferto in passato di secchezza e dolore alla vagina. Non desiderava baciare o essere abbracciata, evitando suo marito che a sua volta aveva dei problemi. "Ora non possiamo toglierci le mani di dosso! Adoro toccarlo e adoro quando lui mi tocca!"

Raccontò che la dieta, le erbe e i rimedi casalinghi prescritti dal dottor Naram avevano migliorato i suoi livelli ormonali e aumentato in modo naturale la lubrificazione, così che ora provava maggior piacere in ogni aspetto della sua vita.

Poi disse qualcosa che fece spalancare gli occhi alla traduttrice, che

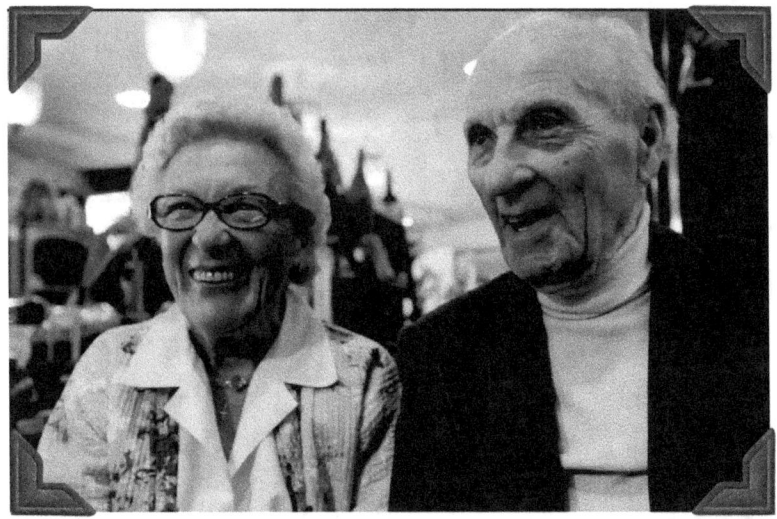
*Un'anziana coppia italiana, innamorata e in grado di esprimerlo in ogni modo.
(Foto di Fabio Floris e Andrea Pigrucci)*

proruppe in una breve risata di stupore. Dopo un momento di silenzio per riprendere fiato, tradusse. L'anziana signora raccontò entusiasta di come ora facessero l'amore almeno tre volte la settimana.

Non potei fare a meno di ridere a mia volta. Era imbarazzante sentire questa nonna parlare di sesso, ma il suo entusiasmo rese il tutto innocente e bello. Sapeva anche esattamente a che ora del mattino suo marito aveva più probabilità di avere un'erezione in modo da essere pronta per lui.

"Cosa c'è di bello se posso mangiare solo pasta e pizza, ma non posso godermi mio marito come amante? Siamo più innamorati che mai e abbiamo il piacere di dimostrarlo l'uno all'altra, con vigore!" Ero certo di essere diventato rosso in viso e sperai che il mio sorriso potesse nasconderlo.

La loro storia mi incuriosì, dato che avevo degli amici fra i venti e i trent'anni che soffrivano di disfunzione erettile, cosa che si ripercuoteva fortemente sulla loro autostima e che li portava a sentirsi privi di potere e pieni di vergogna. E qui avevo davanti a me un signore di ottantasettenne anni e una signora di ottantuno che facevano l'amore più volte la settimana!

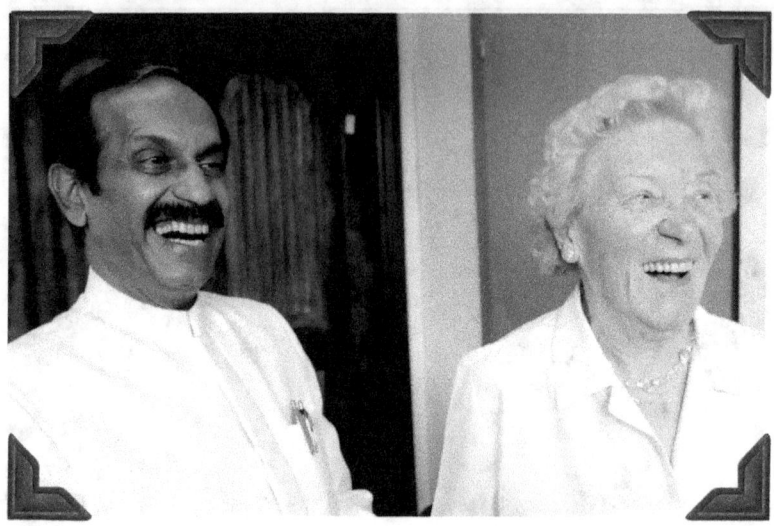

Il dott. Naram sorride sorpreso e felice mentre l'anziana signora italiana descrive la rinnovata giovinezza della sua nuova vita.
(Foto di Fabio Floris e Andrea Pigrucci)

Uscire dalla menopausa per avere un bambino?

Dopo questa intervista, il dottor Naram mi raggiunse per dirmi che dovevo parlare con una donna di nome Maria Chiara. Era alta, con i capelli scuri e gli occhi luminosi. Mi raccontò di come tre anni prima avesse conosciuto il dottor Naram.

"Il dottor Naram mi chiese: 'Che cosa desideri?' Gli risposi che volevo tornare ad avere le mestruazioni per poter avere un altro figlio. Sapevo di chiedere l'impossibile, ma lo desideravo comunque."

"All'epoca ero già in menopausa e non avevo il ciclo da tre anni", disse. "Quando è iniziata la menopausa, mi sono sentita depressa e ho sofferto di sbalzi d'umore. Avevo dolori dappertutto e non riuscivo a dormire. Tutto il mio corpo era come in fiamme a causa delle vampate di calore. Di notte dovevo aprire le finestre perché sudavo in un modo pazzesco. Per cercare di dormire cambiavo cuscini, lenzuola e posizione, ma non riuscivo a prendere sonno. Ero molto stanca e avevo gonfiore, crampi e cattiva digestione, oltre a secchezza vaginale e assenza di libido. Stavo invecchiando e la mia pelle si stava riempiendo di rughe. Poi sono iniziati i capogiri: camminavo e tutto iniziava a girarmi intorno. Orinavo molte volte al giorno e anche durante la notte, tanto che per rimediare ho dovuto usare degli assorbenti per incontinenza. Quindi è stata la volta dei dolori di schiena e degli scricchiolamenti nelle ossa, che i miei dottori diagnosticarono come artrosi. Mi sentivo vecchia. E peggio ancora, avevano cominciato a crescermi dei peli nei posti più strani. Successivamente ho iniziato una relazione con un ragazzo più giovane di me e, sebbene ci siano tra noi alcuni problemi, ho un grande desiderio di avere un figlio con lui."

"Il suo caso mi ha ricordato un'altra donna che è venuta una volta", mi disse poi il dottor Naram. "Diceva che Gesù le era venuto in sogno dicendole che il dottor Naram avrebbe potuto aiutarla a uscire dalla menopausa. Sorpreso, le dissi: 'Gesù può essere venuto nel suo sogno, ma non è venuto nel mio!'" Il dottor Naram si mise a ridere. Aiutando quella donna, scoprì dei segreti che, secondo lui, avrebbero potuto aiutare anche Maria Chiara.

Quando Maria Chiara si era presentata da lui per la prima volta, il dottor Naram le aveva detto: "Sei una donna molto buona. Il problema non sei tu. Chi sei è qualcosa di diverso. Sono i tuoi ormoni i responsabili di vampate di calore, gonfiore, rabbia e agitazione. Il tuo ragazzo potrebbe pensare che tu sia una donna incline alla rabbia, ma non è quello che tu sei, lui non comprende. Potresti sentirti in colpa e confusa, ma, ancora una volta, sono i tuoi ormoni squilibrati a creare questo caos, non tu."

Avvertì Maria Chiara che gli antichi segreti avrebbero potuto anche avere degli effetti collaterali, come l'essere desiderata da altri uomini più giovani. "Il primo maestro del mio lignaggio, Jivaka, aveva in cura Amrapali, che all'età di sessant'anni era considerata la donna più bella del mondo e continuava ad attrarre uomini più giovani. Persino un re trentacinquenne, che aveva già una moglie più giovane, la voleva in sposa."

"Non posso prometterti nulla riguardo al fatto di avere un bambino", le disse, "ma in base a questi antichi segreti posso sicuramente aiutarti ad apparire e sentirti più giovane. E possiamo vedere cos'altro arriva. Sei disposta a correre questo rischio?"

"E cosa accadde?" chiesi.

Mi riferì di aver seguito la dieta con grande disciplina e di aver assunto tutti i rimedi preparati a casa e le erbe per circa un anno. Con un grande sorriso di piena felicità, esclamò: "Ora ho cinquantasei anni e il mio ciclo mestruale è ricominciato!"

Il dottor Giovanni non poté fare a meno di sorridere, aggiungendo che era stato molto dubbioso quando il dottor Naram aveva parlato con

Maria Chiara tre anni prima. Aveva visto pazienti più giovani andare in menopausa e riprendere il ciclo, ma mai una donna della sua età. "Da un punto di vista medico", disse, "il suo caso è stato sorprendente e non ha precedenti."

Maria Chiara aggiunse: "Ora posso concepire, posso avere un bambino. Mi sento in paradiso!"

Le chiesi: "Hai qualche prova della tua età, per esempio la patente?"

Con un grande sorriso, aprì la borsa e mi mostrò la sua foto e la sua data di nascita sulla patente, dicendo: "Le erbe mi hanno aiutato ad apparire e sentirmi più giovane. Tutti quelli che incontro immaginano che io abbia circa quarant'anni. Anche il mio ragazzo diventa geloso quando gli uomini più giovani mi guardano. Sono fiera di come mi sento adesso."

Il dottor Giovanni aggiunse: "Sono orgoglioso di lei perché ha mostrato una fede e un desiderio veramente forti. Laddove la maggior parte delle persone non crede che si possa avere una gravidanza una volta che si è in menopausa, lei ha invece creduto di poterci riuscire. Ha scelto un percorso diverso per se stessa, ha seguito il protocollo e come risultato ha ottenuto qualcosa di straordinario."

Ascoltando questi commenti, il dottor Naram aggiunse: "Il mio maestro, dovunque si trovi ora, deve essere proprio contento di come gli antichi segreti di guarigione che mi ha trasmesso stanno aiutando Maria Chiara. Lei sta realizzando i suoi sogni! Posso condividere con te un altro caso simile?"

Annuii.

"A Parigi c'è un'altra donna che voglio farti conoscere. Hélène venne da me quando aveva quasi cinquant'anni. Le sue mestruazioni si erano interrotte sei anni prima e tuttavia quando le chiesi: 'Che cosa desideri?', mi rispose 'Desidero davvero avere un bambino'. A quel punto, le dissi: 'Molto bene'. Il dottor Giovanni, che era con me in quel momento, esclamò: 'Che cosa vuoi dire?' e prendendomi da parte disse: 'Dottor Naram, tu non capisci: è in menopausa da sei anni! Non c'è modo che lei possa avere un bambino! Perché vorresti darle false speranze?' Gli risposi che non si trattava di ciò che lui voleva o di ciò che lui pensava fosse possibile, ma di ciò che questa donna meravigliosa desiderava. Le prescrissi tutti gli antichi segreti, i rimedi da preparare a casa, le formule a base di erbe, la dieta, tutto, e lei fu molto disciplinata. Seguì tutto alla lettera, con pazienza e con perseveranza. Poi un giorno, che ci crediate o no, ricevetti una sua chiamata. Era così felice e quando le chiesi il perché mi rispose che stava avendo dei crampi. Incredibile, eh? Essere entusiasti di avere i crampi! Le dissi che era un buon segno e la esortai a continuare. Poi qualche mese dopo mi chiamò nuovamente dicendo: 'Dottor Naram, ho ricominciato ad avere le mestruazioni, come quando avevo vent'anni!' Quello è stato un momento di pura gioia per entrambi, non riesco a descriverlo a parole. Volevo ballare e piangere. Aveva funzionato!

Era emozionata all'idea di poter avere a quel punto un bambino, ma mi comunicò che c'era un altro problema. Chiesi 'Quale problema?' Rispose, 'Dottor Naram, non ho un ragazzo!'" Mentre raccontava questa parte della storia il dottor Naram sgranò gli occhi. "Anche questo ostacolo non l'ha fermata, poiché sapeva perfettamente cosa voleva. E ha trovato il suo modo per rimanere incinta con la fecondazione in vitro. Quando, in seguito, sono tornato a Parigi mi ha portato a conoscere una sana, meravigliosa bambina! Ha detto che è stato un miracolo della scienza antica e di quella moderna insieme. La gioia e la soddisfazione che ho provato nel vedere il suo sogno diventare realtà, lei che tiene in braccio questa bellissima bambina, sono state inimmaginabili! È stato meglio che vincere un premio Nobel."

Il dottor Naram espresse gratitudine per il suo maestro, che gli aveva insegnato questa antica scienza, e per la fede e la perseveranza di questa donna, che avevano portato a risultati così straordinari.

Il dottor Naram era entusiasta del potere delle formule a base di erbe

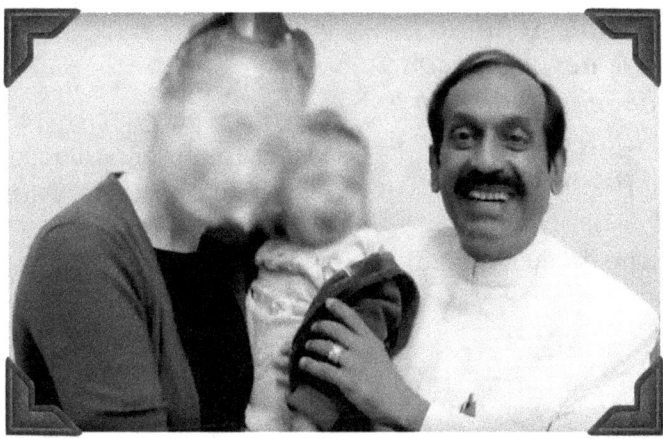

Hélène ha ritenuto che, per la profonda gioia che esprime, questa foto non poteva non essere pubblicata in questo libro; non desiderando tuttavia essere riconosciuta, abbiamo sfocato il suo viso.

e dei semplici rimedi casalinghi che le aveva prescritto, quali semi di cumino in polvere, semi di ajowan in polvere, asafoetida, semi di aneto in

> *"Il finocchio è il migliore amico di una donna. Supporta naturalmente livelli ottimali di estrogeni e di progesterone.."*
> –Dott. Naram

polvere, sale viola, allume di potassio e semi di finocchio. "Il finocchio è il migliore amico di una donna. Supporta naturalmente livelli ottimali di estrogeni e di progesterone."

Sottolineò che il suo maestro gli aveva insegnato che: "Quando si ha un ardente desiderio, con grande fede, impegno e disciplina, allora tutto è possibile."

Erano molte le domande che mi passavano per la testa riguardo ai metodi che usava per ottenere i risultati che avevo visto realizzarsi in India, negli Stati Uniti e ora anche in Italia.

Dall'iniziale ottanta o novanta per cento il mio scetticismo era sceso a circa un trenta per cento; interrogativi e curiosità si attestavano invece intorno a un sessantacinque per cento, mentre il rimanente cinque per cento rivelava l'emergere dalla superficie dei miei pensieri di una piena fiducia in questo antico metodo di guarigione.

"Come sei riuscito ad aiutare queste donne ad avere nuovamente il ciclo dopo la menopausa?» chiesi al dottor Naram. "E cosa hai fatto esattamente per aiutare quella coppia di anziani a diventare di nuovo così giovanile, come sposi novelli?

> *"Quando si ha un ardente desiderio, con grande fede, impegno e disciplina, allora tutto è possibile."*
> - Baba Ramdas
> (Maestro del dott. Naram)

"Vuoi davvero saperlo?", mi chiese il dottor Naram.

"Si!" risposi.

"Bene, voglio davvero che tu lo sappia. Dal mio cuore al tuo cuore, Clint, voglio che tu sappia come funziona."

"Allora, ti prego, dimmelo."

"Per questo dovrai venire domani."*

---

*Materiale disponibile: per scoprire i rimedi segreti di Amrapali e per sapere come questa coppia di anziani sia tornata a una nuova giovinezza, il dottor Naram ha ritenuto che sarebbe stato utile contestualizzare meglio e darvi maggiore supporto. Per questo, potete consultare l'appendice nonché i video disponibili nel sito di MyAncientSecrets.com.

Note per il Vostro Diario

Al fine di rendere più profondi e più intensi i benefici che sperimenterete dalla lettura di questo libro, prendetevi qualche minuto e annotate le vostre risposte alle seguenti domande:

Quali ardenti desideri nutrite nel cuore, anche se ad alcuni possono sembrare impossibili da realizzare? Se per un momento non giudicate voi stessi o i vostri desideri come giusti o sbagliati, buoni o cattivi, possibili o impossibili, e se non vi preoccupate di ciò che gli altri potrebbero pensare, che cosa "scoprite" di volere veramente?

_____

_____

_____

_____

A quali ulteriori intuizioni, interrogativi o prese di coscienza siete giunti leggendo questo capitolo?

_____

_____

_____

_____

CAPITOLO II

Una Dieta Segreta per Vivere Oltre 125 Anni?

Il medico del futuro non prescriverà alcuna medicina, ma coinvolgerà il suo paziente nel prendersi cura del proprio corpo, della dieta, della causa e della prevenzione delle malattie.
–Thomas Jefferson (terzo Presidente degli Stati Uniti e principale autore della Dichiarazione di Indipendenza)

Il giorno seguente parlai con Simone Rossi Doria, il coordinatore delle visite del dottor Naram in Italia. "L'Italia è stata la prima nazione al di fuori dell'India in cui il dottor Naram ha condiviso il suo antico metodo di guarigione. Da allora sono passati più di venticinque anni", disse orgogliosamente. Effettivamente il dottor Naram aveva visitato almeno novantacinque persone, il giorno in cui ero stato nella sua clinica a Milano. Come potevano sapere di lui tutti questi italiani? "Passaparola, mailing list e articoli di giornale hanno contribuito notevolmente a farlo conoscere", affermò Simone.

Raccontò che migliaia di persone provenienti da più di sessanta città

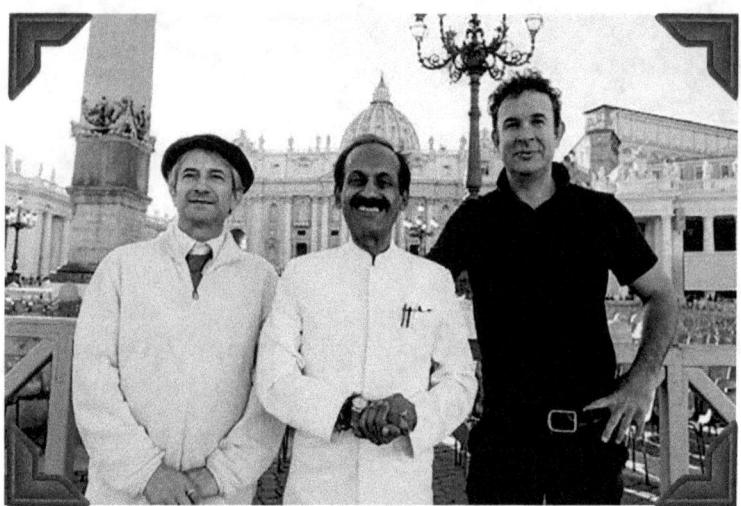

Il dottor Giovanni, il dottor Naram e Simone di fronte al Vaticano

della Penisola avevano già beneficiato delle cure del dottor Naram. Vari medici italiani erano stati da lui formati sugli antichi metodi, e tutto ebbe inizio con Susi, la sorella di Simone.

Più tardi quel giorno, in pausa pranzo, incontrai Susi e sua madre. Susi era una donna riflessiva, che aveva acquisito una grande esperienza grazie al suo amore per i viaggi e alla sua apertura alla vita. Pucci, la madre, era piena di energia, entusiasta e molto espressiva. Originaria dell'Inghilterra, Pucci aveva sposato un italiano e aveva vissuto in Italia per così tanto tempo che parlava con scioltezza entrambe le lingue.

Nel 1987 Susi e il padre del dottor Naram alloggiavano entrambi nell'ashram di Satya Sai Baba in India. Un giorno il dottor Naram andò a trovare suo padre. Un gruppo di italiani si interessò a lui e al suo lavoro e Susi fece da traduttrice per loro. Quando lei gli chiese di farle una lettura del polso, il dottor Naram le diagnosticò un problema al fegato e le disse che aveva l'epatite A. Lei non gli credette, insistendo di sentirsi bene. Dieci giorni dopo, i suoi occhi divennero gialli.

La madre di Susi aggiunse: "Mia figlia pensò di avere un'intossicazione alimentare, causata dall'aver mangiato del pesce in Italia prima di partire. In India fece un esame del sangue che confermò l'epatite A. Non riusciva a capacitarsi del fatto che il dottor Naram l'avesse diagnosticata molto prima dell'analisi del sangue, semplicemente attraverso la lettura del polso. Come poteva averlo capito?"

Susi spiegò come, con il senno di poi, avesse ora compreso il metodo. "Invece di eseguire un'analisi del sangue, lui è capace di percepire le variazioni energetiche nel polso. Attraverso la diagnosi del polso, il dottor Naram è in grado di capire cosa non funziona nel corpo. So che molti medici sono scettici riguardo questo procedimento, ma ho visto molte altre persone che, come me, hanno consultato il dottor Naram e hanno vissuto la medesima esperienza. Dopo essere stati visitati da lui, hanno fatto le analisi del sangue e altri esami, ricevendo conferma di quanto egli aveva già diagnosticato solo attraverso la lettura del polso. Ci vogliono molti anni per padroneggiare questa abilità, che è al tempo

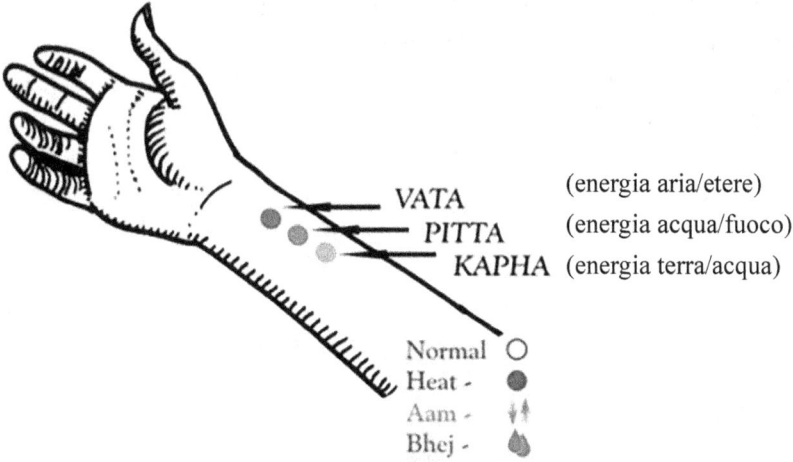

Schema di alcuni degli elementi di base che possono essere rilevati quando si fa una lettura del polso. L'intensità, la direzione e la velocità delle pulsazioni del polso, indicano eventuali squilibri e blocchi potenziali nell'organismo. Questi blocchi e squilibri sono correlati a problemi fisici, mentali e/o emotivi che la persona sta affrontando, o che potrebbero manifestarsi in futuro.

stesso un'arte e una scienza. Tramite le dita, è possibile conoscere i livelli di vata, pitta, kapha. Sentire se ci sono squilibri e, andando più in profondità, percepire se è presente un blocco e dove è localizzato."

Il dottor Giovanni mi aveva già spiegato il concetto di dosha, e dopo ulteriori mie ricerche sapevo che Susi stava parlando degli aspetti elementari del corpo su cui si basano sia l'approccio Siddha-Vedico sia quello Ayurvedico 'alla guarigione. Vata rappresenta l'energia del vento, Pitta quella del fuoco e Kapha quella dell'acqua e della terra. La costituzione di ogni persona è diversa e dipende dal tipo o dalla combinazione delle qualità predominanti. In base a come si manifestano nel polso, si possono identificare gli squilibri e diagnosticare le malattie.

Susi sarebbe dovuta tornare in Italia il giorno successivo, ma il dottor Naram e la sua famiglia la convinsero a restare, dato che era troppo debole per viaggiare in aereo.

Fu un'opportunità per cambiare la sua dieta e assumere i rimedi a base di erbe che il dottor Naram aveva creato per lei.

Sebbene molte persone siano in grado di affrontare la maggior parte dei loro problemi rimanendo nel proprio ambiente, in casi estremi, o quando si vogliono raggiungere progressi più veloci, esiste la possibilità di effettuare panchakarma o asthakarma, che consistono entrambi in metodi di pulizia a più livelli per ripristinare il sistema centrale del corpo. "Karma" significa azione e "pancha" significa cinque. Panchakarma consiste in cinque azioni per rimuovere le tossine dal corpo. Nell'asthakarma ci sono otto azioni, o tre passaggi aggiuntivi, per ripulire, purificare e riequilibrare il corpo dall'interno all'esterno.

Mentre Susi raccontava di essere stata in India e di aver ricevuto così tante cure da parte del dottor Naram e sua moglie Smita, pensavo a mio padre. Due settimane prima l'avevo chiamato e avevo appreso che gli erano arrivati i rimedi a base di erbe. Semplicemente cambiando la sua dieta e prendendo regolarmente le erbe, sentiva meno dolore e più energia, e questo gli dava speranza. Mi aveva sorpreso dicendo: "Figlio, penso di iniziare a cambiare idea sul viaggio in India". Prenotai immediatamente il suo volo e il suo posto alla clinica di Mumbai per i trattamenti di panchakarma raccomandati dal dottor Naram, della durata di un mese. Quasi nello stesso periodo in cui arrivai in Italia, mio padre giunse in India. Il volo era stato difficile per lui, ed era così debole quando scese dall'aereo a Mumbai che due gentili signori musulmani, con cui aveva viaggiato, dovettero sostenerlo per le braccia per assicurarsi che non cadesse. Quando ricevetti la sua e-mail in cui mi scriveva che si sentiva curato da angeli e che si era sistemato in clinica, mi sentii grato. Ma ero anche preoccupato di come sarebbe stata la sua esperienza in seguito.

Parlando con Susi in Italia appresi che lei, dopo solo un paio di settimane di trattamento, aveva visto grandi miglioramenti grazie alla dieta e alle erbe speciali che il dottor Naram le aveva prescritto per continuare la cura anche a casa. Al suo ritorno in Italia, dal suo primo esame del sangue era risultato qualcosa di straordinario: il suo fegato era sano.

"I medici italiani mi hanno detto che questo genere di intossicazione alimentare solitamente richiede diversi mesi per guarire" affermò "Quando ho ripetuto le analisi dopo un mese e hanno visto che il mio fegato funzionava perfettamente, sono rimasti sbalorditi. Ho parlato loro dei metodi approfonditi del dottor Naram, delle sue antiche formule, degli integratori alimentari a base di erbe e delle raccomandazioni dietetiche e hanno voluto saperne di più".

Per ringraziarlo di averla aiutata, Susi chiese al dottor Naram di venire a tenere un seminario sui suoi metodi di guarigione in Italia. Gli fu

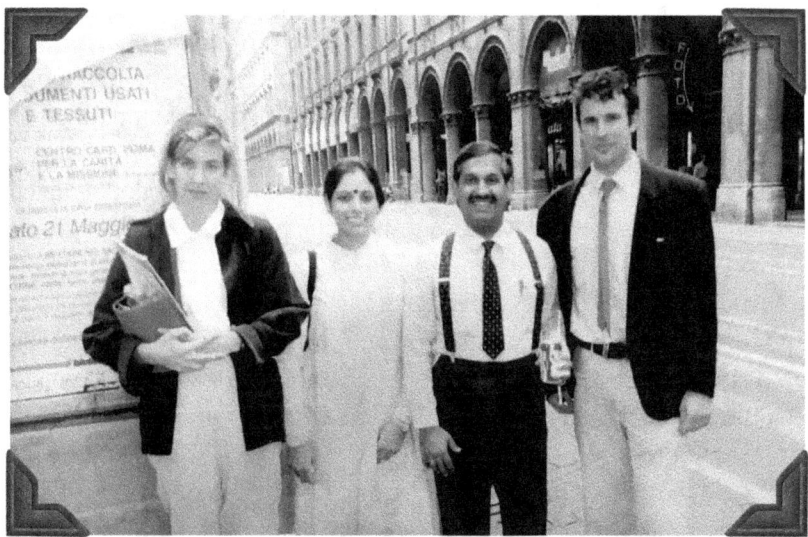

Il dottor Naram in Italia per la prima volta, con sua moglie Smita, Susi e Simone Rossi Doria (1988)

necessario un po' di tempo per organizzarsi, ma grazie alle sue insistenti richieste, alla fine accettò. Il dottor Naram arrivò per la prima volta in Italia nel 1988, il 4 maggio, giorno del suo compleanno, insieme a sua moglie Smita.

Dall'India all'Italia

Il dottor Naram entrò per prendere un po' di zuppa di mung e ci vide. Susi gli disse: "Raccontiamo a Clint della tua prima visita in Italia".

Il dottor Naram si mise a ridere e disse: "È stato il mio primo viaggio in Europa e tutto mi sembrava strano rispetto all'India. Nessuno parlava inglese, e quando iniziai a parlare al seminario organizzato da Susi tutti mi guardavano divertiti."

Grazie alla traduzione di Susi, chiese al pubblico se qualcuno avesse mai sentito parlare di Siddha-Veda o Ayurveda prima di allora. Nessuno alzò la mano. Chiese allora se fossero interessati a queste antiche conoscenze e ancora nemmeno una mano si alzò. Si sentiva un po' nervoso, quindi fece una domanda diversa: "Quanti di voi sono interessati a vivere fino a cento anni?" Solo una persona alzò la mano. Il dottor Naram era disperato, ma Susi lo incoraggiò a raccontare la sua storia di guarigione personale e così fece. Narrò dell'incontro con il suo giovane maestro di centoquindici anni e di come una parte del suo segreto per una vita longeva consistesse principalmente nell'evitare formaggi, pomodori, prodotti a base di grano e alcol. Tra il pubblico che rumoreggiava un uomo si alzò in piedi e gridò: "Cosa? Niente vino, né formaggio, né pasta? È inaccettabile! Non siamo d'accordo." Qualcun altro aggiunse: "Assurdo! Mangio formaggio, pasta e pizza ogni giorno! E bevo vino."

Mentre il dottor Naram raccontava questo episodio, mise giù la sua zuppa di mung per avere le mani libere nell'imitare l'accento simil italiano con il suo accento indiano, il che era divertente. Ora conosceva meglio la cultura italiana e poteva ridere dell'imbarazzo di quella situazione di tanto tempo prima.

"Avevo lasciato l'India per la prima volta per condividere i miei segreti e sembrava che nessuno fosse interessato. Non parlavo la lingua, ma sembrava che tutto quel che dicevo non funzionasse ed iniziavo a sentirmi il cuore affranto." Mi guardò e mi chiese: "Allora, tu cosa avresti fatto?"

Scossi la testa.

"Ora sorrido, ma in quel momento non sorridevo affatto. Ero molto confuso e mi chiedevo se non fosse stato un errore venire in Italia. Decisi di parlare del mio maestro, mostrai delle foto e raccontai la storia del mio incontro e della mia formazione con lui. E ci crediate o no, successe qualcosa di miracoloso. Parlai per circa un'ora e mezza, poi smisi di parlare e attesi. Quindi una persona alzò la mano e chiese: "Quando posso fare una visita?""

Il dottor Naram domandò: "Quanti di voi vogliono farsi leggere il polso?" La maggior parte delle persone nella stanza alzò le mani, sorprendendo sia lui sia Susi.

"Il primo giorno, sedici persone prenotarono una visita per la lettura del polso. Il secondo giorno, dopo il passaparola dei primi, ci furono trentadue persone in sala d'attesa. Il terzo giorno, raddoppiarono a sessantaquattro."

Il dottor Naram disse che inizialmente avrebbe dovuto restare in Italia solo due giorni, ma finì col trascorrerne sei, che comunque non furono sufficienti a visitare tutti. Quindi lo invitarono a tornare, per tenere conferenze in altre città.

"Successe qualche decennio fa. Da allora, ho incontrato qui migliaia di persone. Ho formato molti medici, come il dottor Giovanni Brincivalli,

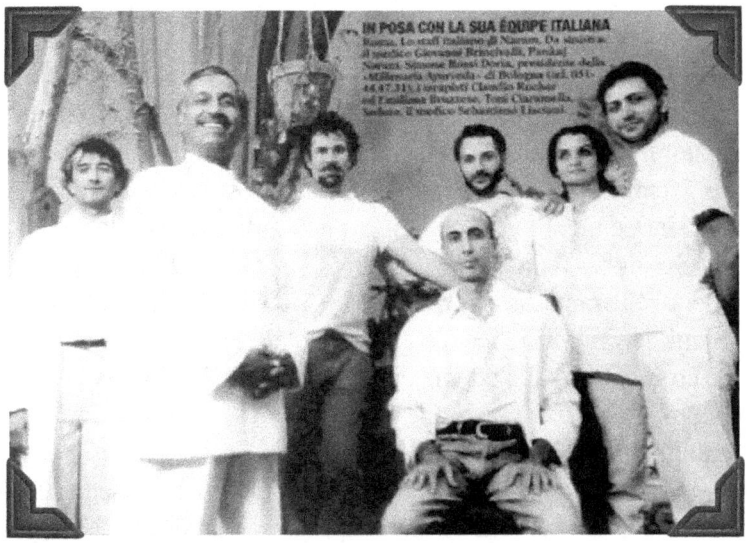

Immagine dalla rivista "Oggi" del dottor Naram e di molti medici italiani ai quali stava tenendo un corso di formazione

il dottor Nello Lisciani, il dottor Ciro Mastro, la dottoressa Lidiana Bellettini, il dottor Alberto Chiantaretto, la dottoressa Antonella Bursi, la dottoressa Catia Goretti, il dottor Guido Sartori e terapisti come Claudio Rucher. La vita di così tante persone è cambiata in meglio, sono più sane e più felici".

Il dottor Naram mi parlò di Alexander, un ragazzo tedesco venuto in Italia per incontrarlo. Alexander portò altri con sé. Ben presto dovettero noleggiare un autobus, finché alla fine il dottor Naram accettò l'invito di Alexander a recarsi in Germania. Poi arrivarono gli inviti in Francia, Svizzera, Austria, Olanda, Regno Unito, Stati Uniti, Canada e in molti altri paesi.

> *"La mia missione è di portare questo antico sistema di guarigione in ogni casa e in ogni cuore".*
>
> –Dott. Naram

"Quando il mio maestro mi aveva aiutato a scoprire che la mia missione era quella di portare questo antico sistema di guarigione in ogni casa e in ogni cuore sulla terra io non potevo crederci. In quel periodo non avevo nemmeno un paziente. Ma quando questo movimento di guarigione profonda aveva iniziato a espandersi in Europa, speravo che il mio maestro avesse visto in me qualcosa di cui non mi ero accorto. E ora sta continuando. Questa rivoluzione silenziosa di guarigione profonda ha innescato una scintilla che ora sta divenendo un fuoco."

Susi intervenne. "Il dottor Naram insegna come prendersi cura del corpo prima che si ammali, come nutrirsi in modo corretto, quali rimedi a base di erbe assumere, quale stile di vita seguire: godere di un sonno rigeneratore, fare esercizio fisico, organizzare il lavoro giornaliero, trovare il tempo per la preghiera o la meditazione. Sapere cosa fare e cosa non fare aiuterà in primo luogo a non ammalarsi. Questo è il vero potere del Siddha-Veda."

Il dottor Naram disse: "Susi ti ha rivelato alcuni segreti molto importanti. Ieri mi hai chiesto come ho aiutato le donne a riavere il loro ciclo, o cosa ho dato alle coppie di ottantenni per ritrovare la loro vivace giovinezza, giusto?"

Annuii.

"Ti ha appena detto come! Il mio maestro mi ha insegnato come questi e molti altri cambiamenti siano possibili attraverso le sei chiavi segrete del Siddha-Veda per una guarigione profonda. Ora sai quali sono le sei chiavi?"

Iniziavo a innervosirmi, chiedendomi se questa fosse un'altra prova.

"Mi hai parlato di rimedi casalinghi, rimedi a base di erbe e marma". Dissi.

"E quali sono gli altri tre?"

Per fortuna Susi era tanto eccitata da condividerli nuovamente, così non dovetti indovinare:

"Dieta, panchakarma o asthakarma, e stile di vita".

Il dottor Naram continuò: "Queste potenti e antiche chiavi di guarigione sono usate dal nostro lignaggio Siddha-Veda, la nostra 'scuola di pensiero', per produrre risultati che al mondo moderno appaiono come miracoli. Ma in realtà esse si basano su principi e procedimenti collaudati nel tempo e producono risultati prevedibili, duraturi e non tossici. Queste chiavi hanno aiutato il mio maestro a vivere fino a centoventicinque anni di età. Non si tratta di ottenere risultati in tempi brevi, quanto piuttosto di una guarigione più profonda".

Ho trovato affascinante che una delle sue principali chiavi di guarigione fosse la dieta.

"Ma come può la dieta essere un 'segreto'?" Chiesi. "Tutti si nutrono di cibo".

Susi disse: "Forse è uno di quei 'segreti' che sono proprio davanti ai tuoi occhi e non li vedi finché qualcuno non te li fa notare".

Il dottor Naram aggiunse: "Sì, tutte le persone si nutrono di cibo. Ma di solito non sanno quali alimenti apportano una salute vibrante, energia illimitata e pace interiore, e quali alimenti danneggiano la nostra salute, prosciugano la nostra energia e provocano paura ed emozioni negative. Conosci quali alimenti possono essere una medicina per un corpo e veleno per un altro? Conosci quali alimenti nutrono il cervello, aumentano le capacità mnemoniche e favoriscono le emozioni positive?"

Scuotevo la testa a ogni domanda e lui continuava: "Conosci quali sono i momenti della giornata migliori per mangiare, e quanto mangiare, o quali cibi si dovrebbero combinare insieme e quali no? Conosci quali alimenti possono mantenere forte il tuo sistema immunitario per non rischiare di ammalarti, o quali alimenti riducono il tuo agni (potere digestivo) o bala (energia vitale)? Conosci quali alimenti non assumere quando si sta superando una malattia e quali altri aiutano a promuovere una guarigione più profonda? Conoscere questi segreti e applicarli può aiutare ad avere di nuovo il ciclo dopo la menopausa, a superare l'epatite, a sostenere i reni, ad aiutare un bambino autistico a stare meglio, o a rimanere vigorosi e giovani anche a ottant'anni."

"Ci sono così tante filosofie diverse sul cibo", dissi. "Come faccio a sapere chi ha ragione?"

"Clint, il mio maestro mi ha insegnato questo segreto. Non preoccuparti di chi ha ragione. Concentrati solo su ciò che funziona."

Susi aggiunse: "Sì, ci sono molte teorie diverse su cosa sia una dieta sana, cosa mangiare e cosa non mangiare, ma ce ne sono pochissime che ottengono questi risultati duraturi nelle persone che le seguono."

Il dottor Naram disse: "Ho imparato dal mio maestro segreti sulla dieta così potenti che possono cambiare la vita di chiunque. Almeno possono cambiare la vita di coloro che vogliono ottenere non semplicemente

> *"Se puoi cambiare il tuo cibo, puoi cambiare il tuo futuro."*
> -Dottor Naram

risultati in tempi brevi per uno stile di vita complessivamente malsano. Questi segreti sono oro per coloro che si impegnano in una guarigione a lungo termine, non tossica e più profonda."

"E quali segreti sulla dieta hai imparato dal tuo maestro?" Chiesi. "Ottima domanda. Volevo scoprire cosa faceva per vivere più di cento anni sentendosi così giovane. Cosa faceva di particolare rispetto alla maggior parte delle persone che iniziano a sentirsi vecchie a cinquant'anni? Cosa raccomandava per raggiungere risultati così sorprendenti nella loro vita, che non erano riusciti ad ottenere attraverso i metodi di guarigione rapida?

Mi ha insegnato che una delle maggiori differenze consiste nel modo in cui ci nutriamo".

"Sì, ma cosa ti ha insegnato riguardo al cibo?"

Il dottor Naram mi guardò dritto negli occhi "Mi ha insegnato che se cambi il tuo cibo, puoi cambiare il tuo futuro."

Era un'affermazione potente. Volevo cambiare il futuro per me e per mio padre, ma non ero sicuro di quali alimenti dovessimo cambiare. "Sì", dissi, "Ti credo. Ma cosa dovrei mangiare esattamente e cosa dovrei evitare?"

"Questa è una domanda da un miliardo di euro", affermò il dottor Naram mentre finiva la sua zuppa e camminava lentamente verso la porta. "Ora devo tornare a visitare delle persone, ma sono molto contento che tu mi abbia posto questa domanda. Se si impara bene quali cibi mangiare e quali evitare, si può cambiare la propria vita. Si otterrà il potere di sapere cosa ci fa ammalare, cosa ci rende sani, cosa ci aiuta a guarire profondamente e cosa può aiutarci a vivere oltre i cento anni con una salute vibrante, un'energia illimitata e pace interiore."

"Ti prego, dottor Naram, dimmi. Cosa devo fare?"

"Torna domani."

E con questo uscì dalla stanza per andare a visitare i pazienti.

"Veramente?" Pensavo. Anche Susi e sua madre furono chiamate ad aiutare in clinica e io rimasi solo con i miei pensieri.

Riflettei sulle recenti conversazioni con mio padre. Anche prima di andare in India aveva introdotto importanti cambiamenti nella dieta secondo le raccomandazioni del dottor Naram. Fino ad allora, la dieta tipica di mio padre era consistita in latte con i cereali, o pancetta e uova a colazione, a pranzo panini integrali al formaggio e patatine, a cena carne e patate con un bicchiere di latte. Proprio i cibi che il dottor Naram raccomandava di evitare. Inizialmente mio padre si chiedeva cos'altro potesse mangiare, ma ben presto modificò del tutto la sua dieta. Abbandonò grano e latticini, ridusse al minimo la carne e iniziò a mangiare più verdure cotte a foglia verde e molta zuppa di mung.

Anche se inizialmente era scoraggiato, trovò presto gusto in alternative mai prima considerate. Fortunatamente, scoprì una grande varietà di cibi sani e gustosi di cui non aveva mai sospettato l'esistenza, molti dei quali abbastanza facili da cucinare. Trovò sostituti dei suoi vecchi alimenti preferiti e nuove ricette che gustava con piacere.

In cima alla lista c'era la ricetta segreta del dottor Naram della zuppa di mung. Era ricca di proteine, riduceva le infiammazioni, gli forniva molta energia pur donandogli una sensazione di leggerezza. Avevamo anche imparato che lo stesso processo di digestione necessario per metabolizzare i mung aiuta il corpo a rimuovere le tossine indesiderate. Tutti i maestri del dottor Naram che erano vissuti per più di cento anni mangiavano mung e tanto ghee. Egli aveva dato a mio padre una ricetta degli antichi maestri per preparare del delizioso ghee. Il dottor Naram lo chiamava il ghee "magico" perché tanto efficace nell'aiutare ad equilibrare tutti e tre i tipi di dosha.

> ### Note dal mio diario
> **La meravigliosa ricetta della zuppa di mung del dottor Naram***
>
> I benefici curativi dei fagioli mung: nutrienti, con effetti disintossicanti, riequilibrano tutti e 3 i dosha (elementi vitali). Aiutano a eliminare l'aam (tossicità) che si deposita nel corpo nel corso del tempo a causa di una dieta scorretta, della mancanza di esercizio fisico e di uno stile di vita sedentario.
>
> Molti di questi ingredienti possono essere acquistati online o nei negozi di alimentari asiatici/indiani.

Ingredienti:

- 1 tazza di Fagioli Mung verdi interi secchi - messi in ammollo durante la notte
- 2 tazze di acqua + mezzo cucchiaino di sale
- 1 cucchiaino di Ghee o di olio di girasole
- 1 cucchiaino di semi di Senape nera
- 2 pizzichi di Asafoetida
- 1 foglia di Alloro
- 1/2 cucchiaino di Curcuma in polvere
- 1 cucchiaino di Cumino in polvere
- 1 cucchiaino di Coriandolo in polvere
- 1 pizzico di Pepe nero
- 1 cucchiaino e mezzo di Zenzero fresco, tritato finemente
- 1 cucchiaino e mezzo di Aglio in polvere o 1 spicchio d'Aglio fresco, tritato finemente
- 2 tazze di acqua - da aggiungere dopo la cottura dei fagioli
- 3 pezzi di Kokum (Garcinia Indica) o Prugna secca della giungla
- Salare a piacere quando viene servita

Aggiungere a piacere: 1 tazza di Carote pelate tritate, 1 tazza di Sedano a dadini

FASI DI PREPARAZIONE:

1. Sciacquare, setacciare e poi mettere in ammollo i fagioli Mung per tutta la notte.
2. Scolarli, aggiungendo la quantità di acqua e sale indicata, quindi cuocere in una pentola a pressione fino a quando saranno teneri. La cottura dura circa 25 minuti, a seconda della pentola a pressione. (I fagioli devono aprirsi).
3. Oppure, in una pentola normale e profonda, ci vorranno 40-45 minuti perché i fagioli siano completamente cotti. Portare a ebollizione e poi abbassare la fiamma e tenere il coperchio leggermente inclinato. Aggiungere Kokum, Carote e Sedano dopo 25 minuti.
4. Mentre i fagioli cuociono, dopo circa 20 minuti, scaldare l'olio o il Ghee in una pentola separata a fuoco medio fino a quando non si scioglie. Aggiungere i semi di Senape.
5. Quando i semi cominciano a scoppiettare, aggiungere l'Asofoetida, l'Alloro, la Curcuma, il Cumino, il Coriandolo, lo Zenzero, l'Aglio e un pizzico di Pepe nero e mescolare delicatamente, amalgamando bene.
6. Abbassare rapidamente la fiamma. Far bollire a fuoco lento per circa 10 minuti, evitando di bruciare il preparato.
7. Trasferire i fagioli cotti con aggiunta di 2 tazze di acqua fredda in pentola con gli ingredienti a cottura lenta.
8. Portare a ebollizione e poi far cuocere a fuoco lento ancora 5-10 minuti. Buon appetito! Può essere servito con riso basmati.

*Ulteriore materiale disponibile: Per vedere come cucinare questa ricetta in svariati e deliziosi modi, così come per ricevere altre ricette gustose e segreti per la dieta, potete fare riferimento al sito gratuito MyAncientSecrets.com.

Un Momento, Cosa Intendi con "Niente Pizza"?

Nonostante mi piacesse ascoltare le esperienze di Susi, la mia mente si arenava nella parte in cui diceva che il dottor Naram raccomandava di abbandonare pizza, pasta, grano in genere e prodotti lattiero-caseari. Adoravo quei cibi. Come sarebbe stata la vita senza pizza? E il gelato? Perché il dottor Naram riteneva questi alimenti un problema?

In seguito a qualche ricerca venni a conoscenza dei lavori dei dottori Joel Fuhrman, Baxter Montgomery e di molti altri medici americani ed europei. I loro studi rispondevano ad alcune delle mie domande. Vi era un insieme crescente di prove innegabili sui benefici di una dieta a base vegetale. Ad esempio, alcune delle loro ricerche documentavano l'impatto di una dieta vegetariana su persone con gravi problemi cardiaci e ostruzione delle arterie. I medici occidentali in genere inseriscono uno stent per allargare le arterie o creano chirurgicamente un bypass attorno al blocco. A mio padre, che aveva già due stent, era stato raccomandato diverse volte di eseguire l'intervento chirurgico di bypass. La ricerca dimostrava che, con una dieta vegetariana e maggiore esercizio fisico, si poteva ridurre la quantità di placca nelle arterie, in alcuni casi eliminandola completamente.

Il dottor Naram aveva affermato: "Se cambi il tuo cibo, puoi cambiare il tuo futuro."

È davvero possibile che il cibo abbia un impatto così importante sulla nostra vita? E che ciò che introduciamo nella bocca possa influenzare così profondamente la nostra salute? Il collegamento poteva sembrare ovvio per tanti, ma per me era una novità.

Il Cibo che Mangi Può Migliorare la Tua Memoria?

In una delle cliniche in Italia, incontrai Steven, un avvocato che soffriva di allergie cutanee e asma. Mi disse che sua madre, suo padre e suo fratello erano tutti medici, e pensava che avrebbero trovato una soluzione ai suoi problemi. Sfortunatamente non erano riusciti a trovare il modo di aiutarlo. Tutto ciò che avevano provato aveva avuto terribili effetti collaterali. Il dottor Naram era stato il primo ad aiutarlo a capire che la sua asma non aveva avuto origine dai polmoni, ma dalla sua digestione. Steven imparò cosa mangiare e cosa evitare e quali rimedi casalinghi e a base di erbe assumere. Mi disse che la sua intera vita era cambiata con la scomparsa delle allergie cutanee e dell'asma, ed aveva avuto anche ulteriori vantaggi come il miglioramento della memoria.

"Quando incontrai il dottor Naram", disse Steven, "ero al mio primo anno di giurisprudenza e studiavo su libri di diritto corposi e complessi, con migliaia di articoli da leggere. Mi risultava difficile concentrarmi. Il dottor Naram mi diede consigli sulla dieta e rimedi specifici per aiutarmi a migliorare la memoria, aumentando notevolmente la mia capacità di comprendere e ricordare. I miei punteggi nei test migliorarono. Il mio cervello si calmò, rendendomi più facile focalizzare e immagazzinare le informazioni, il che mi aiutò a progredire negli studi universitari."

Steven puntualizzò: "Anche la memoria del dottor Naram è sorprendente. Ricorda quello che gli avevo detto tanti anni fa, anche se da allora ha visitato migliaia di pazienti. Quando vedo il suo aspetto e il modo di funzionare della sua mente, è come se il tempo per lui non fosse passato affatto!"

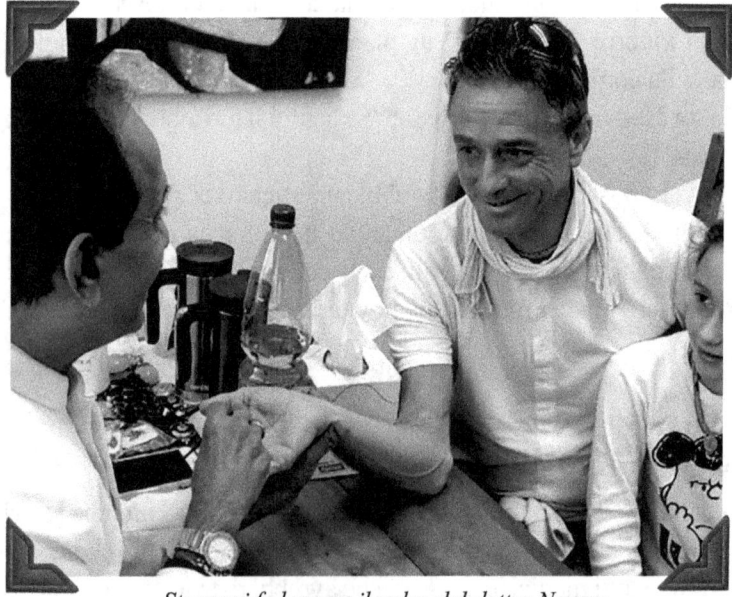

Steven si fa leggere il polso dal dottor Naram

> ## Note dal mio diario
>
> ### Ulteriori Antichi Segreti di Guarigione per Migliorare la Memoria*
>
> Marma Shakti-Alla base della parte esterna del pollice sinistro, premere questo punto 6 volte, diverse volte al giorno.
>
>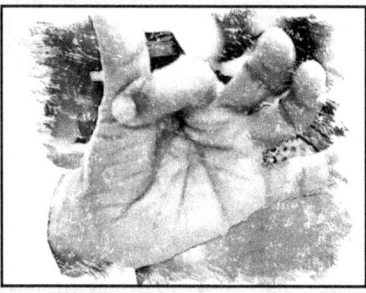
>
> *Ulteriore materiale disponibile: per vedere la dimostrazione del marma, e per ulteriori segreti riguardanti la memoria, potete fare riferimento al sito MyAncientSecrets.com.

Steven mi confessò che a volte non seguiva completamente le raccomandazioni dietetiche, ma che era contento di sapere che, quando si sentiva male, ne conosceva la causa e sapeva come ristabilirsi. Al tempo in cui lo ignorava, non aveva neanche la possibilità di scegliere di star bene. Adesso ce l'aveva.

I Segreti Alimentari che la Maggior Parte dei Maestri Non Vi Riveleranno

Proprio quando pensavo di iniziare a capire il collegamento tra dieta e salute, il dottor Naram mi confuse. Durante una pausa, eccitato come un bimbo che sta per incontrare Babbo Natale, mi disse: "Vieni con me e il dottor Giovanni, Clint! Voglio portarti in un posto!"

"Dove?" Gli chiesi.

"A mangiare la miglior pizza d'Italia!"

Quando gli feci notare le mie perplessità sulla pizza, sorrise. "Il mio maestro mi ha raccomandato di non essere mai tanto rigido emotivamente da diventare arido. È vero che la pizza non fa bene al mio corpo. Ma fa molto bene al mio spirito. La domanda corretta è: come possiamo goderci qualche volta questo alimento, senza che questo vada a discapito della nostra salute?"

La trovai una bella domanda, quindi ascoltai con attenzione.

"Mangiare questi cibi ogni giorno, o persino una volta la settimana, accumula tossine nell'organismo e nuoce alla digestione. Per cui per un lungo periodo non si devono mangiare, così che il corpo si possa purificare e riequilibrare. Tutto l'anno seguo una dieta molto rigorosa, ma una volta l'anno, quando sono in Italia, voglio gustare la pizza migliore. Quindi, curo la mia digestione nei giorni precedenti e anche in quelli seguenti, mangiando solo zuppa di mung e prendendo erbe che mi aiutano a digerire e a non formare tossine. In questo modo posso mangiare cibo per il mio spirito senza che il mio corpo ne soffra."

Sapeva esattamente in quale ristorante andare. Dopo più di vent'anni che veniva in Italia, aveva deciso, seguendo le sue papille gustative, quale posto avesse "la migliore pizza del mondo" e quale avesse il gelato più delizioso. Mentre gustavamo il nostro cibo, voleva essere certo che io capissi che quando qualcuno affronta una malattia, come sua madre o mio padre, non può ingerire alimenti del genere. In quel caso era indispensabile per loro la disciplina nel mangiare cibi sani.

Mi spiegò come i nostri corpi abbiano una zona protettiva che si deteriora col tempo. Anche se mangiare cibo spazzatura per anni può sembrare non avere conseguenze su organismi giovani, un giorno, quando si è trentenni, quarantenni, o cinquantenni, emergono gli squilibri.

Le persone credono che sia semplicemente un processo di invecchiamento irreversibile che può essere affrontato solo con farmaci, i cui effetti collaterali possono portare ad ulteriori complicazioni che richiedono l'uso di altri farmaci.

Queste problematiche sono in effetti causate non dall'invecchiamento ma dall'aumento di aam, o di tossine provenienti dal cibo o dall'ambiente circostante, che a lungo andare causano infiammazioni, blocchi e squilibri.

Il dottor Naram spruzzò una dose abbondante di salsa piccante sulla sua pizza e ne addentò un boccone mentre il dottor Giovanni mi diceva di aver imparato nel modo più duro che uno stesso cibo può essere

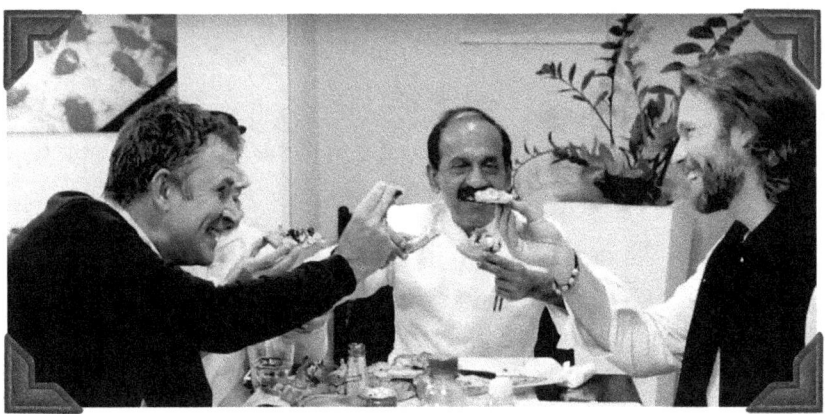

Il dottor Naram mentre spiega come e quando si possono gustare persino alimenti come la pizza.

medicina per una persona e veleno per un'altra.

"Quando ho visto per la prima volta il dottor Naram usare la salsa piccante, ho pensato che doveva essere perché era una cosa salutare, quindi ho iniziato a usare molta salsa piccante. Ben presto ho dovuto affrontare dei forti dolori. Non sapevo che fosse buona per lui, fungendo da medicina perché lui è principalmente kapha (dosha acqua e terra), ma per me era come veleno. Ho già tanto pitta (dosha fuoco) nel mio corpo, quindi quella salsa lo sovraccaricava." Rise ricordando quella lezione dolorosamente appresa. Anch'io sorrisi, grato che me lo confidasse prima che potessi commettere lo stesso errore.

Mentre assaporavo il delizioso formaggio e la crosta croccante della mia porzione di pizza, iniziai ad afferrare la filosofia del dottor Naram: una volta compresi i principi di ciò che crea salute contrariamente a quanto arreca malattie e disturbi, dobbiamo anche ricordare che la vita deve essere goduta. Se si diventa troppo rigidi e severi, a che serve vivere? Il suo maestro ha insegnato al dottor Naram come avere chiaro ciò che si vuole, come ottenerlo e come goderselo. L'ultima parte - goderselo - è essenziale.

> *"Lo stesso cibo può essere una medicina per una persona o un veleno per un'altra."*
> –Dott. Giovanni

Non dimenticherò mai la felicità del dottor Naram mentre mangiava la sua pizza.

Note per il Vostro Diario

Al fine di rendere più profondi e più intensi i benefici che sperimenterete dalla lettura di questo libro, prendetevi qualche minuto e annotate le vostre risposte alle seguenti domande:

In che modo sentite che cambiare il vostro cibo possa cambiare il vostro futuro? (Se doveste fare un cambiamento positivo nella dieta, cosa potrebbe succedere di diverso nella vostra mente, nel vostro corpo, nelle vostre emozioni e nelle vostre relazioni?)

_____

_____

_____

_____

A quali ulteriori intuizioni, interrogativi o prese di coscienza siete giunti leggendo questo capitolo?

_____

_____

_____

_____

---

*Ulteriore materiale disponibile: Per una guida più dettagliata e raccomandazioni generali sulla dieta del Dottor Naram, e sui segreti su quando e come si possa occasionalmente "deviare" da una dieta senza che ciò influisca negativamente sulla salute potete fare riferimento al sito MyAncientSecrets.com

CAPITOLO 12

Antichi Segreti per Curare Anche gli Animali?

Coloro che ci insegnano di più sull'amore non sempre sono esseri umani.
- Anonimo

Il dottor Giovanni e io ci incontrammo una sera a tarda ora, dato che trascorreva la maggior parte della giornata a fare da traduttore per il dottor Naram. Dopo che tutti se n'erano andati, gli domandai come era arrivato a lavorare con il dottor Naram.

Il dottor Giovanni aveva conseguito la laurea in medicina presso l'Università di Bologna, l'università di medicina più antica d'Europa. Mi interessava sapere che cosa avesse spinto un brillante medico come lui a studiare un'antica forma di medicina indiana per più di diciassette anni. Alla domanda egli rispose che era semplice: le soluzioni che la medicina allopatica offriva lo lasciavano insoddisfatto e in cerca di qualcosa di più e fu così che iniziò a ricercare tipi di medicina e trattamenti 'alternativi'. Sentì parlare del dottor Naram durante un viaggio in India nel 1984 e si rese subito conto di aver trovato qualcosa di straordinario.

"Nella fase iniziale dei miei studi con il dottor Naram utilizzavo sui miei pazienti sia la medicina occidentale sia il Siddha-Veda. Con

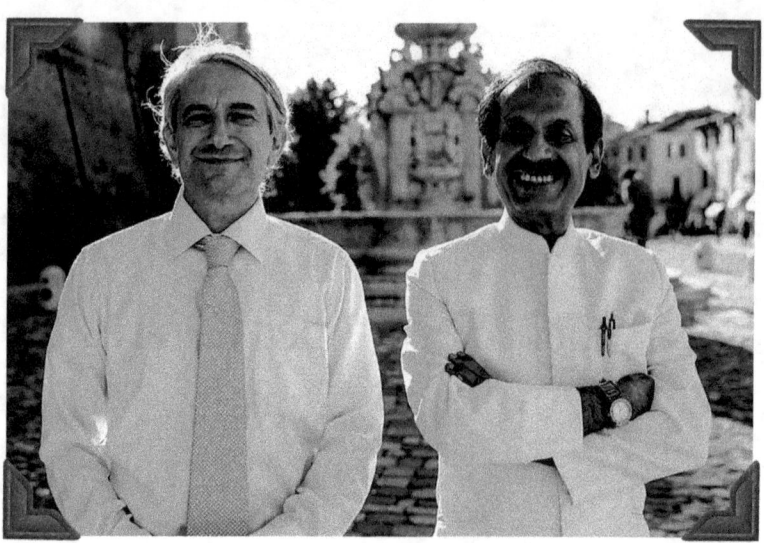

Il dottor Naram con uno dei suoi migliori e più amati allievi, Giovanni Brincivalli, dottore in Medicina.

l'appoggio di un professore della mia università avevo infatti portato avanti una mia personale ricerca sull'uso di questi antichi metodi per casi molto gravi di ansia e di depressione. Poi, dopo alcuni anni trascorsi a studiare con il dottor Naram e dopo aver assistito a risultati incredibili, ho iniziato a usare con tutti i miei pazienti esclusivamente questa antica scienza."

"Come credi che questo abbia influito sulla tua professione di medico?" gli chiesi.

"In primo luogo, non mi trovo mai nella condizione di dover prescrivere alcun antibiotico o antinfiammatorio. In generale tratto gli stessi casi di un qualunque medico di famiglia e ad oggi sono sempre stato in grado di utilizzare esclusivamente i segreti di una guarigione più profonda che ho appreso dal dottor Naram. I risultati che ottengo sono veramente molto, molto potenti. Coloro che vengono in visita mi portano anche i loro animali e i segreti che il dottor Naram mi ha trasmesso funzionano anche su di loro. Adesso resto sorpreso quando non vedo risultati, non il contrario. In questi casi mi confronto con il dottor Naram e lui riesce sempre a trovare negli antichi manoscritti qualcosa che è in grado di fornire una risposta anche rispetto ai casi più rari."

Ad oggi il dottor Giovanni ha lavorato in oltre venti città Italiane. "Le persone vengono da me per varie ragioni. E mi riempie di soddisfazione, mi dà un tale senso di pace, poter dare una soluzione al loro problema."

Mi raccontò di cosa fosse lavorare in un ospedale psichiatrico in Italia. "Ero molto turbato nel vedere pazienti depressi, con istinti suicidari, schizofrenici o con istinti omicidi rinchiusi dentro delle stanze. In alcuni casi venivano legati con delle catene, sì da impedir loro di fare del male a se stessi o ad altri. Venivano sedati per 'sopprimere' il problema e se ne andavano in giro come fossero zombie, senza alcuna speranza di miglioramento. Quando dovevano andare in bagno e venivano loro temporaneamente tolte le catene di contenzione, erano sempre presenti due muscolose e robuste guardie a piantonarli per accertarsi che non fuggissero. Scene veramente dure da vedere."

Raccontò di come si fosse interessato al caso di una famiglia disperata che aveva portato la figlia schizofrenica dal dottor Naram. Avendo visto casi simili in ospedale, era curioso di vedere come il dottor Naram avrebbe trattato quel caso. "Quando si presentarono per la prima visita, i genitori avevano somministrato alla figlia forti farmaci al fine di mantenerla calma e sotto controllo. La ragazza era lenta, letargica e con degli improvvisi sbalzi di umore: per esempio, prendeva improvvisamente tutti i fogli di carta che si trovavano sul tavolo e li strappava in mille pezzi."

Dopo sei mesi di trattamento con il dottor Naram la situazione cambiò radicalmente: la dose di sedativi fu ridotta della metà e la ragazza iniziò a essere più sorridente. Era inoltre più cosciente e vigile, più presente e allegra.

"Non si era mai visto, né ci si sarebbe mai aspettati, un miglioramento del genere in ambito ospedaliero. Un'altra cosa che mi colpì fu quanto questo miglioramento incise sulla qualità della vita dell'intera famiglia. Fu illuminante. Quando chiesi al dottor Naram come aveva fatto, mi disse che il novanta per cento dei nostri problemi deriva da ferite emozionali o da traumi infantili. Quindi mi insegnò gli antichi metodi per aiutare a guarire queste ferite e negli ultimi diciassette anni ho potuto riscontrare la loro efficacia più e più volte, anche nei casi più estremi."

Il pensiero andò nuovamente a mia sorella, che aveva lottato contro la depressione e si era infine tolta la vita. Non mi sentivo pronto per parlarne con il dottor Giovanni, ma mi chiesi se il dottor Naram non sarebbe stato in grado di aiutarla. Tutto ciò che all'epoca i dottori erano riusciti a fare era stato prescriverle dei farmaci, che non avevano funzionato.

Il dottor Giovanni raccontò di un altro caso a cui aveva assistito nei

> *"Il novanta per cento dei nostri problemi deriva da ferite emozionali o da traumi infantili."*
> –Dott. Naram

primi tempi con il dottor Naram e che lo aveva profondamente colpito. Un uomo, che aveva tre delle principali arterie del cuore ostruite, soffriva di insufficienza respiratoria ed era in grado di fare solo qualche passo senza provare dolore al petto. "Avevo studiato questa patologia all'università. In base alla medicina occidentale non esiste un modo efficace per far regredire l'ostruzione delle arterie, se non inserire uno stent e allargare il vaso sanguigno arterioso oppure innestare un bypass aorto-coronarico. Il cardiologo aveva consigliato all'uomo di sottoporsi con urgenza a un'operazione chirurgica, dato l'elevato rischio di attacco cardiaco, ma questi si rifiutò e si recò dal dottor Naram. Dopo aver seguito le sue indicazioni per tre mesi e mezzo, le condizioni di salute dell'uomo mostrarono una regressione delle ostruzioni, cosa che i successivi esami confermarono." Il tono di voce del dottor Giovanni rivelava quanto fosse rimasto impressionato da quei risultati.

"Mi fu di grande stimolo" commentò, "dato che non avrei mai creduto che fosse possibile. Quell'uomo si sottopose a un potente, antico processo di profonda guarigione. Fece il panchakarma, prese dei rimedi a base di erbe e seguì la dieta che gli era stata prescritta. Si assunse la responsabilità della sua vita, cambiò le sue abitudini e mangiò molti fagioli mung e verdure."

Mi guardò e disse: "Sono orgoglioso di te per il fatto che hai l'apertura mentale che serve per voler apprendere tutto su questo metodo di guarigione profonda."

Tutti i cani vanno in paradiso... ma perché farlo prima del necessario?

Sentendomi più a mio agio nell'esternare i dubbi che mi assillavano, gli chiesi: "Pensi possibile che si tratti di un effetto placebo? Ovvero che poiché le persone credono fermamente che la dieta o i rimedi funzioneranno, improvvisamente iniziano a sentirsi meglio?"

Il dottor Giovanni rispose: "Bella domanda, Clint. Anzitutto, prendiamo come esempio Rabbat, che era in coma e si è risvegliata:

come può essersi trattato di un effetto placebo? Poi guarda a come il dottor Naram aiuta anche gli animali. L'ho visto trattare diversi tipi di animali, come tigri, elefanti, cani, cavalli, gufi, canguri, coccodrilli e gatti. Forse gli animali credono che staranno meglio? Eppure, i rimedi antichi guariscono anche loro. Attraverso la sua fondazione il dottor Naram finanzia vari rifugi per animali, dove vengono utilizzati i rimedi naturali a base di erbe per curare cani randagi e altri animali feriti o

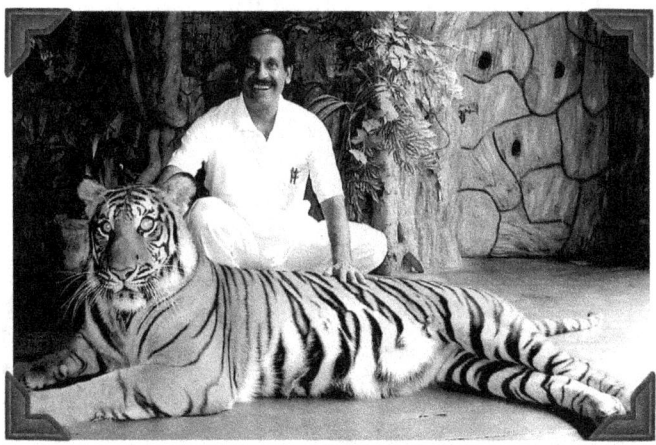

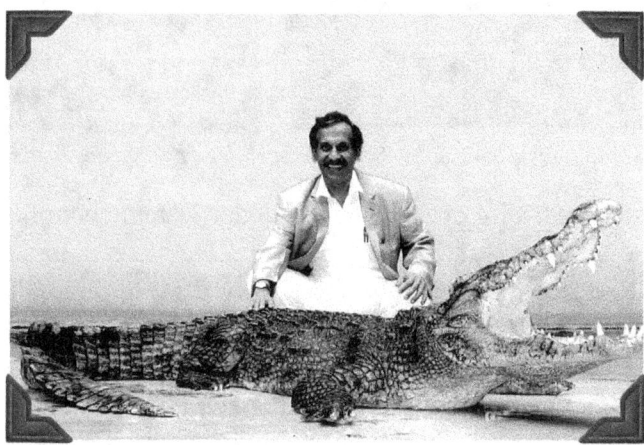

In alto: Questa tigre reale del Bengala non riusciva a riprodursi finché il dottor Naram non le controllò il polso, le somministrò determinate erbe e raccomandò una specifica dieta. Poco tempo dopo ha dato alla luce tre cuccioli.
In basso: Questo coccodrillo era particolarmente irritabile e lo staff dello zoo non capiva il perché... Attraverso il polso il dottor Naram scoprì che aveva un problema di costipazione e, dopo avergli dato le giuste erbe, il coccodrillo è tornato di buon umore!

malati. Hai incontrato Paula oggi?"

"Sì" risposi.

All'inizio della giornata ero rimasto sorpreso nel vedere una donna di sessantaquattro anni di nome Paula arrivare con i suoi due cani. Visibilmente coinvolta, mi aveva raccontato di come anni prima uno dei suoi due cani, un labrador nero, si era ammalato e stava talmente male da non riuscire a camminare. Il veterinario non poteva fare niente, così Paula stava per farlo sopprimere: non sapeva come avrebbe gestito il tormento derivante dalla consapevolezza di aver deciso di uccidere il suo amato cane e, tuttavia, lo vedeva soffrire talmente tanto che non sapeva cosa altro fare. Quella mattina, mentre faceva jogging, seppe da una sua amica che il dottor Naram si trovava in Italia. Corse a casa e con il cane in macchina si mise in viaggio per incontrarlo.

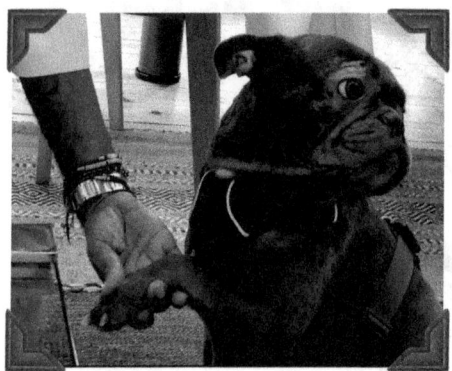 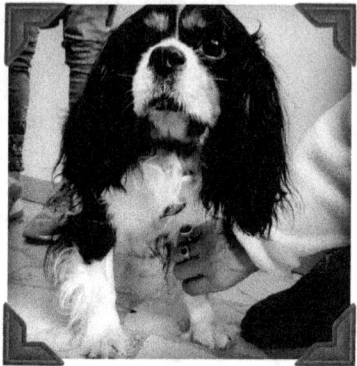

Il dottor Naram e il dott Giovanni sentono il polso a due cani.

"Ero disperata", mi disse Paula. "Il dottor Naram controllò il polso del cane e mi disse esattamente cosa aveva: era pieno di tossine (aam) e aveva l'osteoporosi. Feci tutto ciò che mi disse di fare. Gli diedi le speciali preparazioni a base di erbe e gli feci seguire una dieta specifica e, dopo una sola settimana, saltò da solo dentro la macchina! Saltò! Non zoppicò più e rimase in perfetta salute per altri tre anni. Sarà perché gli animali non pensano alla stessa maniera degli uomini che credo siano molto più puri. Forse i rimedi funzionano più velocemente su di loro che sulle persone. Non ne ho idea, ma questo è quello che è successo. Anche quando iniziò a invecchiare, restò sempre robusto ed in buona salute finché non se ne andò in pace, a casa."

Curare le api?

Il dottor Giovanni continuò raccontandomi la storia di una sua amica apicultrice, le cui api, attaccate da un parassita (Varroa) che aveva favorito l'insorgere di un'infezione virale, avevano smesso di produrre miele e avevano iniziato a morire. Al fine di eliminare il parassita, altri apicoltori avevano deciso di trattare le arnie con fumigazioni di sostanze velenose che sfortunatamente finivano per uccidere anche molte api, mentre quelle che sopravvivevano erano talmente infestate dai prodotti tossici che inevitabilmente ne risentiva la qualità del miele. Dato che sia la donna sia la sua famiglia consumavano il miele che producevano e avevano intenzione anche di venderlo, vollero optare per una soluzione alternativa alla chimica. Chiamarono quindi il dottor Giovanni.

"Andai a vedere le api e inizialmente non sapevo proprio in che maniera aiutarle." mi spiegò. "Come si controlla il polso di un'ape senza essere punti?" Sorrise, e io risi all'immagine del medico che tentava di tastare il polso ad un'ape. Mi mostrò il punto marma per aumentare le difese immunitarie negli esseri umani e mi chiese: "Ma come si può farlo sulle api?"

Note dal mio diario
Antichi segreti di guarigione per aumentare le difese immunitarie *

Marma Shakti - Premere per 6 volte, molte volte al giorno, la parte superiore del dito medio della mano destra.

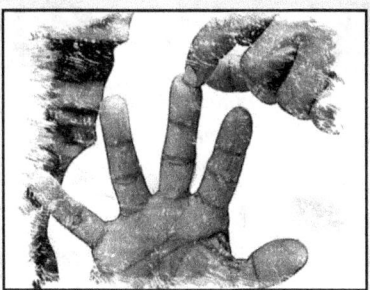

*Ulteriore materiale disponibile: per un potente rimedio casalingo utile per rinforzare il sistema immunitario contro le infezioni virali, si prega di fare riferimento all'appendice e di visitare il sito a iscrizione gratuita.

"Feci alcune ricerche e appresi che questo tipo di infestazione rende le api molto deboli. Le fa smettere di volare, mentre alcune di loro perdono interamente la peluria, con la conseguenza che le api sane iniziano a combattere quelle malate perché non le riconoscono più come parte del loro alveare. Questo mi fece venire in mente un'idea."

Il dottor Giovanni ricordò la storia di quando il dottor Naram utilizzò gli antichi segreti per far ricrescere i suoi stessi capelli; fece anche una ricerca su quali erbe sono in grado di aumentare le difese immunitarie. Fu così che insieme all'apicultrice tritarono alcune delle compresse di erbe

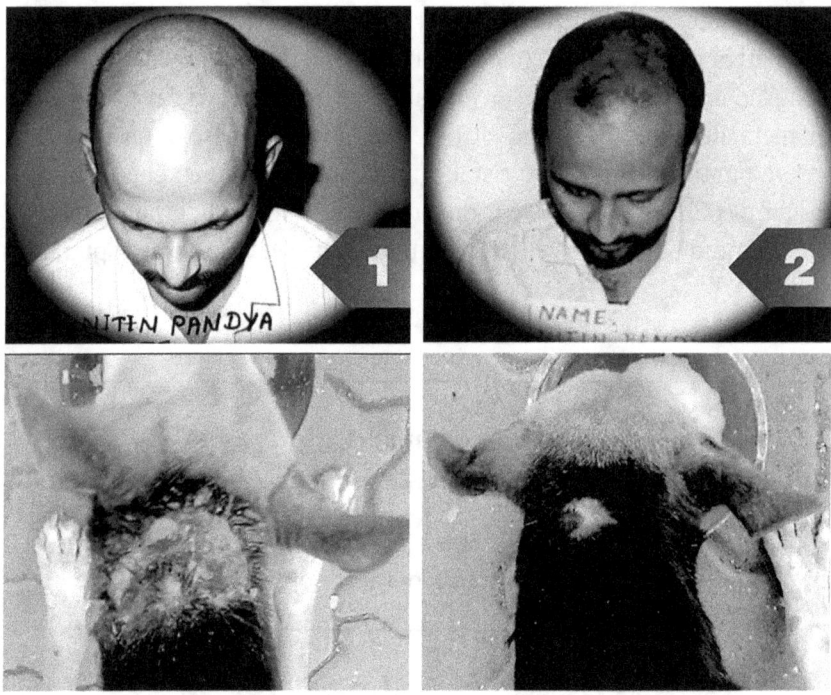

Sapendo che il dottor Naram aveva aiutato molti (come quest'uomo e questo cane) a far ricrescere i capelli o il pelo, il dottor Giovanni ha usato il suo metodo come parte della cura per le api.

del dottor Naram specifiche per far ricrescere i capelli e per rinforzare il sistema immunitario, le mescolarono con un potente rimedio casalingo che comprendeva del miele e, infine, nutrirono le api con il preparato. Poco tempo dopo il dottor Giovanni ricevette una chiamata dalla sua amica. "La peluria delle api sta ricrescendo! E sembrano più forti, più in salute."

Pian piano la popolazione delle api iniziò a crescere fino a riuscire a produrre miele in abbondanza. Il miele venne chiamato "Miele Antichi Segreti" per rendere onore all'evento e allo speciale miele di cui le api di erano nutrite. L'apicultrice era infatti convinta che il miele riflettesse le proprietà di rafforzamento delle difese immunitarie e di resistenza proprie delle erbe medicinali che erano state somministrate alle api.

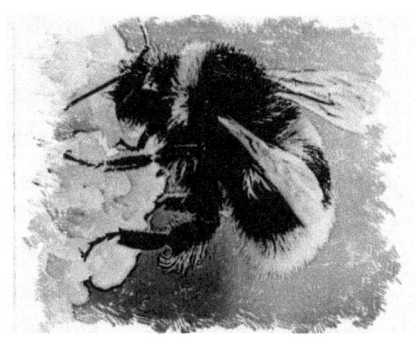

Anche le api hanno tratto beneficio dagli antichi segreti di guarigione.

Quando tempo dopo ne parlai con il dottor Naram egli mi disse, "Che tu ci creda o no, Clint, questi antichi segreti di guarigione funzionano sugli esseri umani, sugli animali e anche sulle piante. Dato che siamo tutti parte della natura, valgono per tutti i medesimi principi."

La storia mi colpì poiché avevo letto in passato alcuni articoli sulla diminuzione delle popolazioni di api in tutto il mondo, cosa che poneva interrogativi preoccupanti circa l'impatto che questo avrebbe avuto a lungo termine sull'ecosistema globale in caso di scomparsa di questi fondamentali impollinatori. Se solo più persone studiassero e utilizzassero questi metodi come ha fatto il dottor Giovanni! *

"Quali consigli puoi dare a coloro che sono interessati ad apprendere questi antichi metodi di guarigione?"

"È un processo continuo, Clint." rispose. "Servono una mente e un cuore aperti. Se l'intenzione è semplicemente quella di imparare per curare se stessi, è assolutamente fattibile: chiunque su questa terra è in grado di apprendere gli antichi metodi di guarigione che cambieranno la sua vita, se solo si impegna a seguirli con diligenza. Ma diventare un guaritore richiede una evoluzione a livello interiore,

> *"Gli antichi segreti di guarigione funzionano sugli esseri umani, sugli animali e persino sulle piante."*
> –Dott. Naram

---

* Ulteriore materiale disponibile: per maggiori approfondimenti sugli antichi segreti per comunicare con gli animali, nonché sui segreti per infoltire i capelli, potete fare riferimento al sito MyAncientSecrets.com.

> *"Diventare un vero guaritore richiede una evoluzione a livello interiore, non semplicemente conoscenza a livello teorico."*
> –Dott. Giovanni Brincivalli

non semplicemente conoscenza a livello teorico. Il dottor Naram dice che diventare un vero guaritore non ha a che vedere con il sapere, ma con il fare e, soprattutto, con l'"essere'. Anche quando si lavora con gli animali, essi percepiscono il tuo 'essere'. E per raggiungere lo stato d'"essere' tipico di un maestro guaritore, occorre dedicare una vita intera."

Mi spiegò quindi che la difficoltà per chiunque è che la maggior parte delle persone è dipendente dalle proprie abitudini. "Per esempio in Italia si pensa comunemente che una dieta sana sia rappresentata da pasta, formaggio e vino. E quando le persone si ammalano cercano un rimedio veloce prendendo qualche pillola. Questo è ciò che scelgono. Ma a quale costo? Ci sono seri effetti collaterali a lungo termine nell'assumere quelle pillole. Al contrario, quando si sceglie la strada della guarigione più profonda il prezzo da pagare è dato da una buona dose di disciplina nel modificare le proprie abitudini, dalla pazienza, dalla persistenza e dalla determinazione. Come conseguenza, si fa esperienza di una guarigione più profonda e durevole nonché della pace mentale. È una scelta: quale prezzo si è disposti a pagare?"

Il dottor Giovanni fece una pausa, così potei assimilare ciò che mi stava dicendo.

Avevo avuto evidenza di ciò di cui stava parlando attraverso le persone che avevo visto, mio padre incluso.

"Che cosa spinge le persone a scegliere di cambiare le proprie abitudini e la loro vita, sì da fare esperienza di una guarigione più profonda? Inizialmente, per seguire le prescrizioni abbastanza a lungo da poter notare la differenza occorre un atto di fede o la fiducia nel guaritore. Quando poi le persone vedono i risultati, continuano la cura per lungo tempo e ne parlano ad altri. La scelta di questo tipo di guarigione è una scelta profonda. Per molti richiede un duraturo cambio di prospettiva, cosa non sempre facile da attuare."

Le sue parole mi fecero riflettere su mio padre e su alcune recenti conversazioni che avevo avuto con lui. Le nostre opinioni su cose molto elementari, come quale cibo fosse più sano per noi, stavano iniziando a cambiare. Per mio padre fare un lungo trattamento disintossicante in India rappresentava sicuramente un cambiamento di portata considerevole. Dal mio canto continuavo fondamentalmente a domandarmi se questi cambiamenti avrebbero mai fatto la differenza in casi estremi come quello di mio padre. In ballo c'era molto: mio padre aveva investito tempo, denaro, energie e speranze nel reimpostare la sua vita in modo da essere in grado di seguire ogni singola raccomandazione che il dottor Naram gli aveva fatto. Temevo che se non avesse funzionato sarebbe diventato più depresso e sconfortato di prima e che sarebbe ritornato a fare preparativi in vista della sua morte.

Parlare con coloro che avevano tratto beneficio dall'approccio del dottor Naram mi aveva dato maggiore fiducia nel fatto che questo antico sistema di guarigione potesse funzionare. Ma avrebbe funzionato anche per mio padre?

Insoliti aggiornamenti da parte di mio padre

Un giorno feci una passeggiata per il centro di Milano. Contento di scoprire che era disponibile gratuitamente la connessione wi-fi, aprii la mia casella di posta elettronica e trovai un aggiornamento da parte di mio padre.

3 Agosto 2010 – Resoconto del terzo giorno
Sono le 7.15 di sera qui a Mumbai, le 6.45 del mattino in Utah. Volge al termine il mio secondo giorno di trattamento e sto iniziando a sentirmi un po' più a mio agio nelle condizioni di vita che offre Mumbai, assai diverse da quelle di Salt Lake City. La mia dieta di oggi prevedeva papaya a fette per colazione e una scodella di fagioli mung per pranzo e per cena, mentre l'attività giornaliera includeva yoga dalle 7.30 alle 8.30 del mattino, un appuntamento con il dottor Swapna, uno dei grandi medici qui alla clinica Ayushakti, e un altro massaggio completo con una sostanza granulosa e tiepida che mi ha fatto sentire come se mi avessero fatto un vigoroso scrub. Immagino che sia la stessa sensazione che prova una macchina appena uscita dall'autolavaggio, con la differenza che dopo il massaggio ti lasciano con una sostanza

spalmata sul corpo per tre o quattro ore prima di poterla lavare via. Devo ancora fare la mia doccia fredda quotidiana. Oltre a questo, sono riuscito a prendere i venti diversi rimedi a base di erbe da assumere mattina e sera. Come risultato, la maggior parte dei dolori all'addome e al petto che sentivo sembrano essersene andati via... suppongo che nella zuppa di fagioli mung e nelle fette di papaya non ci sia molto che disturbi troppo l'apparato digerente. A dire il vero, il cibo è gradevole e non sento il bisogno di mangiarne di più, perciò anche la quantità è sufficiente. Il ristorante può servirmi ciò che voglio, ma questo è quanto ho scelto di mangiare per oggi.

Lessi la sua e-mail seduto sotto l'arco di una fontana zampillante posta al centro di una piazza. Mio padre stava praticando yoga? Sorrisi al pensiero. E sorrisi ancor di più nell'apprendere che iniziava a sentirsi meglio. Mi disse anche che uno dei suoi momenti preferiti era incontrare in clinica persone interessanti, provenienti da Kenya, Inghilterra, Germania e altre nazioni. Un caso che lo aveva colpito molto era quello di una donna affetta da sclerosi multipla e che per vent'anni non era stata in grado di camminare. Grazie all'aiuto del dottor Naram aveva perso oltre ventitré chili ed era stata in grado di mantenere un lavoro presso la Croce Rossa in Germania. Il sogno che l'aveva spinta fino in India era di riuscire a ristabilirsi, sì da poter tornare a camminare. Mio padre descrisse l'emozione di vederla muovere nuovamente i primi passi.

Più tardi quella stessa sera lo chiamai su Skype per saperne di più su come stesse andando. Mi disse che all'inizio del trattamento il suo fisico era così delicato che i massaggi gli davano fastidio. Quando gli chiesi se il tutto gli stesse piacendo, rise e disse "Non sono sicuro che la parola 'piacere' sia adatta, diciamo piuttosto che sono grato per questo."

Mi spiegò che le prime fasi del trattamento erano studiate per rimuovere le tossine dal suo corpo, cosa che richiedeva tempo e pazienza. Le fasi successive erano studiate invece per aiutare il suo corpo a ricostituirsi e rafforzarsi. Sebbene non si sentisse ancora in forma, il fatto di trovarsi insieme ad altri pazienti e di ascoltare le loro storie lo confortava. Anche avere una routine semi-pianificata e del cibo salutare rendevano in fondo le cose più semplici. Nel complesso sembrava fiducioso e saperlo più a suo agio mi aiutò a lasciar andare alcune preoccupazioni e a sentirmi più rilassato.

Con le buone notizie di mio padre e tutte le storie che il dottor Giovanni, così come altri, mi avevano raccontato quel giorno che risuonavano nella mia mente, mi domandai ancora una volta perché le possibilità di una guarigione più profonda offerte dal Siddha-Veda non fossero conosciute da un maggior numero di persone.

Ormai avevo incontrato veramente tante persone (e animali!) le cui vite erano cambiate grazie al dottor Naram e al suo operato. Riflettei su come anche io stavo cambiando: dentro di me avevo trovato un luogo di maggiore pace e di maggiore radicamento. Non sapevo né come né perché, ma mi sentivo meglio rispetto a me stesso e alla vita in generale Le domande che mi ponevo erano cambiate da un "Funziona?" a un "Come funziona?" e da un "Come si può credere a questo?" a un "Perché mai un maggior numero di persone non ne conosce l'esistenza?"

Ora che disponevo di così tante prove, lo scettico in me faceva capolino sempre meno mentre diventavo sempre più fiducioso che questo fosse davvero un approccio alla guarigione dalle solide fondamenta e dai risultati prevedibili. Ma se le cose stavano così, perché era così difficile per le persone scegliere di seguirlo? Perché mai è così difficile mettere in atto dei cambiamenti che giovano alla nostra salute? Perché la maggior parte dei pazienti che erano ricorsi al dottor Naram avevano dovuto raggiungere un tale stadio di disperazione prima di realizzare che esiste uno stile di vita migliore e più salutare? E perché era così difficile perdere le cattive abitudini che mettono a rischio la salute?

Note per il vostro diario

Al fine di rendere più profondi e più intensi i benefici che sperimenterete dalla lettura di questo libro, prendetevi qualche minuto e annotate le vostre risposte alle seguenti domande:

Quali sono le vecchie ferite che probabilmente hanno un effetto su di voi ancora oggi?

_____

_____

_____

Quali sono le vecchie abitudini rispetto alle quali avete sviluppato una vera e propria dipendenza e che verosimilmente vi ostacolano dall'ottenere ciò che desiderate di più?

_____

_____

_____

Quali sono gli insegnamenti di saggezza che sentite di poter apprendere dagli animali, dagli insetti e/o dalle piante?

_____

_____

_____

A quali ulteriori intuizioni, interrogativi o prese di coscienza siete giunti leggendo questo capitolo?

_____

CAPITOLO 13

Lezioni dalla storia: i più grandi ostacoli e le più grandi scoperte

Un semplice cambio di paradigma è tutto ciò che serve per modificare per sempre il corso della tua vita.
–Jeff Spires

In cerca di risposte, nel tempo che mi restava a disposizione a Milano contattai due persone. Il primo fu il mio amico dottor John Rutgers, che era laureato in medicina, ma che aveva anche studiato varie forme di medicina alternativa e complementare. Lo avevo conosciuto anni prima e lo avevo sentito raccontare numerose straordinarie esperienze di guarigione avvenute per mezzo della medicina alternativa.

All'epoca trovavo piacevole stare in compagnia di John, ma ad essere sincero pensavo che le sue vedute fossero un po', come dire, stravaganti. Ora dovevo invece ammettere quanto le mie convinzioni in materia di salute avessero limitato le mie opzioni, considerato che avrei banalizzato tutte quelle opinioni che non erano allineate a quelle comunemente accettate. Da quando avevo conosciuto il dottor Naram la mia visione era diventata più ampia. Il mio per così dire eccentrico amico John mi apparve improvvisamente come qualcuno le cui preziose intuizioni non ero semplicemente stato pronto ad ascoltare. In quel momento sentii

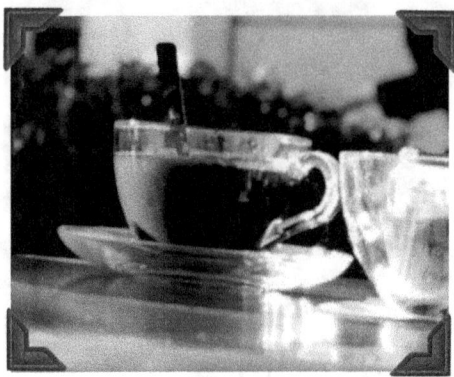
Una densa cioccolata calda italiana... Che bontà!

che avrebbe potuto aiutarmi a comprendere alcune cose e gli chiesi se avesse tempo per una chiamata su Skype.

Per garantirmi una buona connessione internet, trovai un bar in una caratteristica zona della città, che oltre ad avere un'ottima rete wi-fi, serviva anche una densa cioccolata calda dalla consistenza di una barretta di cioccolato fuso. La trovai deliziosa. Con la connessione internet e la cioccolata italiana davanti, raccontai a John alcune delle cose che avevo visto e sentito nella clinica del dottor Naram in India e negli ambulatori in California e in Italia. Egli sembrava sinceramente interessato e apprezzai molto il suo autentico impegno di fronte al fiume in piena dei dubbi e delle domande che ponevo.

"Per quale motivo, con tutti i soldi che vengono spesi nelle università americane di ricerca medica, non si è ancora scoperto come fare ciò che il dottor Naram fa? Se questo tipo di guarigione è possibile e le persone vedono il realizzarsi di risultati che cambiano loro la vita, allora perché non conoscere meglio questo genere di medicina? Perché gli si oppone tanta resistenza?"

John fece una lunga pausa."Iniziamo con l'inquadrare la tematica da un punto di vista più ampio. Sin dagli inizi dell'umanità, l'uomo ha tentato di trovare modi per spiegare ciò che appariva fuori dal suo controllo: tempeste, cambiamenti stagionali, carestie, così come infermità e malattie. Eventi che hanno avuto un forte impatto sulla vita umana e sulla produzione agricola hanno determinato un gran bisogno di trovare un ordine. Questo ha consentito di esercitare un maggiore controllo sull'esito di questi eventi, il che a sua volta ha aumentato le nostre possibilità di sopravvivenza. Riesci a seguirmi?"

"Credo di si."

"Prendi le antiche civiltà. Guardavano lassù e vedevano le stelle e i pianeti nel cielo notturno muoversi in un modo che non riuscivano a spiegare. Arrivarono a pensare che fossero delle divinità che controllavano gli elementi sulla terra, come il tempo o la salute degli uomini, in base ai loro capricci. Hanno creato storie intorno a questi corpi celesti per spiegare eventi altrimenti inspiegabili, cosa che li aiutava a dare un senso al mondo che li circondava. In realtà questo è lo stesso bisogno che ha anche la scienza", continuò John. "Nonostante la scienza e la religione appaiano a volte confliggere l'una con l'altra, sono in realtà espressione della medesima cosa: l'aspirazione a dare un ordine alla nostra vita."

Crescendo, la fede ha giocato un ruolo importante nella mia vita, ma poi come ricercatore universitario la mia attenzione si è spostata sulla scienza. Sebbene personalmente non abbia mai sentito la scienza e la fede come dimensioni in contrasto fra loro, benché abbia di sicuro conosciuto qualcuno che lo avvertiva, non avevo mai preso in considerazione l'idea che avessero un terreno comune.

John aggiunse poi "Una volta che noi esseri umani abbracciamo un assunto che dà alle nostre menti un senso di ordine, un significato e un senso di prevedibilità, e troviamo sicurezza in quell'assunto, allora diventa difficile cambiare, indipendentemente dalle prove contrarie che possiamo avere. Raccogliamo quante più prove possibile per corroborare la nostra convinzione e allo stesso tempo ignoriamo, temiamo o rifiutiamo qualsiasi prova contraria che possa metterla in discussione. Per esempio, quanto spesso accade che qualcuno visiti una chiesa che non sia quella del suo credo o legga un libro di un autore la cui visione politica metta in discussione la sua?"

"Non spesso", ammisi.

"Esatto. Il cervello umano teme il disordine e l'incertezza, quindi oppone ogni resistenza pur di mantenere l'ordine. Questo ci limita e ci ostacola nell'esplorazione di nuove idee dalle quali potremmo trarre beneficio. Prendi il caso di Galileo, che era italiano; sai qualcosa della sua storia?"

Guardai fuori dalle vetrine del caffè lungo quell'affascinante via italiana e notai i panni stesi ad asciugare tra gli edifici. "Galileo non è forse famoso per la sua scoperta che è la Terra a ruotare intorno al Sole e non viceversa?"

"In verità fu Copernico a scoprirlo nel sedicesimo secolo attraverso dei calcoli matematici, ma a quel tempo nessuno gli prestò molta attenzione. Diciotto secoli prima di Copernico, il filosofo greco Aristotele confutò la credenza che i pianeti e le stelle non fossero altro che delle divinità

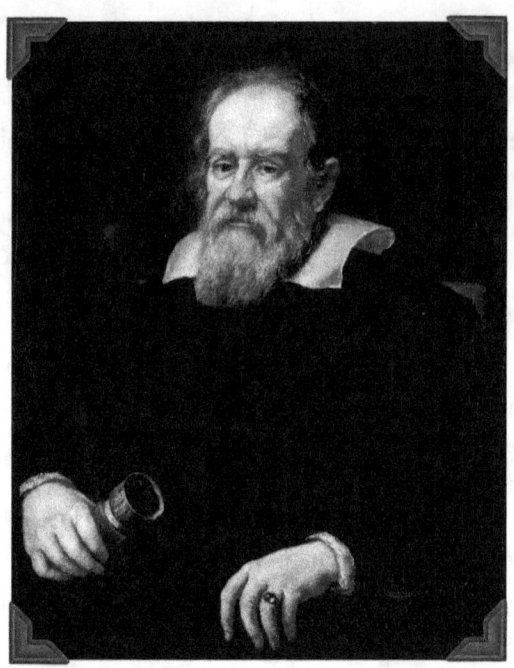

Ritratto di Galileo Galilei, Justus Sustermans, 1636. Immagine ripresa da Wikimedia.

che vagavano, proponendo la teoria, accolta dai contemporanei, che fossero oggetti o sfere che ruotavano attorno alla Terra seguendo una traiettoria fissa. Nel 1609, Galileo utilizzò il telescopio per esplorare il cielo notturno e giunse alla conclusione che Copernico aveva ragione: non tutti i corpi celesti ruotavano intorno alla Terra."

Mentre fissavo la strada, mi chiedevo come dovesse essere questo quartiere milanese nel diciassettesimo secolo. Le strade in pavè e gli edifici in vecchio stile rendevano facile immaginarlo. John continuò: "Galileo pubblicò le sue scoperte in italiano e non, come di solito si usava, in latino, di modo che anche le masse potessero leggerle: il latino era infatti fruibile solo dagli accademici. Egli fornì le prove che le precedenti credenze sulla Terra erano sbagliate. Con una comprensione più accurata del sistema solare, molto si sarebbe potuto migliorare, compreso il calendario, il susseguirsi delle stagioni e via discorrendo. E come pensi che la gente abbia reagito?"

"Penso che abbiano avuto difficoltà ad accettarlo", dissi. "Ricordo di aver studiato a scuola che il papa di allora lo condannò agli arresti domiciliari, giusto?" Riflettevo su quanto mi aveva detto il dottor

Giovanni, che quando viene presentato un nuovo punto di vista è difficile per le persone cambiare la propria visione.

"Sì. Perché pensi che gli accademici, la chiesa, la comunità scientifica dei suoi tempi e perfino il papa fossero tanto preoccupati che Galileo contestasse l'idea che la Terra fosse al centro dell'Universo?"

Terminando quel che restava della mia cioccolata calda, cercavo di immaginare come mai avessero sostenuto una tale posizione. "Non lo so", dissi. "Perché?"

"In parte perché il cervello umano pone resistenza al disordine. In quel caso, la gente aveva paura di un'idea che contraddiceva qualcosa che sembrava certo. È quello che i ricercatori chiamano 'pregiudizio di conferma' ed è uno dei peggiori errori che si possano mai fare: scartare qualcosa troppo presto perché va contro ciò che crediamo di sapere già."

"Ci sono", dissi, raccontando della mia iniziale resistenza al dottor Naram e al suo lavoro. "In effetti mi ci sto dibattendo tuttora, ecco il motivo per cui ti ho chiamato."

"Guarda" disse John. "Non è che la gente non accetterà mai quel che sta facendo il dottor Naram. In realtà, sempre più medici stanno scoprendo i benefici di pratiche quali meditazione, yoga e diete vegetariane. Ma la maggioranza convenzionale, il cosiddetto mainstream, non lo ha ancora accettato, poiché servono tempo e denaro per fare ricerca e divulgarne i risultati. Soprattutto perché i paradigmi su cui si basa il modello scientifico occidentale non sanno come dare un senso a queste antiche scienze curative che vengono dalla tradizione o anche solo come misurarne l'impatto."

"Cosa intendi per paradigmi?" Chiesi.

"Immagina di giocare a calcio e che un gruppo di giocatori di baseball si avvicini dicendoti che non stai praticando un vero sport, in quanto non stai rispettando le regole degli sport. Per giustificare la loro affermazione ti fanno notare che non stai usando una mazza e che la palla è troppo grande e della forma sbagliata. La verità è che non stai seguendo le regole del baseball. Allo stesso modo, il paradigma scientifico e medico occidentale si basa su alcuni presupposti di base che gli consentono di vedere la realtà solo in determinati modi. Questo ha portato ad alcune grandi scoperte e tuttavia ha impedito di vedere altro. Ciò non significa infatti che altre forme di scienza o di ricerca non siano utili. Il dottor Naram non gioca allo stesso gioco dei medici occidentali, ma questo

> *"Non si può dire che il calcio non sia uno sport perché non segue le regole del baseball. Il dottor Naram non gioca lo stesso gioco dei medici occidentali, ma questo non significa che ciò che fa non sia corretto."*
>
> –Dott. John Rutgers

non vuol dire che ciò che fa non sia corretto."

Fece un'altra analogia. "Non si può paragonare un pesce a un uccello e dire che uno è migliore dell'altro: fanno cose diverse. Non puoi giudicare un pesce da quanto sa volare."

"Capisco l'analogia", dissi. "Ma la scienza non va al di là della cultura?"

"In verità le scienze, come la cultura, arrivano con il loro insieme di presupposti e regole su ciò che le cose significano e ciò che sia da ritenere importante. Prendiamo la storia del tuo mal di testa e degli anelli di cipolla. Il modello occidentale avrebbe avviato un esperimento per verificare se gli anelli di cipolla curano veramente il mal di testa. In uno studio in doppio cieco, né i medici né i pazienti saprebbero chi ha assunto un placebo (solitamente una pillola di zucchero), il comprovato antidolorifico o la nuova sostanza, nel tuo caso gli anelli di cipolla. Quindi verificherebbero se i pazienti che hanno ricevuto il trattamento con anelli di cipolla abbiano riscontrato risultati diversi. È corretto?"

Annuii.

"E se non riuscissero a dimostrare che ci sono significative differenze tra gli anelli di cipolla e il placebo, uno studio scientifico tradizionale stabilirebbe che quella tradizionale forma di guarigione non è efficace."

"Quindi stai dicendo che la scienza moderna non ha dimostrato che quella roba è migliore del placebo?" chiesi.

"Tutto ciò prova che le modalità da loro seguite per effettuare i test non sono ancora adatte a dimostrare l'efficacia dei metodi e delle procedure di guarigione che sono al di fuori del loro stesso paradigma. Il dottor Naram ti ha detto che esistono diversi tipi di mal di testa e che le cipolle sono particolarmente utili per uno di questi tipi. Egli personalizza le cure in base a quello che può sentire dal polso, qualcosa che le moderne apparecchiature della medicina occidentale non sono lontanamente

> *"Non si può paragonare un pesce a un uccello e dire che uno è migliore dell'altro: semplicemente fanno cose diverse."*
>
> –Dott. John Rutgers

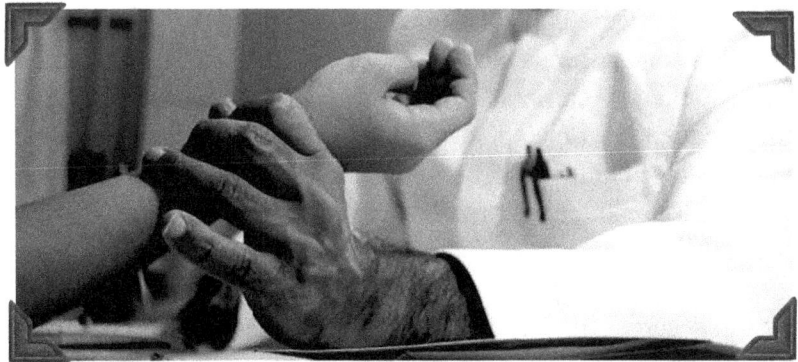

Il dottor Naram nell'atto di leggere il polso di una persona, cosa che permette di rilevare sottili squilibri e blocchi che influiscono sul benessere fisico, mentale ed emozionale.

vicine dal rilevare. Laddove la scienza occidentale spesso dice: 'Hai mal di testa, quindi ecco una pillola", sembra che il dottor Naram distingua quale tipo di mal di testa hai, prendendo poi in considerazione la tua particolare costituzione fisica per attingere infine ad un'ampia varietà di rimedi."

"Bene", dissi, iniziando ad afferrare il concetto, "stai forse dicendo che poiché il dottor Naram non cura una malattia, ma personalizza un trattamento di cura per l'intera persona, la maggior parte dei metodi comunemente usati all'interno del paradigma scientifico occidentale per dimostrarne l'efficacia non sono in grado di misurarla?"

"Esatto", disse John. "Ma quello che vedo comunque accadere è che i più saggi tra i dottori dalle menti più brillanti e dai cuori aperti, coloro che desiderano veramente aiutare le persone, stanno

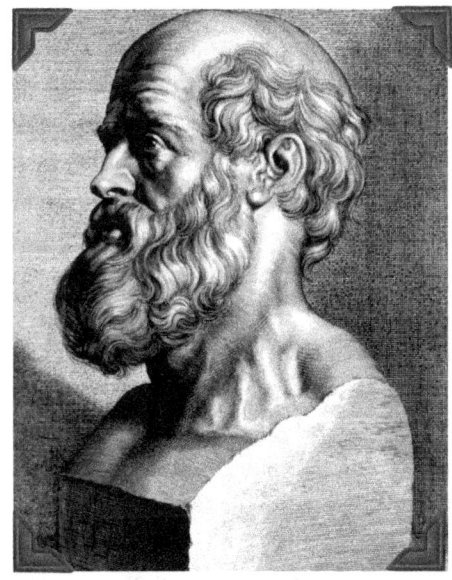

Ippocrate, il medico considerato il "Padre della Medicina". Acquaforte di Peter Paul Rubens, 1638. Per gentile concessione della Biblioteca Nazionale di Medicina.

riconsiderando varie cose. Il Giuramento di Ippocrate, che recita 'per prima cosa non nuocere' è un giuramento che fanno tutti i nuovi medici all'inizio della loro carriera. Alla luce di questo giuramento molti saggi medici vedono che i metodi che usano potrebbero essere dannosi per i loro pazienti se confrontati con gli antichi rimedi naturali e per questo diventano disponibili ad aprirsi ad altre modalità complementari di cura e di aiuto alla persona."

"Le più grandi scoperte sono sempre fatte da coloro che sono stati disposti ad aprirsi a qualcosa di nuovo e di ignoto. Diversamente, la maggioranza delle persone comuni pone resistenza a nuove credenze fino a quando le altre opzioni a loro disposizione non si rivelano fallimentari."

"Proprio così", dissi. "Molti arrivano dal dottor Naram come ultima spiaggia, piuttosto che come un modo per prevenire fin dall'inizio l'insorgere di qualunque malattia di cui potrebbero soffrire, cosa che secondo lui le tecniche che usa possono consentire. Se questo è vero, il fatto di arrivare da lui prima che i problemi si manifestino risparmierebbe loro molte preoccupazioni e dolori. Perché la medicina occidentale non si concentra maggiormente sulla prevenzione?"

"Vedi" disse John. "Ogni cultura dall'inizio dei tempi ha ricercato la fonte della giovinezza, del benessere e della guarigione. Ci si è sempre rivolti a sciamani, stregoni, farmacisti, uomini e donne di medicina per aiutare le persone a trovare soluzioni più o meno efficaci per mantenere la salute o per guarire dalle malattie. È importante capire come la medicina occidentale sia divenuta 'la medicina occidentale."

Alcuni rumori fuori dalla finestra mi fecero alzare lo sguardo. Vidi passare un gruppo di scolari che parlavano animatamente in italiano. Mi concentrai di nuovo su John, mentre iniziava a raccontare una breve e affascinante storia sulla medicina occidentale così come la conosciamo.

"Per molto tempo", spiegò, "i medici statunitensi hanno praticato una combinazione di metodi di guarigione - quali naturopatia, omeopatia, idroterapia e medicina Thomsoniana - che poggiava fortemente sui rimedi erboristici dei nativi d'America e sui bagni di sudore. Poi nel 1910 fu condotto uno studio per determinare quale approccio di guarigione fosse il più efficace. I risultati portarono fondamentalmente alla chiusura di 120 scuole di medicina, lasciandone aperte solo 32. Sulla base del metodo con cui è stato valutato quanto scritto nel rapporto, il miglior modello fu trovato nella Johns Hopkins University. È diventato poi noto come 'allopatia', dai termini del greco antico che stanno a significare 'diverso' e 'sofferenza'. Essenzialmente si riferiva alla pratica della guarigione attraverso gli opposti. Se qualcuno ha una brutta tosse, gli si dà un soppressore della tosse stessa. L'apporto di denaro da parte di finanziatori con l'intento di contribuire alla standardizzazione della medicina in America, unito alla preferenza per l'allopatia, determinò poi un grande cambiamento nella politica e nella regolamentazione della medicina. Questo cambiamento ha avuto alcuni effetti positivi, come l'eradicazione della poliomielite e una diminuzione del numero di venditori di olio di serpente, ma ha anche portato ad alcune significative limitazioni, fra cui la sistematica eliminazione di efficaci forme di guarigione olistica che non rientravano nel medesimo paradigma."

Non ne avevo mai sentito parlare prima. Agitandomi sulla sedia, obiettai a quanto detto da John "Guarda che pur con i suoi lati negativi il nostro sistema medico occidentale è seguito da persone di tutto il mondo. Deve necessariamente essere più efficace di altri metodi."

"Rifletti su questo", rispose John. "Se l'allopatia, il modello di medicina al momento dominante, è veramente superiore agli altri nella comprensione della salute, del benessere e della longevità, allora perché l'aspettativa di vita dei medici è inferiore alla media? E perché il tasso di suicidi tra i medici è così alto? E al tempo stesso perché nella società occidentale un numero così elevato di uomini, donne e bambini stanno diventando sempre più obesi, più depressi? Perché stiamo assistendo a un incremento del numero di malattie e non a una diminuzione delle stesse? Sono d'accordo che ci sono progressi, ma mi sembra anche che il paradigma dominante manchi di qualcosa."

Più tardi, riflettendo su quanto John aveva detto, mi resi conto di quanto le cose di cui aveva parlato potessero applicarsi a ciò che faceva il dottor Naram. Le persone avevano le proprie idee e filosofie sulla dieta: cosa fosse bene mangiare e cosa no, cosa li facesse ammalare e cosa si dovesse fare per mantenersi in salute. Quelle convinzioni davano loro un senso di certezza. E quando qualcuno metteva in discussione queste convinzioni diveniva difficile cambiare prospettiva, a meno che non fossero ormai disperate e fossero costrette cercare qualcos'altro.

Avevo molto su cui riflettere. Per anni ero stato convinto di avere una mente aperta ad altri sistemi di credenze e mi piaceva crederci durante i miei viaggi. Ora mi rendevo conto di quanto fossero invece rigide le mie certezze! Avevo preso per vere tante cose perché era così che mi erano state insegnate. Credevo sinceramente che l'America e l'Europa disponessero dei migliori medici professionisti sul pianeta. Non avevo mai preso in considerazione l'ipotesi che la nostra medicina potesse avere dei punti per così dire ciechi, che potesse ignorare fondamentali elementi utili per comprendere e promuovere la salute, il benessere e la longevità. Ero perplesso. Di chi mi sarei potuto fidare quando avessi avuto bisogno di cure efficaci?

Durante un viaggio in Messico avevo conosciuto un professore universitario tedesco che abitava a Toronto, Ludwig Max Fischer, conosciuto anche come Max. Aveva trascorso buona parte della sua vita alla ricerca di antiche tradizioni curative in tutto il mondo ed ero rimasto subito affascinato dalla sua visione su aspetti che avevo difficoltà a comprendere. Così contattai anche lui per chiedergli se potevamo sentirci ed egli riprese proprio da dove John aveva interrotto.

"Perché hai iniziato la tua ricerca su questo argomento?" Gli chiesi.

"Quando ero un giovane professore avevo un mal di stomaco che durava da un anno e mezzo." Con un leggero accento tedesco, Max aveva un timbro di voce caldo e calmo che mi faceva sentire come se parlassi con un saggio nonno. "Andai da medici in tutta Europa e negli Stati Uniti. Mi proposero un trattamento dietro l'altro, ma nulla funzionava, e anzi alcuni degli effetti collaterali erano terribili." Stette talmente male da essere costretto a letto per la maggior parte del tempo.

"Spinto dalla disperazione, mi rivolsi a un guaritore della tradizione orientale. Mi disse che c'era uno squilibrio di elementi nel mio organismo: 'Troppo legno nel tuo corpo', disse. Al momento ricordo di aver pensato 'Non può essere serio! Non ho mangiato alcun legno!' Alle mie orecchie di accademico tutto questo suonava ridicolo. Preso dalla disperazione, seguii comunque i consigli del guaritore e rimasi sorpreso dalla velocità con cui migliorai."

"Incredibile", dissi.

"La cosa straordinaria", continuò Max, "è che nonostante fossi tornato in salute, i miei sentimenti al riguardo erano comunque contrastanti. Da un lato ero grato che i suoi consigli avessero funzionato, dall'altro provavo frustrazione. Ero troppo orgoglioso per ammettere che la mia formazione occidentale mi aveva deluso. Mi ci è voluto un po' per elaborare quei sentimenti, ma, in cerca della verità, ho iniziato lo studio di tutta una vita sulle antiche tradizioni curative di tutto il mondo."

Ero affascinato da quanto Max stava dicendo. Continuò "Solo più tardi ho intuito come quel guaritore aveva analizzato e risolto il mio problema così rapidamente. Mi resi conto che nella moderna medicina occidentale trasformiamo tutto in una lotta: combattiamo le malattie, combattiamo i batteri, combattiamo il cancro. Nel sistema orientale, così come del resto in altre antiche tradizioni, non si tratta di combattere, quanto piuttosto di creare equilibrio attraverso la depurazione. I grandi guaritori di queste antiche tradizioni sono esperti nell'identificare gli squilibri e prescrivere rimedi per depurare e riequilibrare l'organismo."

"Se queste antiche forme di guarigione sono così efficaci", chiesi, "perché così tante persone qualificate le minimizzano o addirittura le respingono? Ad esempio, quando ho provato a raccontare a un mio amico medico americano quel che ho visto in India mi ha immediatamente risposto che queste erbe e questi antichi metodi non sono scientificamente provati."

Max ascoltò assorto e rispose pensosamente: "Credo sia arrogante da parte nostra nel sistema occidentale moderno rifiutare automaticamente un diverso approccio, definendolo 'non scientificamente provato'. Ciò significa soltanto che non si adatta alla nostra limitata e relativamente giovane tradizione di scienza 'moderna', che esiste solo da un paio di secoli. Il concetto di medicina 'allopatica' è nato solo nel 1810.

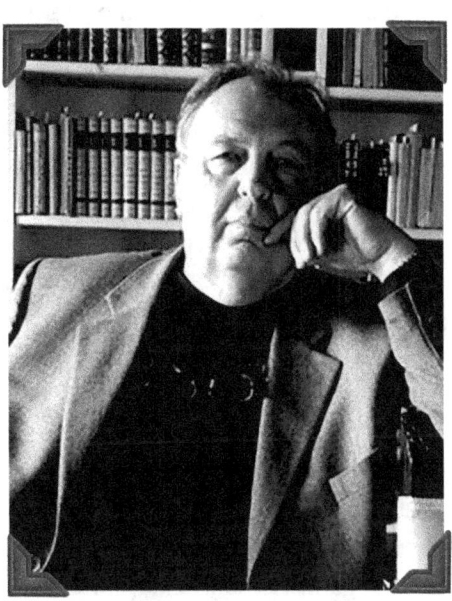

Il Prof. Ludwig Max Fischer, PhD.

"Al contrario, molte delle cosiddette scienze 'alternative' sono state perfezionate da grandi studiosi e guaritori nel corso dei secoli, tenendo conto di molte variabili che i nostri uomini di scienza non hanno ancora preso in considerazione, molte delle quali i nostri strumenti non sono ancora in grado di misurare."

Mentre Max parlava, pensavo a come il dottor Naram era solito iniziare molti discorsi facendo riferimento alla sua ininterrotta tradizione risalente a più di 2.500 anni addietro. Dovevo ammettere che, se qualcosa durava da così tanto tempo, doveva evidentemente funzionare bene.

"La nostra prospettiva è anche molto riduzionista", continuò Max. "Con questo intendo dire che frammentiamo le cose in varie parti. Ad esempio, la medicina occidentale divide una persona in parti e poi si concentra solo su quelle parti. Prendiamo in considerazione solo quelle cose che possiamo misurare. Facciamo affidamento principalmente sull'acquisizione di dati numerici relativi a tali parti, inserendoli in grafici e diagrammi. E, se non troviamo quello che stiamo cercando, diamo per scontato che l'assenza di prove sia la prova dell'assenza, ma non è così! Di contro, gli antichi metodi di guarigione prendono in considerazione l'intero organismo e sanno come una parte influenzi tutte le altre nonché come sia possibile mettere tutte queste parti in equilibrio fra loro."

Max affermò che alcune tradizioni orientali riconoscono come determinati tipi di saggezza e conoscenza non possono essere cristallizzati in un testo scritto, insegnati in un corso o misurati con degli strumenti: possono solo essere appresi e tramandati attraverso una trasmissione diretta da maestro a discepolo, riconoscendo che esiste un potere contenuto nella saggezza collettiva e nell'esperienza dei maestri, in una tradizione cioè sviluppatasi nel corso di millenni. Questo sembrava certamente essere il caso del dottor Naram e del lignaggio di guaritori di cui egli era divenuto parte.

Ripensai a ciò che John mi aveva detto circa il fatto che il dottor Naram non rientrava in nessuna delle categorie a cui le persone nel mondo odierno sono solite riferirsi. Per il dottor Naram non si trattava di essere antichi o moderni, occidentali o orientali, omeopatici o allopatici, ayurvedici o cinesi o qualsiasi altra cosa. Per lui si trattava di una guarigione più profonda e di scoprire cosa veramente funziona.

"Sei rimasto incuriosito dal dottor Naram perché hai visto i risultati del suo approccio, vero?" mi chiese Max.

Annuii.

"Molte persone non sanno come l'elettricità funzioni, ma quando vedono una luce nel mezzo di una casa buia, solitamente le vanno incontro."

Sorrisi dell'analogia.

"Sebbene persone come il dottor Naram operino attraverso regole e schemi che la maggior parte di noi non comprende, ciò che vediamo è la dedizione e la devozione che egli ha verso i suoi pazienti. Egli è una luce da cui così tante persone restano attratte nelle ore per loro più buie. Potrebbero non sapere come funziona, ma un ardente desiderio di salute le ha guidate fin da lui. C'è un detto buddista che recita: 'Quando l'allievo è pronto, appare l'insegnante'. Allo stesso modo, io credo che quando il paziente è aperto e pronto, allora appare il guaritore."

> *"Molte persone non sanno come l'elettricità funzioni, ma quando vedono una luce nel mezzo di una casa buia, solitamente le vanno incontro. Il dottor Naram è una luce da cui così tante persone restano attratte nelle ore per loro più buie. Potrebbero non sapere come funziona, ma un ardente desiderio di salute le ha guidate fin da lui."*
> –Dott. Ludwig Max Fischer

Grazie alle conversazioni con John e Max percepii un cambiamento dentro di me, un po' come quando le placche tettoniche si riassestano! Mi avevano aiutato a capire che il dottor Naram usava una scienza vera, con principi internamente coerenti che lo aiutavano a individuare e risolvere problemi che la medicina occidentale non aveva ancora compreso. Sebbene utile, realizzare questo mi mise anche in difficoltà. Poteva essere che quanto avevo accettato come vero per tutta la mia vita, ovvero che la medicina occidentale fosse per le persone la miglior risorsa su cui puntare per poter guarire quando si ammalavano, non fosse la verità, ma solo una credenza a cui avevo aderito? Possibile che il sistema su cui poggia la nostra medicina abbia dei punti ciechi e che gli sfuggano componenti che sono fondamentali per comprendere e promuovere la salute, il benessere e la longevità?

Note per il vostro diario

Al fine di rendere più profondi e più intensi i benefici che sperimenterete dalla lettura di questo libro, prendetevi qualche minuto e annotate le vostre risposte alle seguenti domande:

Quali sono le cose a cui avete creduto nella vostra vita che in seguito avete scoperto non essere vere?

_____
_____
_____
_____

Riuscite a ricordare le volte in cui eravate pronti per qualcosa (per esempio un insegnante, una guarigione, etc.) e quando siete arrivati a essere veramente pronti questo qualcosa si è improvvisamente manifestato?

_____
_____
_____
_____

A quali ulteriori intuizioni, interrogativi o prese di coscienza siete giunti leggendo questo capitolo?

_____
_____
_____
_____

CAPITOLO 14

Segreti per scoprire lo scopo della vostra vita

*Il senso della vita è quello di scoprire il vostro dono.
Lo scopo della vita è quello di regalarlo.*
–Pablo Picasso

C'è una famosa cattedrale gotica a Milano, il Duomo. È una delle più grandi cattedrali d'Italia e il dottor Naram amava visitarla ogni volta che si trovava in città. Mentre Simone, coordinatore italiano del dottor Naram, guidava attraverso le strade affollate in direzione del Duomo, pensai a quanto - e con quale rapidità - la mia visione del mondo e di me stesso stesse cambiando. Qualcosa dentro di me si dibatteva e non riuscivo a capire perché mi sentissi così senza pace né direzione.

"Ricordi quali sono, secondo la mia tradizione, le tre più grandi cose da realizzare in questa vita?" Ci eravamo appena seduti sul sedile posteriore, quando il dottor Naram mi interrogò nuovamente.

Provai a ricordare. "Vediamo. Primo, sapere cosa si vuole; secondo, ottenere ciò che si vuole; e terzo godere di ciò che si è raggiunto?"

"Esatto. Il Siddha-Veda è una scuola di pensiero che aiuta in queste tre cose a livello fisico, mentale ed emozionale." Sorrise.

"Posso condividere con te un segreto inestimabile che il mio maestro condivise con me?", mi chiese il dottor Naram. "Riguarda lo scoprire e il raggiungere quello che vuoi veramente nella vita."

"Non indovinerai mai come è accaduto per me. Un giorno il mio maestro mi chiese: 'Cosa desideri?' E io risposi: 'Come faccio a saperlo?' Poi mi ha fatto un grande regalo mostrandomi il marma segreto. Questo è lo stesso punto marma che ho premuto su mia madre per aiutarla a scoprire cosa desiderava."

Il maestro del dottor Naram gli chiese di chiudere gli occhi, premere il punto marma sul polpastrello del suo indice destro sei volte e restare in silenzio. Dopo poco, gli pose una serie di domande su cui riflettere. Il dottor Naram sottolineò l'importanza e il valore di quelle domande e quanto avrebbero potuto cambiare la mia vita.

"Queste sono le domande da miliardi di dollari che puoi porti per scoprire il tuo scopo nella vita:

Se ti rimanessero soltanto sei mesi da vivere, cosa sopra ogni altra cosa vorresti fare o essere?

Se sapessi di non poter fallire, cosa sopra ogni altra cosa vorresti fare o essere?

Se avessi dieci milioni di dollari in banca e non dovessi mai più lavorare, cosa sopra ogni altra cosa vorresti fare o essere?"

Mentre Simone continuava a districarsi in auto per le strade di Milano, annotai le domande, provando un familiare senso di disagio. Se anche me le fossi poste, avrei forse saputo rispondere? Il più delle volte non avevo la minima idea di cosa volessi fare o essere nella mia vita, l'opposto di quest'uomo che era intensamente focalizzato e presente in ogni momento.

Il dottor Naram continuò, "La risposta alla domanda del mio maestro fu: 'Vorrei essere un grande guaritore'. Egli rispose 'Più chiari sono gli obiettivi, più certe diventano le possibilità di riuscita.' Poi mi aiutò ad arrivare a una visione più chiara raffigurando nella mia mente una immagine via via più nitida, come fossi un pittore che poco a poco dipinge il suo quadro. Premette vari punti marma sul mio dito mentre mi faceva altre domande. 'Cosa intendi per 'grande guaritore'?', mi chiese Baba Ramdas."

Il dottor Naram rispose, "Voglio essere il miglior guaritore di questo pianeta, un maestro di questi antichi segreti di guarigione e della lettura del polso."

Il maestro lo incoraggiò, dicendo, "Molto bene, Pankaj. Ora scrivilo."

Il dottor Naram mi disse: "Anche se questo desiderio proveniva in parte

"Più chiari sono gli obiettivi, più certe diventano le possibilità di riuscita."
- Baba Ramdas
(Maestro del dott. Naram)

dall'ego e dalla paura, dato che volevo dimostrare a mio padre e a tutti gli altri che valevo, il mio maestro non obiettò né mi scoraggiò dal sognarlo. Al contrario, mi incoraggiò! Poi mi pose un'altra difficile domanda: 'Come saprai di essere il migliore?'"

A quel punto il dottor Naram si interruppe, mi guardò e mi disse: "Non ti sto raccontando questo per ego, quindi per favore cerca di capire. In questo momento non si tratta di parlare di me o di fare una buona impressione su di te, ma di ispirarti a prendere in considerazione ciò che è possibile. Dal momento che stai ponendo domande sincere, cercando di scoprire qualcosa di più sulla tua vita, voglio che tu ci riesca. Nel 1982 mio padre mi cacciò da casa dopo un alterco. Avevo meno di un dollaro in tasca. Ero arrabbiato, solo, confuso, frustrato, cagionevole e depresso. E non sapevo dove andare a dormire quella notte. È stato grazie al mio maestro che alla fine ho scoperto chi ero e cosa potevo fare della mia vita."

Il dottor Naram raccontò che il suo maestro continuò a interrogarlo, domandandogli: "Come saprai di essere il miglior guaritore?"

" Lo saprò quando avrò visitato centomila persone."

"Cos'altro?"

"Lo saprò quando le persone verranno da sei diversi Paesi per farsi visitare da me."

"Fantastico, ora scrivilo. Cos'altro?"

"Sarò il migliore quando Madre Teresa verrà da me e mi dirà 'Dottor Naram, stai facendo il miglior lavoro che si possa fare su questo pianeta.'"

"Molto bene. Cos'altro?"

"Lo saprò anche quando Sua Santità il Dalai Lama verrà da me e mi chiederà di leggergli il polso."

Il dottor Naram fece una pausa e disse: "Tutti questi desideri mi sono entrati nel cuore ben prima che riuscissi ad avere un solo paziente. Era

> ## Note dal mio diario
>
> ### Ulteriori Segreti Marma Shakti per Avere Chiarezza su Ciò che Desiderate* (continua dal capitolo 9)
>
> 7) Premete per sei volte il punto marma posto sulla falange inferiore del vostro indice destro.
>
>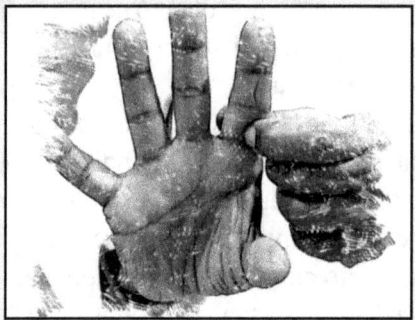
>
> 8) Domandatevi: "Se avessi o diventassi ciò che voglio, come sarebbe esattamente?"
>
> 9) Scrivete le risposte che vi arrivano e continuate a porvi le domande finché nella vostra mente non si è formata un'immagine chiara.
>
> Materiale disponibile: per essere guidati dal Dottor Naram in questo procedimento, potete fare riferimento ai video sul sito a iscrizione gratuita MyAncientSecrets.com.

semplicemente un sogno. Il mio maestro mi incoraggiava, ma quando lo dissi ai miei amici e alla mia famiglia risero tutti. Non riuscivano a comprendere perché mai così tante persone avrebbero voluto venire da me, o per quale motivo il Dalai Lama e Madre Teresa avrebbero mai potuto essere interessati alla mia diagnosi e terapia attraverso la lettura del polso."

"Quando qualcuno ha un sogno, incoraggialo. Non ostacolarlo mai", disse il dottor Naram. "In quel momento io ho quasi rinunciato al mio sogno. Ma grazie all'incoraggiamento del mio maestro ho iniziato il percorso per diventare guaritore. Il tutto è cominciato lentamente, ma il ritmo è progressivamente aumentato e ha continuato a crescere sempre più. Il mio obiettivo era far venire persone da sei Paesi... ora ne arrivano da più di cento e sono sempre stato in grado di aiutarli. Sua Santità il Dalai Lama è venuto da me per mostrarmi il suo polso svariate volte. E anche Madre Teresa è venuta nella mia clinica e mi ha abbracciato."

"Com'è stato?" Chiesi.

"E' stato come se mille madri mi abbracciassero contemporaneamente. Solo che quando mi ha stretto le braccia intorno mi ha chiesto: 'Dottor Naram, sei in stato interessante?' Ero sorpreso. Non capivo cosa volesse dire fino a quando non mi ha confessato che era rimasta stupita da quanto fossi sovrappeso. E all'epoca lo ero molto, pesavo oltre cento chili. La sua domanda mi ha aiutato a vedere l'ipocrisia di tentare di dare la salute agli altri ed essere troppo impegnato per darla a me stesso. Mi ha colpito talmente tanto che ho iniziato a studiare i manoscritti per scoprire gli antichi segreti per la perdita di peso. Ho perso quasi quarantacinque chili." *

Il dottor Naram raccontò che, dopo quella prima esperienza di incontro con Madre Teresa, lei iniziò a chiamarlo per capire se avrebbe potuto curare le persone a lei affidate. "Madre Teresa amava veramente le persone, talmente tanto da volerle vedere guarite", mi disse. Spinta da quell'amore, quando provò ad aiutarle con le migliori cure moderne e vide che non funzionavano o che avevano gravi effetti collaterali, prese la cosa molto a cuore e fu così che, quando poi chiamò il dottor Naram affinché lui la aiutasse nel farle guarire e vide migliorare persone con problemi tanto gravi, si arrabbiò scherzosamente con lui.

"Perché non ci siamo incontrati trent'anni fa!" disse. "Avremmo potuto aiutare insieme talmente tante persone."

Madre Teresa si rendeva conto che il dottor Naram disponeva di strumenti che aiutavano le persone a liberarsi dalle malattie in modo sicuro, non tossico, a lungo termine. Il dottor Naram affermò che uno dei giorni più felici della sua vita fu quando Madre Teresa gli disse: "Dottor Naram, il tuo lavoro è la forma più pura e più straordinaria di guarigione che esiste su questo pianeta. Ti voglio veramente bene. Lavoriamo insieme."

Il dottor Naram disse, "Puoi amare le persone quanto vuoi, ma se non disponi dei giusti strumenti o metodi per aiutarle, finisci per provare

---

Materiale disponibile: per conoscere l'antico metodo che il dottor Naram ha utilizzato per perdere peso in modo sano e che ha aiutato migliaia di pazienti in tutto il mondo, potete fare riferimento ai video sul sito MyAncientSecrets.com.

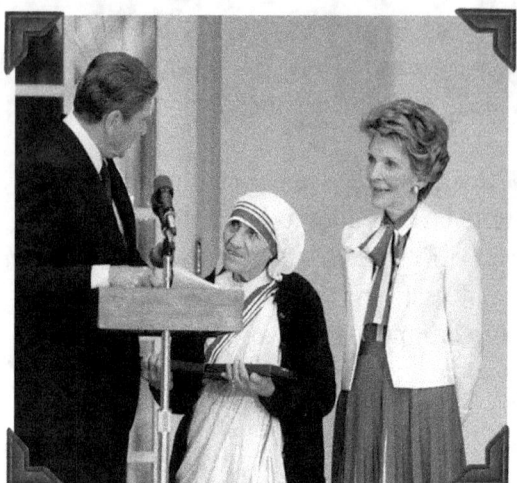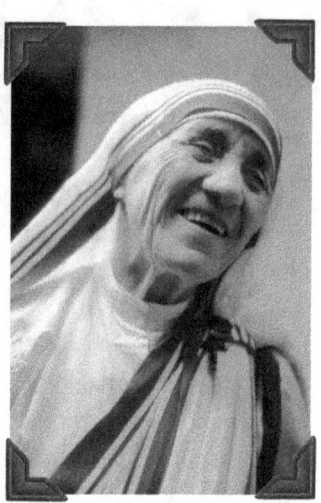

Santa Madre Teresa riceve la Medaglia per la Libertà dal Presidente degli Stati Uniti d'America Ronald Reagan nel 1985. Immagini riprese da Wikimedia

dolore e frustrazione. Soprattutto se cerchi di dare aiuto in un qualche modo e il tuo 'aiuto' causa soltanto ulteriori problemi. Sono davvero grato al mio maestro per avermi trasmesso questi sei antichi strumenti che portano a una profonda guarigione. E sono grato a Madre Teresa per avermi mostrato quanto essi sono una vera estensione dell'amore."

Da sotto la camicia il dottor Naram tirò fuori qualcosa per mostrarmelo. Intorno al collo, sotto la giacca bianca, appesi vicino al cuore, c'erano diversi oggetti significativi: una collana (mala) di semi di rudraksha che gli era stata donata dal suo maestro; un filo di perline per la preghiera musulmana donatogli da una devota a cui il dottor Naram aveva salvato la vita; un medaglione sacro che gli era stato donato da un grande maestro sikh; e una collana con una croce cristiana che gli era stata donata da Santa Madre Teresa e che era stata benedetta da Papa Giovanni Paolo II.

"Eccolo, volevo che tu vedessi il suo prezioso dono. Farò sempre tesoro del tempo che ho trascorso insieme a Madre Teresa." Strinse le dita attorno al pendente come a volerlo abbracciare con la mano e disse: "Ma torniamo al punto. Questo riguarda te: se credi veramente, se scopri veramente quello che desideri dalla tua vita, le cose possono accadere. Una volta che avrai scoperto quel sogno o quell'ardente desiderio, voglio darti nel corso del tempo ciò che il mio maestro mi ha dato: gli strumenti per portare quel sogno dalla tua mente supercosciente alla tua mente inconscia fino alla tua mente cosciente, per trasformare in questa vita quel sogno in realtà."

Lo scrissi nei miei appunti perché volevo ricordarlo, ma anche perché non riuscivo a guardarlo negli occhi mentre si rivolgeva a me con tale intensità e dedizione. In quel momento della mia vita mi sentivo insicuro e pieno di incertezze. Volevo credere di poter ottenere chiarezza su ciò che desideravo, ma non volevo restare deluso se non fosse mai arrivata.

Il dottor Naram ripeté con enfasi: "Il punto principale è sapere cosa vuoi veramente, raggiungerlo e godere poi di ciò che hai raggiunto."

Chiesi "Come possiamo farlo?"

Non inseguire mai il denaro, insegui l'eccellenza

Il dottor Naram rispose: "Mi piacerebbe che tu partecipassi allo yagna."

Lo yagna è una cerimonia, un procedimento, che ha uno scopo preciso. Mi spiegò che ha come obiettivo lo scoprire se stessi attraverso le domande 'Chi sono io? Dove sto andando? E come posso andare oltre, più veloce e più sicuro, così da essere realizzato nella vita?'. Non è un mistero il motivo per cui mi consigliò di prendervi parte.

"Come primo passo, chiederò al dottor Giovanni di mostrarti quali alimenti prediligere per nutrire il tuo corpo e la tua mente, e rimanere sano, vigile, concentrato e pieno di energia in modo da poter realizzare i tuoi sogni."

In quel momento Simone trovò un parcheggio. Prima di scendere dall'auto per entrare in Duomo, il dottor Naram si rivolse a me. "Clint, il mio maestro mi ha detto qualcosa che voglio dirti a mia volta." Con un'intensità che non dimenticherò mai, pronunciò questa frase "Non inseguire mai il denaro. Voglio che tu insegua idee, grandi idee, e voglio che tu insegua e realizzi grandi sogni. Non inseguire il successo; insegui invece, e raggiungi, l'eccellenza."

Mi disse che se avessi potuto scoprire e seguire il desiderio del mio cuore, la passione sarebbe arrivata in conseguenza. Il dottor

> *"Cerca di scoprire: 'Chi sono io? Dove sto andando? E come posso andare oltre, più veloce e più sicuro, così da essere realizzato nella vita?'"*
> - Dott. Naram

> *"Non inseguire mai il denaro. Insegui le idee, grandi idee; insegui grandi sogni e realizzali."*
> - Baba Ramdas
> (Maestro del dott. Naram)

Naram continuò, "Una volta che sei pieno di passione e persegui l'eccellenza, il successo arriverà naturalmente. Arriverà poi denaro a sufficienza e accadranno cose importanti nella tua vita."

"Quali per esempio?", chiesi.

"Sarai felice, contento, e alla fine scoprirai cosa significa essere una persona realizzata."

Lo scrissi rapidamente nei miei appunti prima di uscire dall'auto. Mentre camminavamo attraverso il bellissimo ingresso della cattedrale, il dottor Naram disse: "Solo nel momento in cui lo farai le persone ti ascolteranno davvero quando parlerai. Ti noteranno e avrai un notevole impatto su di loro. Che tu ci creda o no, ogni giorno ciascuno di noi influenza altre persone, in modo positivo o negativo. Quando scopri ciò che vuoi veramente, raggiungi ciò che desideri e ti godi ciò che hai raggiunto, allora diventi un 'nucleo' che produce un effetto a catena: inizi a influenzare il mondo in modo positivo. E contribuirai a rendere questo mondo un posto più sano e più felice in cui vivere."

Il dottor Naram smise di camminare per guardarmi direttamente negli occhi e mi disse "Clint, sai perché mi interesso a te?"

Feci di no con la testa e spostai i piedi. Sebbene ancora a disagio per essere al centro della sua attenzione, ero curioso di sapere perché mi dedicasse tanto tempo.

"È perché tu provieni da 'seva'. Le tue azioni rivelano che il tuo cuore è sinceramente rivolto al 'servizio'; al servizio di tuo padre, certo, ma anche di chiunque altro tu incontri. Sembra proprio che tu sia un po' confuso su dove tu possa essere più utile. Credo tu abbia un ruolo da giocare nel contribuire a far diventare il mondo un posto migliore. Altrimenti perché saresti qui? Voglio che tu veda il tuo ruolo, qualunque esso sia. Voglio che tu lo conosca."

> *"Quando scopri ciò che vuoi, raggiungi ciò che vuoi e godi di quel che hai raggiunto, diventi un 'nucleo' che produce un effetto a catena: inizi a influenzare il mondo in modo positivo."*
> –Dott. Naram

Il mio cuore batteva più veloce ad ogni sua frase.

"Prima di trovare il mio scopo,"

continuò il dottor Naram, "il mio maestro mi accompagnò a trascorrere dieci giorni in silenzio. Questa è una delle cose più profonde e più potenti che tu possa fare nella tua vita."

Mi disse che sono veramente poche le persone che trascorrono così tanto tempo in silenzio, ma che lui lo aveva

> *"Trascorrere un periodo in silenzio è una delle cose più profonde e più potenti che tu possa fare nella tua vita."*
> –Dott. Naram

fatto regolarmente e che la considerava una delle parti più importanti della sua crescita, una di quelle che più l'avevano influenzata.

Quando riprendemmo a camminare, mi chiese: "Perché le persone bevono? Perché le persone fumano o diventano dipendenti dal cibo, dai film e così via? Vogliono scappare, non vogliono stare con il loro sé interiore. Nel disagio che provano, non sono abbastanza pazienti da scoprire gli strati più profondi del loro essere."

Mi apparve molto chiaro che ero bloccato nell'abitudine di fuggire da me stesso. Non mediante droghe o alcol, ma attraverso il lavoro, i viaggi e il divertimento. Vidi anche come le stesse attività di volontariato cui mi dedicavo fossero una gradita distrazione dal disagio di stare con me stesso. Mi resi conto di non sapere chi io fossi e di non riuscire a stare solo con me stesso abbastanza a lungo da scoprirlo. Forse un'idea vaga l'avevo, ma era piuttosto nebulosa e fondamentalmente basata su come pensavo che gli altri mi vedessero. Per alleviare il disagio che sentivo avrei probabilmente lavorato e giocato di più, oppure avrei cercato distrazione in una nuova relazione o con un nuovo gadget elettronico; il brivido di quei momenti sarebbe poi svanito rapidamente e il senso di vuoto si sarebbe insinuato di nuovo, a dirmi che doveva esserci di più e che mi mancava qualcosa.

Mentre stavamo fuori a guardare il Duomo, il dottor Naram concluse: "Ci sono molti segreti come questo. Ogni volta che torni in India, dovresti ritirarti in silenzio. Posso darti alcune domande da porre a te stesso, ma prima devi entrare nel puro silenzio."

Mi rendevo conto che tutto questo era importante, ma mi sentivo frustrato nel non sapere cosa poter fare di più se non ascoltare. La teoria era una cosa e la realtà del mio quotidiano era un'altra. Come avrei potuto fare affinché ciò che avevo ascoltato dal dottor Naram non restasse lettera morta sui miei appunti, ma si trasformasse in una esperienza, qualcosa

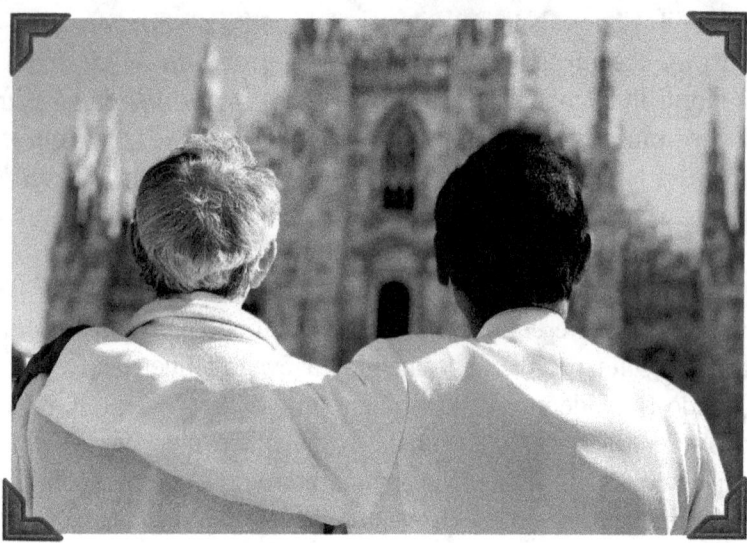

Il dottor Naram e il dottor Giovanni che osservano il Duomo.

di realmente vissuto? Come avrei potuto applicare tutte queste cose nella mia vita di tutti i giorni?

Note per il vostro diario

Al fine di rendere più profondi e più intensi i benefici che sperimenterete dalla lettura di questo libro, prendetevi qualche minuto e annotate le vostre risposte alle seguenti domande:

Chiudete gli occhi, premete il punto marma sulla sommità del vostro dito indice destro e ponetevi le seguenti domande, una alla volta, secondo questo ordine. Dopo ogni domanda, annotate il primo pensiero o la prima idea che vi sono venuti in mente.

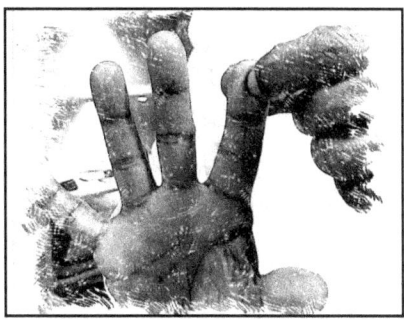

Se vi rimanessero solo sei mesi da vivere, cosa sopra ogni altra cosa vorreste fare o essere?

_____

_____

_____

_____

Se sapeste di non poter fallire, cosa sopra ogni altra cosa vorreste fare o essere?

_____

_____

_____

_____

Se aveste dieci milioni di dollari in banca e nessun bisogno di lavorare, cosa sopra ogni altra cosa vorreste fare o essere?

_____

_____

_____

_____

A quali ulteriori intuizioni, interrogativi o prese di coscienza siete giunti leggendo questo capitolo?

_____

_____

_____

_____

CAPITOLO 15

Elefanti, Pitoni e Momenti Inestimabili

Non conta quanto fai, ma quanto amore metti in ciò che fai.
-Santa Madre Teresa di Calcutta

Mumbai, India

Dopo il mio soggiorno in Italia, volai in India per stare con mio padre. Arrivato alla clinica, fui entusiasta nel vederlo in piedi che camminava. Soprattutto era brillante come non lo avevo visto da un po' di tempo. Altri pazienti mi raccontarono della trasformazione che avevano visto in lui da quando era arrivato. Sorrideva e diceva che, sebbene il suo corpo fosse ancora provato, notava che molti dei suoi problemi si stavano attenuando. Non vedeva l'ora di tornare a casa per sottoporsi a nuovi esami. Durante il breve periodo trascorso in India con mio padre, il dottor Naram ci invitò a casa sua, dove fummo ricevuti da sua moglie Smita, che gestiva tutte le cliniche in India, compresa l'unità panchakarma dove era stato mio padre. Ci accolse calorosamente nella sua abitazione. Entrando, vedemmo Krushna, il figlio decenne del dottor Naram, che teneva in mano un pitone gigantesco.

Anche solo nelle mie brevi interazioni con Krushna, potevo dire di averlo trovato speciale. Invece di essere dipendente dal suo smartphone o dai videogiochi, come molti altri ragazzi della sua età, lui era molto presente con noi. Benché fosse il figlio di una persona famosa, era spontaneo, umile e amorevole. Notai che tutti volevano stare con lui, per quanto era piacevole la sua presenza.

"Ti piacerebbe tenerlo in braccio?" mi chiese. Sebbene all'inizio fossi preoccupato, mi affascinava sentire la consistenza, il peso e la forza del serpente che si muoveva tra le mie mani e risaliva lungo le braccia fino al collo, mentre cercavo di mantenere la calma. Appena dissi che ne avevo abbastanza, Krushna mi aiutò a districarlo dal mio corpo.

Dopo aver mangiato un delizioso pasto a base di zuppa di mung e verdure, qualcuno ci avvertì che c'era un elefante di fronte alla casa. Lo nutrimmo con zucche dell'orto e, mentre afferrava il cibo dalle nostre mani con la proboscide, ero in soggezione per le dimensioni di questo incredibile animale. Ad un certo punto, il dottor Naram diede all'elefante un'istruzione. Con la proboscide l'elefante prese una ghirlanda di fiori dalla mano del dottor Naram e la mise al collo di mio padre, che la accolse con un sorriso impagabile.

Quando l'elefante se ne andò, chiesi al dottor Naram informazioni sul percorso che mio padre stava affrontando e sulle cose che ancora mi preoccupavano. Potevo dare l'impressione di essere iperprotettivo, ma questo non mi impediva di informarmi sulla sicurezza di quanto mio padre stava sperimentando e sull'efficacia di ciò che stava assumendo. Di fronte alla mia impazienza riguardo ad alcuni dei problemi che lui

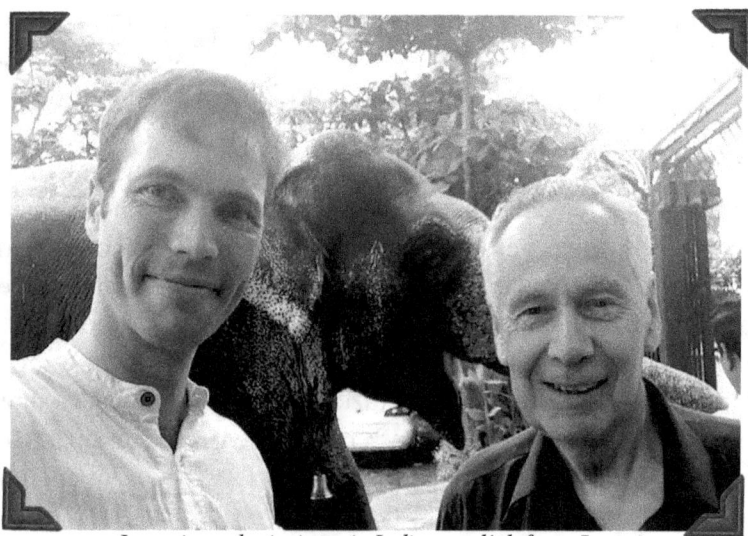

Io e mio padre insieme in India, con l'elefante Laxmi.

continuava ad avere, il dottor Naram disse: "Non si tratta di un processo di rapida soluzione, Clint. In alcune circostanze la guarigione può essere istantanea. Ma per la maggior parte dei casi, gli antichi segreti di guarigione richiedono tempo per guarire le persone sempre più in profondità. Non puoi chiedere al tuo medico di far durare una gravidanza due mesi, quando in realtà ce ne vogliono nove. Che ci piaccia o no, alcune situazioni richiedono semplicemente tutto il tempo, lo sforzo e l'energia necessari. Il mio maestro mi ha insegnato una cosa molto importante: 'Ci vuole tempo per guarire se stessi e gli altri.'"

Benché comprendessi, ero ansioso di vedere risultati definitivi in mio padre. Mi preoccupava il fatto che stesse percorrendo un sentiero del tutto sconosciuto. Interrogai il dottor Naram sulla sicurezza degli integratori a base di erbe, che mio padre avrebbe continuato ad assumere dopo aver lasciato l'India e lui mi rispose: "Invece di farmi rispondere a tutte le tue importanti domande, che ne pensi di andare direttamente alla fabbrica dove vengono prodotti?

> *"Questo non è un processo di rapida soluzione. Gli antichi segreti di guarigione richiedono tempo per guarire le persone sempre più in profondità. Il mio maestro mi ha insegnato una cosa molto importante: 'Ci vuole tempo per guarire se stessi e gli altri.'"*
> –Dott. Naram

Un falso uomo di scienza?

Dopo aver sistemato mio padre su un volo che lo riportava a casa, passai gli ultimi due giorni in India viaggiando per le fabbriche e i laboratori in cui venivano prodotte e testate le erbe del dottor Naram. Mi presentai direttamente, senza preavviso.

Rimasi subito colpito da quanto gli ambienti fossero puliti e ordinati. Qualcuno accettò di farmi da guida. Dovetti indossare dei copriscarpe, una cuffia per capelli e disinfettare le mani. Tutto era moderno; le sole attrezzature per la standardizzazione e i controlli di sicurezza saranno costate centinaia di migliaia di dollari. Il costo dell'organizzazione dell'intera struttura sarà sicuramente stato di milioni di dollari, in piena osservanza delle regole che l'industria definisce CGMP (Current Good Manufacturing Practice, ovvero recenti e valide procedure di produzione). A metà della mia visita, uno degli amministratori mi passò il dottor Naram al telefono. Apprezzando sinceramente ciò che stavo vedendo, gli dissi che quello che facevano sembrava 'di livello mondiale'.

Il dottor Naram subito rispose: "Oh no, non va bene. Il mio maestro mi disse che dovevamo creare il migliore al mondo. Il 'livello mondiale' non è abbastanza. Se vedi qualcosa di migliorabile, fammelo sapere. Riesci ad immaginare quando, agli inizi, preparavo i rimedi nella mia cucina? Ne abbiamo fatta di strada. E ancora oggi mi assicuro, come allora, che ogni formula che produciamo sia fatta con lo stesso amore di una madre che allatta il proprio bambino."

Dopo la mia visita, mi sedetti e parlai con due dei farmacisti che lavoravano per il dottor Naram da decenni, i dottori Pujari e Guy Kavari. Pujari mi mostrò con orgoglio il laboratorio di test sui campioni. "Ci assicuriamo che ogni compressa o lozione sia sicura e priva di sostanze come batteri o metalli pesanti." Spiegò quanto fossero diligenti e rigorosi nel verificare che ogni bottiglia di erbe fosse standardizzata in termini di qualità e assenza di contaminazione. Gli antichi maestri sottolineavano l'importanza di essere in armonia con la natura, anche utilizzando l'intera pianta invece di estrarre i principi attivi. Disse che a volte le persone sono preoccupate perché due bottiglie dello stesso integratore a base d'erbe possono essere di colori diversi.

> *"Il mio maestro mi disse che di 'livello mondiale' non è abbastanza. Si tratta di creare il migliore al mondo."*
>
> –Dott. Naram

Spiegò che, non essendo utilizzate sostanze chimiche artificiali o coloranti, la naturale variazione dei colori nelle stesse piante può far sì che vari lotti della stessa formula siano di una tonalità leggermente diversa. Proprio come due forniture di broccoli in un mercato alimentare potrebbero avere diverse tonalità di verde, anche se sono entrambe di broccoli freschi. "Questa variazione di colore", mi disse, "è segno che tutto è completamente naturale."

Il dottor Pujari mi confessò che essendo specializzato nella ricerca farmaceutica, non dava affatto credito a questa antica scienza di guarigione. Dopo aver effettuato i suoi propri test, scoprì invece che i risultati provavano l'efficacia di queste erbe e di questi metodi.

Guy Kavari raccontò che, subito dopo aver iniziato a lavorare con il dottor Naram, gli fu evidente che non esisteva nessun codice o una banca dati in India, nella medicina Ayurvedica, né in nessun altro luogo in Occidente, per le erbe e le procedure che il dottor Naram era interessato ad utilizzare. Costruirono un nuovo laboratorio, testando accuratamente centinaia di erbe, documentandone le proprietà e creando una loro biblioteca.

Quando chiesi a Guy come avrebbe descritto il dottor Naram come persona, disse senza esitazione: "In due parole: filantropo e geniale." Mi sorprese il fatto che avesse risposto così rapidamente e con sicurezza.

"Perché?" Gli chiesi. Spiegò che la maggior parte delle persone in questo settore voleva solo tagliare i costi, adottando così i prodotti grezzi più economici e i processi di lavorazione più veloci. Il dottor Naram, al contrario, voleva la massima qualità a prescindere dal prezzo o dal tempo necessario.

"È per questo che i suoi preparati sono più costosi della maggior parte degli altri integratori di erbe?" Chiesi ancora.

Guy rispose che conosceva il costo di produzione dei prodotti erboristici preparati in questo modo e anche il prezzo a cui il dottor Naram li vendeva. "Non c'è quasi nessun profitto per lui. Per questa sua passione, lo definisco filantropo."

"E perché geniale?" Chiesi.

"Anni fa, prima che il governo indiano o quello americano si interessassero anche solo minimamente al problema dei metalli pesanti, il dottor Naram già insisteva sul fatto che qualsiasi prodotto da lui creato dovesse essere privo di metalli pesanti. Così, fin dall'inizio, trovarono le migliori materie prime e i migliori processi innovativi per garantire che ogni prodotto ne fosse privo, indipendentemente dal costo o dallo sforzo che ciò richiedeva."

In seguito, raccontai al dottor Naram la mia esperienza in fabbrica. Mi disse quanto fosse grato a quanti avevo incontrato. Erano stati loro a assicurare la continuità degli antichi processi di lavorazione. Altresì, avevano inoltre garantito che ogni formula superasse i più alti standard dei moderni test nutraceutici.

Il dottor Naram mi confidò i problemi, i disaccordi e le difficoltà che spesso incontrava quando lavorava a contatto con un nuovo farmacista. I procedimenti che il suo maestro e i testi antichi incoraggiavano erano molto diversi da ciò che veniva insegnato o spiegato nelle moderne università. I farmacisti non comprendevano l'insistenza del dottor Naram nel far sì che certi mantra fossero pronunciati prima e durante la produzione delle erbe, o perché mai i rimedi dovessero essere combinati solo in certi modi e in certi momenti. Soprattutto quando questo richiedeva più tempo e maggiori costi rispetto all'adozione di metodi più semplici.

Nel caso di Guy Kavari, il conflitto si palesò quando il dottor Naram disse che una certa erba, che alleviava le forti emorragie durante il periodo mestruale delle donne, doveva essere raccolta solo a mezzanotte di luna piena. Guy pensò fosse una sciocchezza e lo disse al dottor Naram. Disse che, come uomo di scienza quale lui era, non avrebbe creduto alle favole e si rifiutò di raccogliere quell'erba a mezzanotte.

"In realtà non sei affatto un uomo di scienza", rispose il dottor Naram "Sei un falso uomo di scienza."

Guy fu colto alla sprovvista e si difese. "Io sono un uomo di scienza ed è per questo motivo che non credo a queste sciocchezze."

"Sei un finto uomo di scienza, che crede vero ciò che non conosce", rispose il dottor Naram. "Se tu fossi un vero uomo di scienza, sapresti

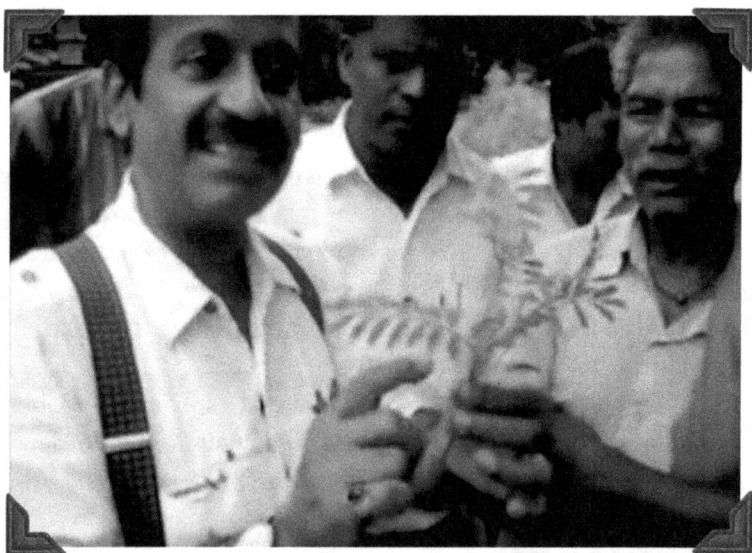

Il dottor Naram in una zona rurale dove si raccolgono le erbe, mentre tiene in mano una pianta il cui succo aiuta a ridurre il dolore e ad aumentare le difese immunitarie.

di avere un'ipotesi, ma non una conclusione. E la sperimenteresti, per vedere cosa è vero."

Guy sentiva che gli era stata lanciata una sfida che non poteva rifiutare, così organizzò un ampio studio per dimostrare che il dottor Naram si sbagliava. Raccolse quell'erba specifica in diversi momenti della giornata, anche a mezzanotte con la luna piena. Poi testò la potenza del principio attivo con le attrezzature, prese i vari campioni, li miscelò nella formula raccomandata e li somministrò a donne che avevano il problema dell'emorragia.

Guy trovò i risultati sbalorditivi. La potenza delle erbe raccolte a mezzanotte di luna piena era quasi venti volte superiore a quella delle stesse erbe raccolte durante il giorno. Quando furono miscelate nell'integratore e somministrate alle donne che ne avevano bisogno, i risultati furono chiaramente migliori. Da quel momento in poi, Guy accettò di seguire la procedura di raccolta delle erbe e di combinare gli ingredienti esattamente come descritto negli antichi manoscritti di guarigione.

Nel loro laboratorio scoprì altri risultati interessanti, che contrastavano con quanto aveva studiato. Con sua grande sorpresa, seguendo le specifiche degli antichi testi i livelli di rancidità diminuirono e la durata di conservazione aumentò.

Le mie domande sulla sicurezza delle erbe avevano ricevuto risposta. Al tempo stesso, mi fu di stimolo vedere persone lavorare con tanta passione e in modo eccellente.

Una e-mail allarmante da parte di mio padre

Dall'India, passando per la Thailandia, raggiunsi la Cina per una presentazione a un convegno accademico. Ero circondato da professori e studenti che parlavano dei vari sviluppi della tecnica e di come essi avrebbero influito sull'istruzione. Dopo aver trascorso del tempo con il dottor Naram, tornare alla mia vita "normale" fu a dir poco disorientante.

Il modo in cui vedevo me stesso e il mondo stava cambiando. Quando cercavo di condividere con gli altri alcune delle esperienze di cui ero stato testimone, spesso mi rivolgevano uno sguardo di incredulità che metteva fine alla conversazione. Decisi che non era compito mio convincere nessuno di nulla. Mio padre era migliorato e questo era tutto ciò che contava per me.

Arrivato in Cina, mandai un'e-mail a mia madre e mio padre per far sapere loro che stavo bene e per chiedere come stavano. Quel giorno stesso ricevetti notizie preoccupanti da parte mio padre.

10 settembre 2010

Caro figliolo,
Mi stupisci sempre.
Parli di passare la notte a Bangkok e di andare in Cina, prima di ripartire per il paese successivo, come se tu stessi tornando a casa nostra a Salt Lake City dopo aver passato la notte a pochi chilometri da noi, a Provo.
Io sto ancora cercando di riprendermi dal mio viaggio in India. Dopo essere tornato a casa ho avuto un crollo di energia. Non sono stato in grado di fare molto.
Grazie per averci detto quali sono i tuoi programmi. Quando sentirai il dottor Naram? Se presto, ho un paio di domande per le quali vorrei ricevere risposta, dato che non capisco cosa stia succedendo al mio organismo.
Sappi che sei nelle mie preghiere, affinché il tuo viaggio sia sicuro e proficuo per tutte le persone interessate.

Ti voglio tanto bene,
Papà

Gli risposi subito dandogli i riferimenti del call center del dottor Naram, che lo avrebbe messo in contatto con lui. Percepii un'inquietante e mesta tristezza pervadermi. Dopo tutto il tempo impiegato, le spese e gli sforzi fatti, gli antichi segreti di guarigione del dottor Naram avevano fallito con mio padre?

Note per il vostro diario

Al fine di rendere più profondi e più intensi i benefici che sperimenterete dalla lettura di questo libro, prendetevi qualche minuto e annotate le vostre risposte alle seguenti domande:

Indicate una o due cose che, se poste in essere nella vostra vita in modo eccellente, cambierebbero tutto.

_____

_____

_____

_____

Quali cose positive sono arrivate nella vostra vita come risultato della pazienza e della disciplina che avete impiegato?

_____

_____

_____

_____

A quali ulteriori intuizioni, interrogativi o prese di coscienza siete giunti leggendo questo capitolo?

_____

_____

_____

_____

CAPITOLO 16

Un Nuovo Problema Inaspettato

Non dire: "È mattina", considerandola come se fosse ieri.
Osservala per la prima volta come fosse un neonato senza
nome.
–Rabindranath Tagore

Dopo la Cina, tornai in Finlandia per lavorare all'Università di Joensuu (che poi è diventata l'Università della Finlandia orientale). Vivevo in una piccola città coperta di neve, non lontano dal confine russo. Per quanto amassi profondamente la Finlandia, la sua gente e il mio lavoro in quel paese, dopo l'e-mail inquietante di mio padre, sentivo il bisogno urgente di vederlo. Questa sensazione crebbe quando mio padre mi chiamò per chiedermi quando sarei tornato a casa per discutere di persona della sua salute. Parlava di "un nuovo problema". Ero ansioso e confuso e partii non appena mi fu possibile.

Fermo davanti alla porta di casa dei miei genitori, mi chiedevo di cosa volesse discutere mio padre. Erano passati più di sei mesi da quando l'avevo presentato per la prima volta al dottor Naram a Los Angeles. Stava meglio? Avrei notato un cambiamento in lui? O l'avevo mandato dall'altra parte del mondo per niente? Soffriva ancora? Stava peggiorando? Solo sei mesi prima, mi diceva che forse non sarebbe vissuto abbastanza per vedere il mattino dopo. Il ricordo era ancora vivo e doloroso.

Mio padre mi salutò sulla porta con uno sguardo che non riuscii ad interpretare. Entrammo nel suo studio e ci sedemmo sulle stesse sedie dell'ultima volta in cui ero stato lì. Solo che questa volta, invece di guardare per terra, lui non distolse mai lo sguardo dal mio.

Sistematosi, fece un respiro profondo. "Figliolo, c'è un nuovo problema".

Il mio cuore sobbalzò. Facendomi forza, gli chiesi: "Cosa intendi dire?"

Da dietro la sua scrivania tirò fuori una scatola da scarpe e la aprì. Era piena di flaconi di pillole. "Il mio problema è che non so cosa farmene di tutte queste pillole. Non ne ho più bisogno!" Un enorme sorriso gli attraversò il viso. Dei dodici farmaci che prendeva prima dell'India, ora gliene bastava solo uno. Smisi di trattenere il respiro, tirando un grande sospiro di sollievo! Il suo sorriso era contagioso e scoppiai in una risata per la sorpresa.

Fu evidente che il crollo energetico vissuto dopo l'India era stato momentaneo, perché aveva iniziato a nutrirsi con il solito cibo che non avrebbe dovuto mangiare. Così ne aveva sofferto le conseguenze. Una volta ripresi i rimedi casalinghi e la sua dieta, cominciò immediatamente a sentirsi meglio. Non potevo crederci. Solo sei mesi prima era in preda a dolori atroci e non sapeva quanto tempo ancora gli restasse da vivere. Il suo corpo era così debole che anche cose semplici, come alzarsi da una sedia o camminare lungo il corridoio, erano diventate sfide monumentali.

Era consumato da una stanchezza che mi terrorizzava. Con la mente che scivolava verso l'Alzheimer, perdeva la cognizione di una frase e dimenticava facilmente le cose. Ed era straziante vederlo scivolare in una grave depressione. Ora, solo pochi mesi dopo aver incontrato il dottor Naram ed aver seguito rigorosamente i suoi consigli, mio padre era un uomo diverso. Non aveva più eccesso di colesterolo, la sua pressione sanguigna era normale e non aveva più problemi di glicemia. Durante il percorso terapeutico, ebbe incontri periodici con i suoi medici abituali, che monitoravano i suoi progressi e furono sorpresi di potergli dire ben presto che non c'era più bisogno di certi farmaci. Quando lo incontrai, quasi non ne aveva più alcuna necessità!

Forse la cosa più significativa per mio padre consisteva nel fatto che tutti i dolori alle gambe e al petto erano scomparsi, così ora non prendeva più nemmeno gli antidolorifici. "In realtà", mi disse, "non c'è più dolore in tutto il mio corpo!"

Raccontò di come si sentisse venti volte più energico, fisicamente più abile e mentalmente più concentrato. Poteva lavorare di nuovo con lo stesso entusiasmo di chi vuole fare la differenza sul pianeta. Vedere mio padre di nuovo utile e produttivo, che contribuiva al bene comune, proprio come era sempre stata la sua missione, mi faceva sentire più appagato che mai.

La mia mente galoppava. Possibile che stesse succedendo davvero?

Che momento sacro! Che bel regalo! Anche adesso mentre lo sto scrivendo, ripensando a quel momento, lacrime di gratitudine scorrono lungo le mie guance.

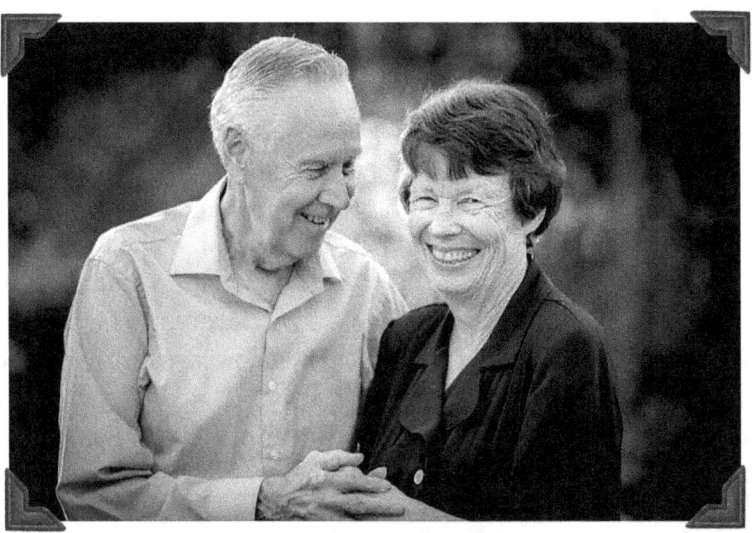

Mamma e papà di nuovo sorridenti.

Il momento più significativo fu quando mio padre mi guardò dritto negli occhi dicendomi: "Ora ho un'altra cosa importante da chiederti, figliolo".

Di nuovo al loro posto, sulla scrivania di mio padre, dopo essere stati dimenticati per tanto tempo in un cassetto, c'erano le cartelle e i documenti con tutto il materiale che aveva raccolto nel corso della sua vita. Ricordate quel libro che voleva scrivere, sintetizzando il lavoro della sua vita nell'aiutare i bambini a riconoscere le buone idee e a fare buone scelte? Quando era stato malato e consumato dalla depressione, mio padre aveva perso la speranza di raggiungere quell'obiettivo.

Appoggiando la mano sulla pila di fogli, disse: "Voglio finire di scrivere 'The Missing Piece in Education' (Il Tassello Mancante nell'Educazione), e vorrei il tuo aiuto. Figliolo, vuoi essere il mio coautore?"

Ero più che onorato; mentre non riuscivo a smettere di sorridere, le lacrime mi scendevano sul viso.

"Assolutamente", gli risposi.

Che richiesta diversa da quella che mi aveva fatto sei mesi prima! Speravo che scrivere questo libro avrebbe rappresentato una guarigione per mio padre, qualcosa di gratificante che sarebbe diventato parte della sua eredità. Ancora non sapevo che avrebbe guarito anche me. Ma questa è un'altra storia.

Dopo la straordinaria guarigione di mio padre, iniziai a descrivere ciò che il dottor Naram faceva per le persone, come se si trattasse di un cambio d'olio per il corpo. Quando cambiamo i filtri dell'automobile, possiamo vedere quante scorie si sono accumulate. Non le vediamo nel nostro corpo, ma sono presenti. Se non lo puliamo e non ci prendiamo cura di esso, si manifestano con delle disfunzioni. Quando i filtri nel corpo di mio padre sono stati ripuliti, il suo problema di salute si è risolto.

Provando gratitudine per il dottor Naram e per questo antico metodo di guarigione, e vedendo con i miei occhi la straordinaria trasformazione che mio padre aveva vissuto, chiamai il dottor Naram per ringraziarlo, ma non rispose. Quello che non sapevo era che, mentre la salute di mio padre migliorava costantemente, il padre del dottor Naram era entrato in coma ed era stato dichiarato morto.

Note per il Vostro Diario

Al fine di rendere più profondi e più intensi i benefici che sperimenterete dalla lettura di questo libro, prendetevi qualche minuto e annotate le risposte alle seguenti domande:

Chi sono le persone che ami? Conosci il loro più grande sogno?

_____

_____

_____

_____

Come puoi aiutarle a realizzarlo? O come puoi aiutarle a diventare più consapevoli, se non hanno ancora chiaro ciò che vogliono?

_____

_____

_____

_____

A quali ulteriori intuizioni, interrogativi o prese di coscienza siete giunti leggendo questo capitolo?

_____

_____

_____

_____

CAPITOLO 17

Dirsi Addio

Qual è la cosa più straordinaria al mondo? Che tutti moriremo,
ma nessuno pensa mai che succederà anche a noi.
-Parafrasato dalla Bhagavad Gita,
testo di 5000 anni fa.

Il dottor Naram era al corrente del fatto che suo padre non stesse bene. Lo aveva visitato molte volte nel corso dell'ultimo anno ed era stato sempre in grado di aiutarlo. Questa volta, tuttavia, la prognosi era terribile. Prima di andare a casa dei suoi genitori, il dottor Naram aveva invitato il dottor Giovanni, Luciano e Vinay ad andare con lui, incerto su cosa avrebbe dovuto affrontare.

Quando arrivarono, furono accolti all'ingresso da Vidyutt, il fratello del dottor Naram, da sua madre, dal resto della famiglia, tutti in lacrime, e dal medico che aveva appena redatto il certificato di morte. Era troppo tardi.

"Voglio vederlo" disse il dottor Naram a suo fratello.

Si avvicinò accanto al letto dove giaceva il corpo di suo padre. Gli prese il polso con la mano e fu sorpreso nel percepire che le sue dita stavano rilevando un polso molto, molto debole. Chiese immediatamente al dottor Giovanni di prendere il manometro per misurare la pressione e il battito. Il dottor Giovanni lo fece e l'apparecchio mostrò che non c'era battito.

Il dottor Naram gli chiese di riprovare, ma ottenne lo stesso risultato: né pressione, né battito. Il dottor Naram chiese al dottor Giovanni di prendere subito dello zenzero e polvere di ajwain dalla cucina. Tutti in casa chiesero al dottor Giovanni come mai ne avesse bisogno. Anche il medico curante alzò lo sguardo con un'espressione di perplessità sul viso e quando la famiglia gli spiegò che il dottor Naram era un guaritore, in grado di determinare lo stato di salute attraverso la lettura del polso, il medico scosse testa e tornò ai suoi documenti.

Il dottor Naram chiese al dottor Giovanni di strofinare la miscela di polveri di ajwain e zenzero sui piedi di suo padre. Allo stesso tempo, gli applicò del ghee e premette specifici punti marma su mani, piedi, addome e testa. Dopo alcuni minuti, si avvicinò all'orecchio di suo padre e disse: "Papà, se sei cosciente, se riesci a sentirmi e desideri vivere, alza una mano, un piede o anche solo un dito. Altrimenti, ora prenderanno il tuo corpo per bruciarlo."

Suo padre alzò tutta la mano!

Il dottor Naram non riuscì a contenere la sua eccitazione nel dire al fratello che loro padre era ancora vivo. Il medico curante fu scettico e accusò il dottor Naram di aver mosso lui stesso la mano di suo padre. Tutti entrarono nella stanza e seguirono il dottor Naram mentre ripeteva il procedimento. Questa volta suo padre sollevò l'intera gamba e il medico indietreggiò impressionato.

Mentre mi raccontava questa storia risi, immaginando tutta la scena. Il medico pensava che potesse trattarsi di rigor mortis, fin quando il dottor Naram non ebbe ripetuto la procedura.

Sapendo che suo padre amava il guru Sai Baba, il dottor Naram chiese al dottor Giovanni di aiutarlo a premere i punti marma, ripetendo contemporaneamente il mantra "Sai Ram", comune ai devoti di Sai Baba. Una debole, ma chiara risposta provenne dal letto: "Sai Ram".

Tutti erano sbalorditi. Con un sorriso di stupore, il dottor Giovanni disse ancora "Sai Ram".

Un ancor più forte "Sai Ram!" venne dal padre. Nell'udire questo, tutti nella stanza risero di gioia, molti fino alle lacrime.

Solo il medico non sorrideva. Il certificato di morte firmato ancora fresco d'inchiostro, rappresentava per lui qualcosa che oltrepassava la sua comprensione razionale. Aveva dichiarato morto quest'uomo, e ora costui parlava? Quella notte, anziché salutare il padre, la famiglia diede il commiato al dottore, che se ne andò senza proferire parola.

Il padre del dottor Naram, sveglio e consapevole, si riprese abbastanza durante la settimana seguente, tanto da poter stare seduto, camminare e parlare con la sua famiglia. Il medico

> *"È importante nella vita portare a compimento ogni cosa, così che le nostre anime possano riposare in pace."*
> –Dott. Naram

che aveva firmato il certificato di morte chiamava il fratello del dottor Naram quasi tutti i giorni per un aggiornamento su "quello strano caso". Ogni volta era sorpreso di scoprire che il paziente era ancora vivo e vegeto.

Il padre del dottor Naram ben presto si sentì abbastanza bene da concludere degli affari in sospeso, firmare importanti documenti e conversare vivacemente con moglie, figli e nipoti.

"È importante che nella vita portiamo a compimento tutte le cose, così che le nostre anime possano riposare in pace", mi confidò il dottor Naram.

Quando espressi quanto straordinario fosse stato, il dottor Naram ripeté le parole del suo maestro: "Mai perdere la speranza!"

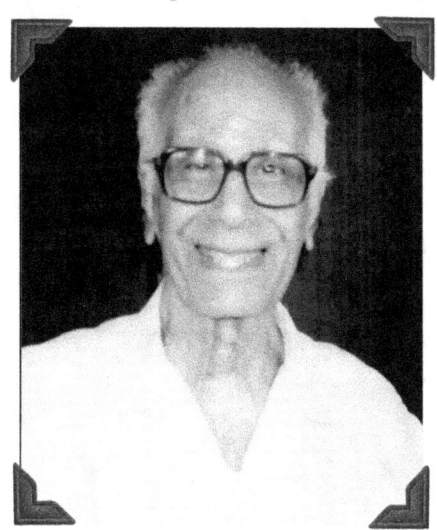

Il dott. Khimjibhai U Naram, padre del dott. Naram.

Note dal Mio Diario

Ulteriori antichi segreti di guarigione per aiutare chi è in coma*
(proseguimento del capitolo 1)

4) Rimedi casalinghi - mescolare polvere secca di Zenzero con polvere di Ajwain e sfregare sui piedi del paziente in coma.

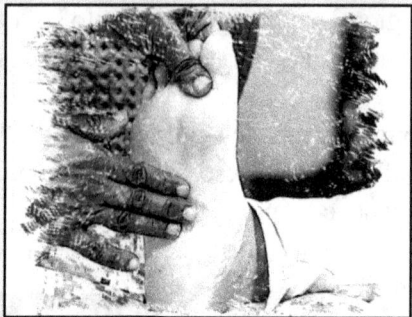

5) Marma Shakti - Mentre si premono i punti illustrati nel Capitolo 1, pronunciare il nome della persona nel modo che le sia più familiare.

*Ulteriore materiale disponibile: per sentire il racconto di questo episodio dalla viva voce dei dottori Giovanni e Naram e per comprendere più in profondità questo metodo, potete fare riferimento al sito MyAncientSecrets.com.

Note per il Vostro Diario

Al fine di rendere più profondi e più intensi i benefici che sperimenterete dalla lettura di questo libro, prendetevi qualche minuto e annotate le vostre risposte alle seguenti domande:

Quali cose vi piacerebbe portare a compimento nella vostra vita prima di morire (ad esempio affrontare delle paure, perdonare qualcuno, raggiungere un risultato, vincere qualche sfida, ecc.)?

_____

_____

_____

_____

_____

A quali ulteriori intuizioni, interrogativi o prese di coscienza siete giunti leggendo questo capitolo?

_____

_____

_____

_____

_____

CAPITOLO 18

Antica Saggezza, Mondo Moderno

Tutti i viaggi hanno destinazioni segrete che il viaggiatore ignora.
–Martin Buber

Subito dopo questi eventi all'apparenza miracolosi, il dottor Naram mi invitò ad una cerimonia di premiazione nel New Jersey, dove avrebbe ricevuto un'onorificenza per aver aiutato i vigili del fuoco e i primi soccorritori dell'11 settembre. Mentre stavo fra le migliaia di persone che conversavano in attesa dell'inizio della cerimonia, nel profondo del mio cuore sapevo di dover porre al dottor Naram una domanda che mi assillava da un bel po' di tempo.

Sorrisi vedendo Marshall e José, due dei fondatori di Serving Those Who Serve (Servire Coloro Che Servono), che avevo incontrato in precedenza a New York. Ora stavano aiutando i sopravvissuti ad altre catastrofi, augurandosi che il dottor Naram continuasse a sostenerli.

Naram mi sorrise appena mi vide. "Sono così felice che tu sia potuto venire, Clint".

Ero onorato di esserci. "Sei emozionato?" Gli chiesi. "Ho sentito che il Governatore del New Jersey è qui per consegnarti un premio".

"Mi sento troppo onorato", rispose.

"Come mai?"

"Sono consapevole del potere presente in questa linea di trasmissione, nei segreti riportati negli antichi testi e negli insegnamenti del mio maestro. Io sono semplicemente un traduttore di questa antica saggezza per il mondo moderno. E, parlando del mio maestro, conosci la storia di come io fossi a conoscenza di quello che avrebbe potuto aiutare quei pompieri dell'11 settembre?"

"Come successe?"

"I ragazzini di strada a Mumbai!" disse.

"Ragazzini di strada?"

"Sì, dopo migliaia di giorni di formazione, il mio maestro mi assegnò un incarico, o seva. Mi disse che le prime persone che mi erano state affidate erano a Dharavi, la seconda baraccopoli al mondo per vastità."

Mi raccontò di come conobbe i ragazzini di strada che vivevano lì, con le loro facce sporche e i vestiti strappati. Si occupò di sentire loro il polso, prescrivendo erbe che pensava li avrebbero aiutati. Ma quando tornò, scoprì che nulla aveva funzionato e i bambini erano ancora malati, con problemi ai polmoni, disturbi del sonno, depressione, ansia, tosse, e dalla lettura del polso era ancora evidente un accumulo di tossine nei loro corpi. Confuso, il dottor Naram si consultò con il suo maestro, che gli spiegò come avesse ancora bisogno di approfondire e imparare di più su questi bambini.

Allora ritornò dai ragazzini e chiese loro dove vivessero e lavorassero. Scoprì che lavoravano in una fabbrica chimica. La fabbrica non voleva pagare per le macchine che rimescolavano i prodotti chimici nelle vasche, quindi aveva assunto i bambini di strada per nuotarci dentro. Rimase scioccato, lo riferì alle autorità e tornò dal suo maestro per scoprire cos'altro potesse fare per aiutare quei bambini.

Insieme studiarono i manoscritti, per vedere se nei tempi antichi avessero usato qualcosa per rimuovere le tossine difficili, come i metalli pesanti. Furono entusiasti quando trovarono una possibile soluzione. Nelle antiche guerre, i soldati immergevano la punta delle loro frecce e lance nei veleni chimici. I guaritori del lignaggio Siddha-Veda dovevano trovare il modo di aiutare i feriti a liberarsi dal veleno. Individuarono così ventisette erbe (fra cui Curcuma e Neem) potenzialmente in grado di aiutare a rimuovere questi pesanti metalli tossici. In base a ciò che scoprirono, il dottor Naram e il suo maestro crearono una nuova formula, per provare ad aiutare i ragazzini di strada.

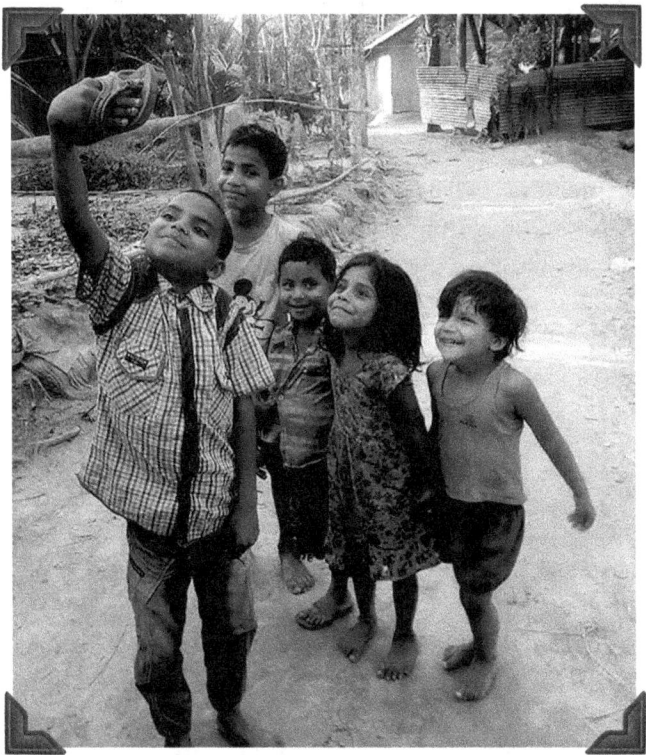

Foto virale di alcuni ragazzini di strada che fanno un "selfie" usando un sandalo. Recuperata da Google immagini

"Funzionò e i bambini migliorarono! Le tossine furono eliminate dai loro corpi. La mia fiducia nei principi del mio maestro e di questi antichi testi aumentò, vedendoli funzionare in un caso così drammatico. Poi ci fu l'11 settembre, qualcosa che il mondo e l'America non avevano mai visto prima."

Quando il dottor Naram fu invitato ad aiutare i pompieri che avevano lavorato giorno e notte nella fossa di Ground Zero, sapeva che anche loro avevano tossine simili nei corpi, a causa dell'inalazione di fumi e del contatto con numerosi detriti tossici. Sapeva anche che la medicina occidentale non era ancora in grado di rimuovere quelle tossine. "È stato un piacere e un onore poter essere d'aiuto. Ringrazio il mio maestro per avermi insegnato a essere così di aiuto alle persone bisognose.

Tutti, anche nella vita quotidiana, siamo in una certa misura inquinati. Ognuno di noi inala i fumi di scarico di auto e camion, mangia alimenti trasformati o modificati che vengono spesso irrorati da piogge acide, è sottoposto alle radiazioni del telefono cellulare, mangia carne o piante inquinate ed è esposto a una qualità di luce solare distorta a causa dei problemi atmosferici dovuti all'ozonosfera. Quindi, anche se non siamo stati a New York l'11 settembre, abbiamo tutti bisogno di questi antichi segreti per rimuovere dai corpi le tossine dell'ambiente".

Benché fosse tutto molto affascinante, non riuscivo a dimenticare l'urgente domanda che dovevo fargli. Proprio mentre stavo per aprir bocca, qualcuno ci interruppe per accompagnare il dottor Naram sul palco.

Mi sedetti in poltrona tra il pubblico e lessi il programma, che riportava varie storie di pompieri e primi soccorritori che avevano beneficiato dell'aiuto del dottor Naram. Uno di questi, Darren Taylor, pompiere del dipartimento di New York, aveva scritto:

"Sono stato mandato a Ground Zero due giorni dopo gli attacchi al World Trade Center, per lavorare alla ricerca e al recupero delle salme e ad una ricognizione generale per l'estinzione dei focolai. Ho iniziato a notare effetti sulla mia salute circa un mese dopo aver lavorato regolarmente in città. Avevo raffreddori più frequenti. Spesso mi svegliavo la notte con un attacco di tosse, una tosse secca, senza espulsione di muco. Mi sentivo un po' depresso, col sistema immunitario intaccato. Ero più debole in generale, non così in salute come mio solito. Quando ho sentito parlare per la prima volta di questo programma e di queste erbe, non ne ero interessato. Ma mesi dopo essere stato a Ground Zero, i miei sintomi erano peggiorati e, preoccupato, ho preso la decisione di provare qualcosa di

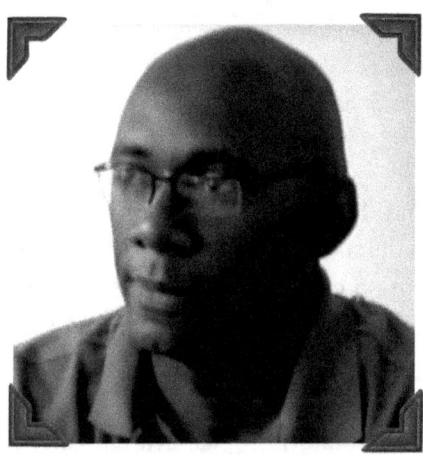

Darren Taylor, il pompiere dell'11/9 che ha usato le erbe del Dott.Naram per rimuovere le tossine dal corpo, aiutare il sistema immunitario, migliorare il sonno e vivere una vita molto più sana e più felice!

naturale. Sono contento di averlo fatto. Dopo aver assunto le erbe per un po' di tempo, ho scoperto che i miei raffreddori erano praticamente guariti e i miei attacchi di tosse svaniti.

Avevo più resistenza. Mi sentivo meglio. Ero meno depresso, di nuovo in grado di andare avanti con la mia vita e lasciarmi alle spalle le preoccupazioni per la salute. Dormivo di più e meglio. Adesso mi sento davvero bene in generale. Ringrazio tutti voi per il servizio che offrite e mi auguro che ancora più persone possano beneficiarne"

Un'altra operatrice del primo soccorso affermava di aver assunto le erbe per circa un anno, quando successe qualcosa di straordinario: i suoi test di funzionalità polmonare mostrarono valori normali e, per la prima volta dopo tanti anni, poté smettere con gli inalatori. Scriveva: "C'è anche un vantaggio collaterale, sono riuscita a smettere di fumare completamente grazie alle erbe. Potevo sentire l'odore delle sigarette che uscivano dal mio corpo. Anche se avevo smesso di fumare da un anno, ne sentivo sempre il desiderio. Quindi, qualsiasi deposito di nicotina ci fosse da qualche parte nel mio corpo, penso che le erbe me ne abbiano liberata. A volte la mia urina emanava lo stesso odore di un posacenere. Mi chiedevo 'Da dove viene?' Penso che le erbe abbiano espulso la nicotina dal mio organismo. Tutto è migliorato così tanto nel corso dell'ultimo anno, e lo attribuisco alle erbe del dottor Naram. Sembra proprio che eliminino il veleno da ogni parte del corpo."

Seguitai a leggere altre storie come questa. Pensai a quanto fosse potente il fatto che José fosse stato guidato ad incontrare il dottor Naram e a fondare questa organizzazione per aiutare i primi soccorritori dell'11 settembre. Certamente non aveva idea, incontrando il dottor Naram per la prima volta, che la sua vita avrebbe preso questa direzione.

Poi ripensai a Reshma. Probabilmente quando lei vide per la prima volta il dottor Naram in televisione, non immaginava di certo che sarebbe stata guidata ad incontrarlo per salvare la vita di sua figlia Rabbat. Anche il dottor Giovanni, al suo primo incontro con il dottor Naram, probabilmente non immaginava che tutta la sua vita sarebbe stata dedicata all'apprendimento e all'utilizzo degli antichi segreti di guarigione con i suoi pazienti. La mia mente rifletteva sul miracolo di questi incontri inaspettati.

In quel preciso momento mi sovvenne una preghiera che recitavo da bambino, quando ero disperato per la morte di mia sorella. Pregavo

Dio che mi guidasse ovunque potessi essere maggiormente d'aiuto alle persone che soffrivano.

Chiusi gli occhi e la mia mente si aprì al mistero di ciò che era accaduto da allora. La morte di mia sorella mi aveva portato a Gary Malkin e al progetto The Wisdom of the World. Per riuscirci, avevo incontrato Gail Kingsbury, che mi aveva fatto conoscere il dottor Naram. La mia cotta per Alicia mi aveva portato in India. La salute compromessa di mio padre mi aveva condotto a indagare più a fondo sugli antichi segreti di guarigione, ed altro ancora. In ogni caso, rimasi sorpreso nel notare che le cose migliori della mia vita erano successe mentre cercavo di essere al servizio degli altri. Era chiaro che a quei tempi, specialmente con il cuore focalizzato ad aiutare gli altri, un potere divino superiore mi aveva guidato fin dove la guarigione era elargita a noi tutti. Quasi sopraffatto dal fluire delle rivelazioni, mi domandavo dove la vita mi avrebbe condotto ancora.

Quando udii il presentatore parlare al microfono, aprii gli occhi e mi concentrai sul palco. Dopo le introduzioni e le solite formalità, la governatrice del New Jersey, Christine Todd Whitman, prese il microfono. Ringraziò il dottor Naram per aver aiutato migliaia di vigili del fuoco, agenti di polizia e altri primi soccorritori dell'11 settembre. Gli consegnò il premio assegnato dallo stato del New Jersey e lesse parte della motivazione: "Il Senato e l'Assemblea Generale dello Stato del New Jersey sono lieti di salutare e onorare con orgoglio il dottor Pankaj Naram, stimatissimo specialista in antica guarigione e diagnosi del polso, rinomato per i suoi sforzi filantropici, per aver rappresentato lo spirito di cura

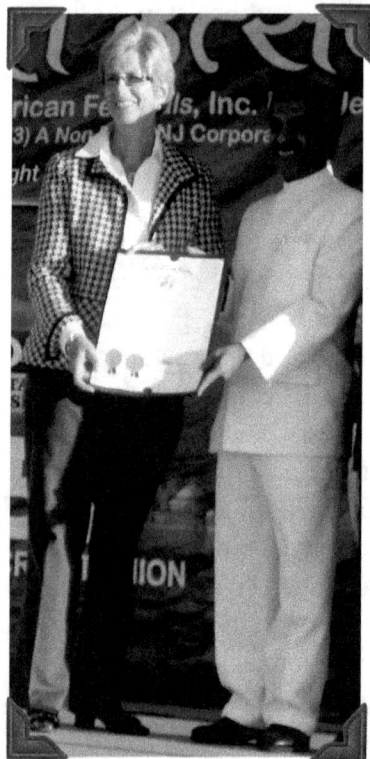

Il Dott. Naram riceve un premio dallo Stato del New Jersey, consegnato la governatrice del New Jersey Christine Todd Whitman, per aver aiutato migliaia di vigili del fuoco e altri primi soccorritori dell'11 settembre.

e compassione al servizio dei primi soccorritori nell'attacco terroristico dell'11 settembre, per i suoi prestigiosi risultati al servizio della nostra comunità nel campo della salute e per la promozione della sua antica scienza curativa in tutto il mondo."

La governatrice Whitman finì di leggere l'attestato di riconoscimento, poi invitò il dottor Naram a salire sul palco. Gli strinse orgogliosamente la mano, gli consegnò il premio e lo accompagnò al microfono. Con il suo abito bianco, in contrasto con i colori scuri dietro di lui, il dottor Naram iniziò a parlare nel suo modo particolare.

"Namaste. Mi viene assegnato questo premio di onorificenza che condivido con i fondatori di Serving Those Who Serve, Marshall, José, Nechemiah e Rosemary. Ma i veri eroi del giorno sono i pompieri, la polizia e gli altri che sono andati in mezzo al pericolo rischiando la vita. Il minimo che possiamo fare è aiutarli a recuperare la loro salute e la loro vita."

"Nella mia tradizione di guaritori, non ci consideriamo eroi. Riteniamo che coloro che vengono da noi ci stiano facendo un favore, permettendoci di usare i nostri antichi metodi per dare loro aiuto. Il mio maestro mi ha detto che questa è una via per l'illuminazione. Come pensano le persone di raggiungere la felicità, l'illuminazione o il moksha e la realizzazione? Alcuni seguono il percorso della meditazione, altri quello della preghiera, o del successo negli affari o in battaglia. In India, chiamiamo questi percorsi karmayoga, bhaktiyoga o gyanyoga. Secondo il mio maestro, nel percorso di guaritore ottieni l'illuminazione o la realizzazione solo se i tuoi pazienti sono felici. Aiutare le persone a guarire è la nostra fonte di illuminazione e felicità. Trattiamo ogni persona come un tempio. Possiamo dire che un paziente è un tempio o una chiesa, una moschea o un gurudwara: sono tutti i nomi dei luoghi di culto. Il mio maestro mi ha insegnato che in realtà Dio risiede in ognuno di noi, quindi voi siete un tempio. Ora, se questo è vero, allora quand'è che Dio diventa felice? Quando pulisci il tempio! Ogni persona ha molti scomparti, come la mente, le emozioni e l'anima. Quando ci ripuliamo, sperimentiamo una trasformazione fisica, mentale ed emotiva. Di conseguenza, possiamo continuare a raggiungere ciò che vogliamo nella vita. Sono molto grato al mio maestro per avermi insegnato i principi della scienza antica, che offre queste possibilità di trasformazioni più profonde a chiunque li utilizzi."

Mentre parlava, pensavo al sorriso sul volto di mio padre, quando mi aveva mostrato la scatola di farmaci di cui non aveva più bisogno. Ero così grato che il dottor Naram lo aiutasse a eliminare le tossine dal corpo, riequilibrando i suoi dosha. Sorrisi, anche per il fatto che ora sapevo cosa significava quella parola, Dosha! Mi chiedevo quali altri antichi principi potessi imparare che avrebbero aiutato me e gli altri. Pensavo a Rabbat, la bambina di undici anni che, uscendo dal coma, disse per prima cosa "mamma" e alle lacrime sul volto di sua madre. Riflettevo sulla gioia dell'infermiera quando lo stesso metodo aveva aiutato anche sua sorella. Rammentavo il rabbino californiano Stephen Robbins, che era passato dal letto di morte e dal bisogno di una sedia a rotelle, a lavorare di nuovo in palestra, apparendo e sentendosi di dieci anni più giovane. Mi ricordai dell'uomo con la spalla bloccata che aveva ritrovato la piena mobilità, di Giovanni e gli apicoltori che avevano salvato il loro alveare, della donna che aveva avuto un bimbo dopo la menopausa e di tutte quelle persone che mi avevano detto: "Il dottor Naram mi ha salvato la vita". Riflettei sul personale della fabbrica del dottor Naram, che produceva le erbe secondo i metodi antichi, con tanta precisione e amore, e su tutti i pompieri che ne beneficiavano.

"Questo è noto come seva, o servizio, di un guaritore. Il mio maestro mi ha insegnato che il seva non è per il paziente, ma per il guaritore", continuò il dottor Naram. "Il mio maestro mi ha anche insegnato che, per aiutare le persone, il guaritore deve prima occuparsi di due ostacoli. Quali sono i due ostacoli? Ego e paura. Nel mezzo di un pericolo indicibile, questi straordinari vigili del fuoco, agenti di polizia e gli altri che hanno aiutato nel giorno dell'11 settembre, hanno lasciato alle spalle l'ego e la paura. Sono ottimi esempi di vero seva, o servizio, che porta alla realizzazione. Il mio maestro mi ha insegnato che Dio è qui in ognuno di voi. Ed è un mio onore servire la divinità in ciascuno di voi, in qualunque modo io possa farlo".

Tutto il pubblico si alzò in piedi applaudendo. Mentre il dottor Naram scendeva dal palco, una folla di persone lo circondò.

Guardandolo, sentii il mio cuore gonfiarsi di un'enorme ammirazione per il suo essere, per ciò a cui dedicava la sua vita, e per rappresentare una benedizione per così tante persone.

Non appena tornai dall'osservare il dottor Naram a guardare di nuovo dentro di me, mi accorsi che lo scetticismo che avevo prima si era quasi interamente sciolto. Oltre a questo, sentivo un senso di scopo e una pace più profonda di quanto avessi mai provato nella mia vita.

Non era un viaggio che avevo programmato di fare, tuttavia la vita mi aveva portato su questa strada, e io sentivo che ci doveva essere una ragione. Certamente c'erano ancora delle zone grigie, tante situazioni a cui non riuscivo ancora a dare un senso. Ma invece di escluderle automaticamente, la mia mente si apriva a una curiosità implacabile, desiderando di sperimentarle su me stesso e scoprire come funzionavano.

Fu solo più tardi quella sera che il dottor Naram e io ci ritrovammo di nuovo insieme per qualche momento, e potei finalmente porgli la mia domanda bruciante.

La Domanda Bruciante

Con la folla finalmente diradata, ci fu un momento di calma in cui io e il dottor Naram ci ritrovammo soli ad attendere l'auto che sarebbe ben presto arrivata a prenderlo. Mi parlò del suo maestro, il suo amato Baba Ramdas, e di quanto sarebbe stato orgoglioso di vedere gli antichi segreti aiutare così profondamente persone in tutto il mondo.

"Sai qual è uno dei più grandi segreti per la felicità e il successo, Clint? La gratitudine. Sii sempre riconoscente nei confronti di coloro che ti hanno insegnato."

Raccontò con un sentimento di profonda tenerezza: "Il mio maestro, prima di lasciare il corpo, mi ha aiutato a scoprire il lavoro e la missione della mia vita. Mi ha insegnato che questa missione va oltre la nazionalità, oltre la religione, oltre la politica, oltre la casta, il credo e la razza. È valida per tutta l'umanità. Ha detto che l'antica guarigione è come un fiore di loto. Conosci il fiore di loto?"

La sorella del dottor Naram, Varsha, una volta mi disse che il nome del dottor Naram, Pankaj, tradotto in inglese significa "loto".

"Il mio maestro affermava che come il candido fiore bianco del loto emerge dal fango scuro per condividere la sua luminosità e

> *"Uno dei più grandi segreti per la felicità e il successo è la gratitudine. Sii sempre riconoscente nei confronti di coloro che ti hanno insegnato."*
> - Dott. Naram

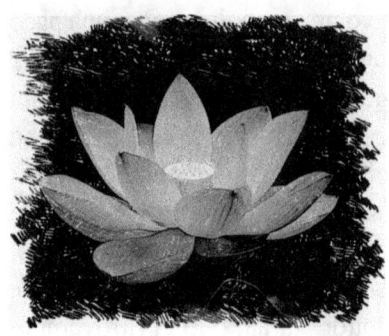

Il maestro del dott. Naram disse che doveva essere come un fiore di loto.

fragranza con tutti noi, allo stesso modo questi antichi segreti di guarigione devono diffondersi per rivelare la loro più profonda bellezza e il loro potere curativo a tutta l'umanità. Non è una religione, un culto o altro del genere. È semplicemente una scuola di pensiero, alla quale chiunque può unirsi e trarne beneficio, imparando come aiutare se stessi e gli altri a guarire sempre più in profondità. Il mio maestro mi ha anche aiutato a scoprire la mia missione: proteggere, preservare e diffondere i benefici di questi segreti in ogni cuore e in ogni casa sulla terra."

Ascoltai, colpito dal profondo senso di gratitudine che esprimeva il dottor Naram. Non riuscendo più a trattenermi, dissi: "Dottor Naram, posso farti una domanda importante?"

Annuì.

"Sono convinto che ancora più persone debbano venire a conoscenza della possibilità di usufruire di queste antiche tecniche di guarigione! Quello che sai e fai può aiutare così tanti individui su questo pianeta. Potrebbero scegliere di non seguirle, ma almeno dovrebbero sapere che è un'opzione." Alla fine riuscii ad esprimere la mia ardente domanda: "Come posso aiutarti?"

Il momento palesemente serio mutò velocemente quando il dottor Naram scoppiò in una risata pacata, ma udibile, in risposta alla mia domanda. Mi sentii confuso e deve avermelo letto in faccia. Mi disse: "Grazie, Clint. Voglio aiuto e ho bisogno d'aiuto. Ma non da te."

> *"Questa missione di antica guarigione va oltre la nazionalità, oltre la religione, oltre la politica, oltre la casta, il credo e la razza. È per tutta l'umanità. È una scuola di pensiero della quale chiunque può beneficiare per imparare come aiutare se stessi e gli altri a guarire sempre più in profondità."*
> - Dott. Naram

Rimasi molto sorpreso. Con la fronte corrugata, cercavo di capire se avessi compreso correttamente.

Precisò: "Ora ti conosco e hai la mente troppo affollata." E rise di nuovo.

"Io... non capisco."

Il dottor Naram mi guardò gentilmente e disse: "Ormai conosci i sei strumenti di guarigione profonda del Siddha-Veda. Spero che conoscerai ciascuno di loro ancora meglio, usandoli a beneficio della tua vita e di quella degli altri. Ma, Clint, se ora io condividessi con te alcuni dei segreti più elementari tra quelli che mi ha insegnato il mio maestro, non li capiresti nel modo corretto. Proveresti ad interpretarli attraverso il tuo intelletto, e non a sentirli con il cuore o integrarli nel tuo essere. Come ti ho già detto, la tua mente è troppo affollata."

Smarrito, chiesi, "Allora che cosa posso fare?"

"Sono disposto a condividere con te talmente tante cose, persino i segreti più reconditi, ma solo quando sarai pronto." Fece una pausa, poi continuò, "Però, prima che tu possa davvero aiutarmi, c'è qualcosa che dovrai fare da solo."

"Voglio imparare. Farò qualsiasi cosa! Cosa vuoi che faccia?"

Il dottor Naram sorrise e disse: "Vieni domani".

Note per il vostro diario

Al fine di rendere più profondi e più intensi i benefici che sperimenterete dalla lettura di questo libro, prendetevi qualche minuto e annotate le vostre risposte alle seguenti domande:

Per quale cosa della tua vita ti senti più grato?

_____

_____

_____

_____

Chi ti sei sentito guidato ad incontrare nella tua vita, che potresti contattare oggi per esprimergli gratitudine?

_____

_____

_____

_____

Quali altre intuizioni, interrogativi, o prese di coscienza ti sono arrivate dopo aver letto questo capitolo e terminato il libro?

_____

_____

_____

_____

Dedica

Dedico questo libro alla memoria di mia sorella Denise.
Ti amerò per sempre.

Forse non ho avuto gli strumenti o le conoscenze per aiutarti mentre eri in vita... ma ti dedico questo libro, sperando che aiuti molte persone a trovare la speranza e un percorso di guarigione profonda.

E una dedica speciale al leggendario maestro guaritore,
Dottor Naram.

Grazie per aver dedicato la tua energia vitale a insegnare e condividere questi antichi segreti di guarigione, per il beneficio di ogni casa e ogni cuore sulla Terra.

Caro Lettore,

Grazie per aver letto questo primo libro e aver partecipato con me a questo primo anno del viaggio con il dottor Naram, che mi ha cambiato la vita!

Nelle restanti pagine, ho inserito un Epilogo (con un aggiornamento su quello che è successo da allora fino ad oggi e come questo può essere utile per te), delle Note dell'Autore (con informazioni riguardo un prezioso regalo che ho pensato per te), e un'Appendice (con un glossario di nuove parole, ulteriore materiale disponibile sugli antichi rimedi segreti e altre informazioni utili).

Ma prima, desidero condividere un breve epilogo che spero ti sarà gradito.

EPILOGO

Guida Divina. Segreti di Auto-Guarigione e Principi per Manifestare i Tuoi Sogni nella Realtà

Non scrivere il tuo nome sulla sabbia, le onde lo laveranno via. Non scrivere il tuo nome nel cielo, il vento potrebbe soffiarlo via. Scrivi il tuo nome nei cuori delle persone con le quali entri in contatto. È lì che rimarrà.
-Autore Sconosciuto

Dhaka, Bandladesh (Tre anni dopo)

L'aereo atterrò. Io e il dottor Giovanni entrammo in aeroporto insicuri, non sapendo cosa aspettarci.

Sebbene avessimo viaggiato spesso insieme nei quattro anni dal nostro primo incontro, nessuno di noi due era mai stato in Bangladesh. La nostra trepidazione si dissipò rapidamente. Gli ufficiali d'immigrazione e le guardie di frontiera furono cordiali, disponibili e divertenti. Ho scoperto che il Bangladesh si è separato dall'India come parte del Pakistan nel 1947, prima di emanciparsi quale nazione indipendente nel 1971. Da allora, il paese ha avuto due donne primo ministro. Ho dovuto rivedere il mio pregiudizio sui paesi musulmani.

Visto che i media americani enfatizzavano come alcuni stati islamici non permettessero alle donne di guidare un'automobile, mi sorprese che questo paese islamico fosse già alla seconda donna primo ministro. Negli Stati Uniti non abbiamo ancora avuto un presidente donna.

Dopo aver recuperato i nostri bagagli, incontrammo Kalim Hussain nella sala arrivi. Ci accolse col tradizionale saluto bengalese "As-salaam Walaykum", che significa "La pace sia in te".

Prima del mio arrivo, avevo imparato la risposta corretta: "Walaykum - as salaam", che significa "E anche in te".

"Mia figlia non vede l'ora di incontrarvi", disse.

Ci incamminammo fuori dall'aeroporto e vedemmo diverse persone, tra cui una bellissima ragazza. Quando le fummo vicini, riconobbi i suoi occhi e il suo sorriso. La guardai con ammirazione.

"As-salaam Walaykum, dottor Clint e dottor Giovanni!" Disse.

Rabbat aveva ora quattordici anni. Mi chiedevo chi fosse questa persona, così bella, così intelligente, così viva. Non era altri che la bambina uscita dal coma all'ospedale di Mumbai.

Nonostante il suo aspetto si fosse completamente trasformato nei tre anni trascorsi da quando l'avevamo vista, la sua voce era rimasta esattamente la stessa. La sua intonazione delicata e armoniosa era balsamo per le mie orecchie.

"Walaykum - as salaam" risposi, a malapena in grado di parlare.

Non riuscivo a distogliere il mio sguardo da lei. Il suo inglese era molto migliore rispetto a quando ci eravamo incontrati e lei trasmetteva una gentilezza e una fiducia straordinarie. Non attesi oltre per chiederle se potessi fotografarla. Si mise accanto al dottor Giovanni e notai che ormai aveva quasi la sua stessa altezza.

L'anno precedente avevo ricevuto una richiesta di amicizia su Facebook, senza riconoscere subito da chi provenisse. Ebbi poi il piacere di rendermi conto che si trattava di Rabbat! Questo incontro mi rievocò tutte le emozioni vissute durante il suo incredibile recupero. Quanto è interessante questo mondo, pensai. Quanto siamo tutti inestricabilmente collegati.

Saliti in auto, le chiesi una cosa che mi incuriosiva: "Come mai il tuo nome su Facebook è Swan Bella?"

"Conosci il libro Twilight?" Mi chiese.

"Sì."

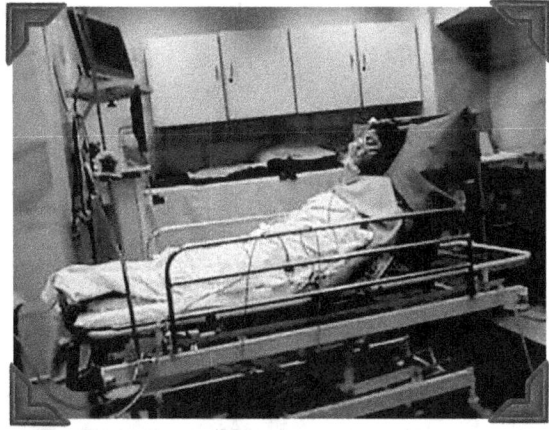

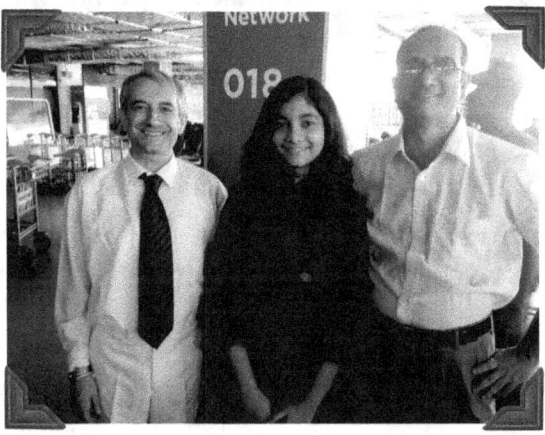

Sopra: *Rabbat, la prima volta che l'abbiamo incontrata all'ospedale di Mumbai.*
Sotto: *Rabbat con il dottor Giovanni e suo padre all'aeroporto di Dhaka.*

"Questo è il nome del personaggio principale"
"Hai letto il libro?" Chiesi.
"No, mi è solo piaciuto il nome." Entrambi ridemmo.
"Come stai ora?" Le chiesi.
"Forte come un cavallo."

Una volta arrivati a casa di Rabbat, fummo accolti da sua madre Reshma, suo fratello e diversi parenti.

Reshma era felicissima di darci il benvenuto.

"In Bangladesh abbiamo la tradizione di offrire qualcosa di dolce ai nostri ospiti", disse, tirando fuori un piatto pieno di una varietà di dolci che non avevo mai visto prima.

"Anche noi abbiamo un regalo per voi", disse il dottor Giovanni.

"No, il dono siete voi, che siete venuti qui. Siamo così felici", rispose Reshma. Il dottor Giovanni offrì diversi braccialetti e medaglioni per Rabbat e la sua famiglia, da parte del dottor Naram.

Ci servirono un pasto fantastico, a base di riso e verdure, seguiti da ancora altri dolci, e parlammo, faticando a volte a capirci, ma con tante risate e sorrisi.

Dopo pranzo, Rabbat e Daanish, uno dei suoi due fratelli più piccoli, vollero fare una passeggiata con noi per mostrarci la loro scuola.

Daanish aveva gli stessi capelli scuri, gli occhi scintillanti e la curiosità per il mondo che aveva Rabbat. Socievole, amichevole e decisamente molto intelligente, possedeva un contagioso entusiasmo per la vita.

Camminando lungo la stradina che portava alla scuola, passammo davanti a banchi di generi alimentari e negozi, dove la gente indugiava sulle porte. Mucche e galline vagavano per le strade e noi quattro ci fermavamo per dar loro da mangiare. Rabbat e Daanish acquistarono noci di cocco da un carretto, una per ciascuno di noi, e il venditore usò il suo coltello affilato per aprirle. Bevemmo l'acqua dolce direttamente dal guscio e Daanish mi mostrò come mangiare la polpa bianca al suo interno.

Due bambine ci stavano seguendo e, pensando che potessero aver fame, offrii loro un po' della mia noce di cocco. Si voltarono e corsero via il più velocemente possibile, scomparendo dietro un angolo. Poco dopo le ritrovammo nei dintorni che ci osservavano, parlando e ridacchiando fra loro.

Presto mi accorsi che tutti per strada ci guardavano.

"Sono curiosi", disse Daanish ridendo. "Non vedono spesso stranieri come voi."

"Come riescono a capire che siamo stranieri?" Chiesi.

"Sei così alto e la tua pelle è così chiara. Sai come chiamiamo i forestieri come te?"

"Come?"

"I morti," disse, "perché avete la pelle così pallida che sembrate già morti. Tu sembri un vampiro."

Scoppiammo a ridere per quanto suonava divertente.

Quando arrivammo a scuola, un folto gruppo di bambini ci stava seguendo. Desideroso di stabilire un contatto, chiesi loro, tramite

Daanish, di cantarmi una canzone.

Iniziarono a cantare l'inno nazionale del Bangladesh, con le loro giovani voci armoniosamente amalgamate.

Altri bambini e alcuni adulti si erano avvicinati per vedere cosa stava accadendo. Alla fine della loro canzone, il dottor Giovanni si alzò di fronte a tutti e cantò l'inno nazionale italiano.

Piacque molto a tutti.

Non vedevo l'ora di chiamare casa e raccontare a mia madre e mio padre la straordinaria e profonda esperienza di rivedere Rabbat ed essere in Bangladesh. Sapevo che mio padre amava profondamente ascoltare ogni dettaglio divertente e affascinante dei miei viaggi.

Mentre Rabbat ci mostrava il suo istituto, spiegò che era una scuola in lingua inglese e che una delle sue materie preferite era la matematica. Ci fece un esempio: "Quando ero in coma, il direttore dell'ospedale suggerì di togliermi il supporto vitale e di lasciarmi morire. Un altro medico mi dava una probabilità di sopravvivenza pari al dieci per cento. Ma il dottor Naram ha preso quel dieci per cento e l'ha elevato".

"Cosa intendi?" Chiese il dottor Giovanni.

"L'ha elevato al quadrato", spiegò. "Dieci al quadrato equivale a dieci volte dieci. Il dottor Naram mi ha dato il cento per cento di possibilità di sopravvivere."

Tutti sorridemmo e ridemmo.

"Come ti senti ora?" Le chiesi.

"Ora mi sento al centodieci per cento."

Quindi, Rabbat si fece improvvisamente seria. "Mia mamma mi ha detto di aver rinunciato a tutto", disse. "Quando mi ha portato in India per i miei trattamenti ospedalieri, ha speso tutti i soldi. Era separata da mio padre, dagli altri suoi figli, dalla nostra famiglia, dalla sua casa, da tutto. Abbiamo perso molto, eppure ha detto di aver trovato e vinto quello che le stava più a cuore: la mia vita."

Rabbat e Daanish ci portarono ad incontrare altri parenti che vivevano nelle vicinanze. Tutti ci offrirono dei dolci, io e il dottor Giovanni, già sazi, assaggiammo educatamente quelli più piccoli. Incontrammo i genitori di uno dei loro cugini più giovani che, apprendemmo, stava male e vomitava.

Il dottor Giovanni diede loro alcune erbe e rimedi casalinghi.

Tornati a casa di Rabbat, lessi i primi capitoli di questo libro a

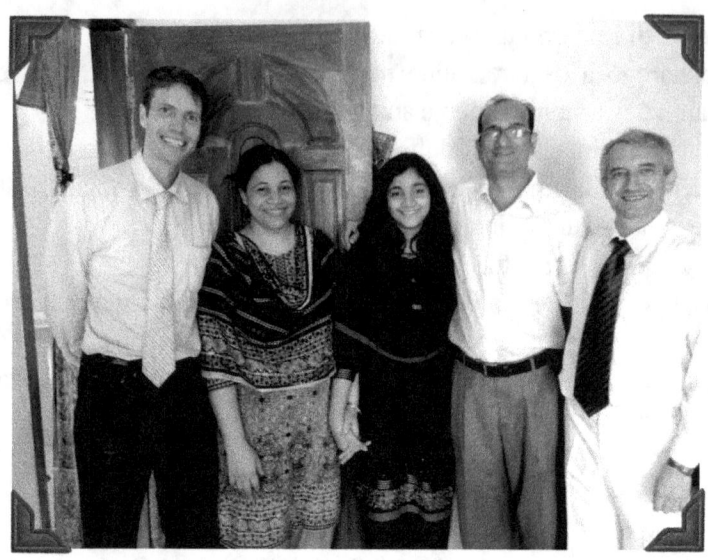

Io e il dottor Giovanni, con Rabbat e i genitori, nella loro casa in Bangladesh.

Reshma, Rabbat e alla sua famiglia. Ascoltarono attentamente, rivivendo e aggiungendo ulteriori dettagli.

"Racconterai la nostra storia?" chiese Reshma.

"Sì, penso che offrirà tanta speranza alla gente", dissi. "Immagino che si sentiranno ispirati dal sapere che, seguendo il cuore e ascoltando la voce interiore che viene da Dio - o possiamo chiamarlo il Grande Spirito o Allah - è possibile una guarigione più profonda come la tua. La tua storia ha cambiato la mia vita e spero possa aiutare anche molti altri."

"Eravamo sull'orlo della disperazione", disse Reshma. "Ma c'era una soluzione, c'era speranza. Per favore, racconta la nostra storia in modo che altri possano conoscerla. È un miracolo, Rabbat è con noi."

Il telefono del dottor Giovanni squillò. Era il dottor Naram, che chiese di passargli prima Rabbat e poi Reshma, la quale scoppiò a piangere mentre gli parlava. Mi ricordai la prima volta che la vidi, e quanto erano diverse queste lacrime rispetto a quelle che vidi allora sulle sue guance. Alla fine, mi passò il telefono.

"Ora sai", disse lentamente il dottor Naram, "perché posso dormire così bene la notte. Hai visto alcuni casi, ma pensa a quanti ce ne sono stati negli ultimi trentasei anni del mio lavoro e nelle migliaia di anni della mia tradizione. Non dipende da me, lo so, ma sono grato di farne parte. Ringrazio il mio maestro ogni giorno per avermi insegnato questi segreti, così che io possa essere al servizio degli altri."

"Aiuti profondamente le persone", dissi, riflettendo su ciò che avevo visto e sperimentato da quando lo avevo incontrato e su quanto avevo imparato sul cuore dell'essere umano, sulla speranza, sulla guarigione e sulla resilienza. "Mi piacerebbe che più persone potessero incontrarti, dottor Naram."

"Ricorda, non sono stato io quello che ha aiutato Rabbat, è stato il dottor Giovanni. Non avevo nemmeno bisogno di essere lì, quando c'erano gli antichi principi e metodi di guarigione. Ed è stata la fede di sua madre, Reshma, a creare la trasformazione. Chiunque abbia quel tipo di desiderio e fede ardenti, può imparare a usare questi antichi segreti per trarre beneficio e trasformare la propria vita. In un certo senso, suppongo potresti chiamarli segreti di auto-guarigione."

Prima di salutarmi, il dottor Naram disse: "Ritrovare la salute e la vita è importante. Ma la vera domanda, per Rabbat, per te Clint, per me e per tutti, è: 'Che cosa ne facciamo della nostra vita mentre siamo vivi?' Quello che desidero di più per te, Clint, è che tu scopra quello che vuoi veramente e come manifestare i tuoi sogni nella realtà."

Chiuse la telefonata dicendo con certezza: "Clint, quando comprenderai veramente i principi di questa antica scienza, cambierà tutto."

Solo ora, dopo più di dieci anni dal primo incontro con il dottor Naram, mi rendo conto di quanto quelle parole si siano rivelate vere.

Note per il tuo diario

Quali sono le intuizioni, gli interrogativi o le prese di coscienza più preziose che ti sono venute in mente leggendo questo libro?

_____

_____

_____

_____

_____

Cosa vorresti impegnarti a fare in modo diverso nella tua vita, da questo momento in poi?

_____

_____

_____

_____

_____

_____

POSTFAZIONE

Miracoli Mistici dell'Amore

"Quando l'allievo è pronto, appare il maestro. Quando l'allievo è davvero pronto, il maestro scompare."
–Lao Tzu

Avete finito di leggere questo libro che racconta la storia del mio primo anno con il dottor Naram. Il mio viaggio con lui è proseguito per oltre dieci anni e adesso ne fate parte anche voi.

Ho iniziato il libro scrivendo: "Non state leggendo queste parole per caso... credo che siate giunti a questo libro in questo preciso momento per un motivo specifico."

Conoscete già la vostra motivazione? Cosa è stato per voi averlo letto? Mi piacerebbe sostenervi nel vostro viaggio, ovunque questo cammino vi stia portando ora. Nelle successive Note dell'Autore vi riservo un regalo che comprende del materiale prezioso che ho raccolto per voi.

Prima, tuttavia, voglio condividere da cuore a cuore un'esperienza avvenuta poco prima di pubblicare questo libro. Illustra ampiamente quanto sia prezioso ogni giorno della nostra vita.

Il 19 febbraio 2020, ho ricevuto la straziante notizia che mi informava di dover tornare di corsa a Mumbai, poiché il dottor Naram era morto improvvisamente. All'inizio non ci potevo credere. Anche se i medici ne avevano dichiarato il decesso, pensavo che lui avrebbe trovato il modo di venirne fuori.

Il dottor Naram aveva viaggiato da solo per il Nepal e Dubai. Di solito lo seguivo in ogni tour, ma questa volta mi aveva chiesto di rimanere in India e di partecipare a una conferenza a Delhi. Mentre era in viaggio avevo ricevuto ogni giorno suoi messaggi e chiamate, nei quali condivideva le sue nuove visioni e scoperte. Ad esempio, mi aveva detto con entusiasmo di aver visto ventisette tendenze e sfide principali verso cui il mondo si stava dirigendo, inclusa la pandemia virale, e di come gli antichi segreti di guarigione potessero essere di aiuto per ognuna di loro. Mentre discutevamo delle future sfide, mi sentivo così grato perché, qualsiasi situazione dovessimo affrontare, avevamo in aiuto il dottor Naram e questi antichi segreti.

Uno degli ultimi pazienti che aveva incontrato il dottor Naram a Dubai, mi disse: "Era pieno di energia vibrante, toccava i nostri cuori, ci portava speranza e ci faceva ridere tutti.

Non abbiamo mai pensato che potesse essere la nostra ultima volta con lui."

Mentre il dottor Naram era a bordo nel suo volo di ritorno in India, aveva telefonato a casa e parlato con suo figlio Krushna, sua moglie

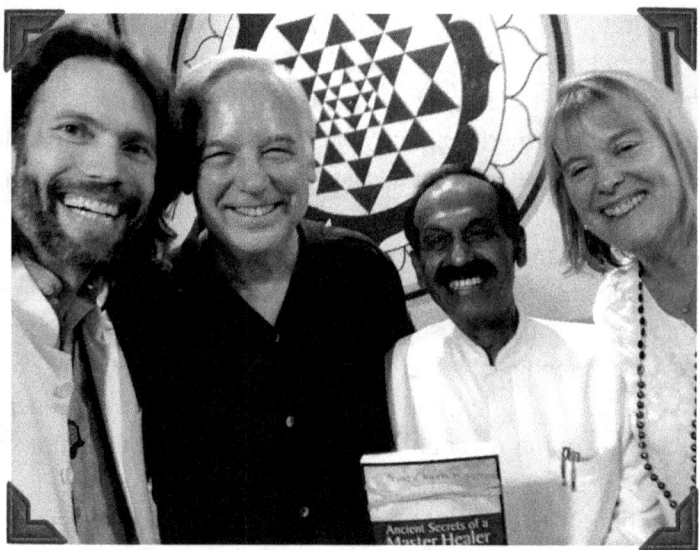

Il dott. Clint G. Rogers con Jack e Inga Canfield e il dott. Naram. Foto scattata il giorno prima della partenza di Naram per il Nepal.

Smita e Inga e Jack Canfield (Jack è il coautore della serie americana Brodo caldo per l'Anima), che erano loro ospiti. Erano venuti in India, come mio padre, per sottoporsi ad un mese di percorso di benessere panchakarma. La conversazione del dottor Naram con ciascuno di loro era stata leggera, gioviale e piena d'amore.

Una volta che il suo volo è atterrato a Mumbai, il dottor Naram ha chiamato Vinay per dire che era arrivato sano e salvo e accertarsi che la macchina fosse lì a prenderlo. I funzionari dell'aeroporto hanno riferito che, nel tragitto tra la scaletta dell'aereo e la dogana, il dottor Naram si è improvvisamente accasciato. Portato di corsa in ambulanza all'ospedale, è stato dichiarato morto all'arrivo. Senza alcuna autopsia, hanno indicato la causa della morte in un arresto cardiaco e il suo corpo è stato bruciato meno di dodici ore dopo. In India è consuetudine bruciare il corpo molto rapidamente, poiché si ritiene che lo spirito possa essere più libero di proseguire il suo viaggio.

La mia mente non riusciva a dare un senso a nulla di ciò che stava accadendo. Solo un paio di mesi prima ero con il dottor Naram a Berlino, quando un medico tedesco aveva eseguito diversi test sul suo cuore, da cui era risultato che funzionava normalmente, con parametri nella media, per un uomo della sua età. Motivo in più per cui trovavo difficile credere a quella notizia.

Visto che ero ancora a Delhi, mi sono precipitato immediatamente a Mumbai. Con il corpo intorpidito e in stato di shock, ho preso un taxi direttamente dall'aeroporto al crematorio.

Mentre attraversavamo il traffico congestionato, nella mia testa continuavano a scorrere pensieri pieni di dolore "Non può essere vero. Sembrava così invincibile! Come è potuto succedere questo al mio mentore, al mio maestro, al mio amico? Abbiamo bisogno di lui!" Sono arrivato in taxi subito dopo la famiglia del dottor Naram, che trasportava il suo corpo da ardere.

Mentre camminavo fra la folla verso il suo corpo, incontravo lo sguardo di ogni persona e in me fluiva un fiume di ricordi. Conoscevo le loro storie e sapevo quanto profondamente il dottor Naram avesse amato e aiutato ciascuno di loro. Non riuscivo a trattenere le lacrime. Mentre sprofondavo sempre più nella realtà della sua scomparsa, sentivo il peso devastante della perdita per quelli che lo conoscevano e per tutti quelli che non sarebbero più stati in grado di incontrarlo.

Nei suoi ultimi anni di vita ero stato come la sua ombra. Ora suo fratello, gli studenti e gli amici più cari mi stavano abbracciando, molti dicevano quanto fossero grati per il mio impegno nel raccogliere le storie e i segreti della vita del dottor Naram.

Era stato abbastanza difficile contenere le emozioni, quindi è immaginabile come mi sia sentito quando mi sono avvicinato al figlio del dottor Naram. Quando ci siamo conosciuti, Krushna aveva dieci anni. Adesso ne aveva venti ed era stato sempre uno dei miei migliori amici. Solo un mese prima lo avevo visto parlare di fronte a un pubblico di trecentomila persone, toccando il cuore di tutti. Abbiamo viaggiato negli Stati Uniti, in Nepal e in Europa, vivendo insieme tantissime esperienze, e mai avevamo neanche immaginato questo momento. Mentre gli mettevo un braccio attorno alla spalla per sostenerlo, un nuovo fiume di lacrime mi scendeva lungo le guance.

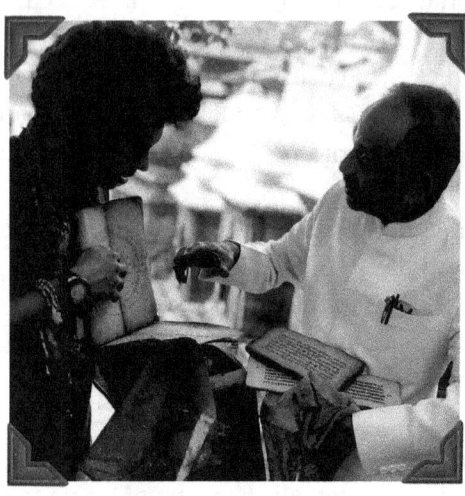

Il dottor Naram insegna a suo figlio Krushna i principi segreti alla base del funzionamento degli antichi rimedi del Siddha-Veda.

Poi è stato Krushna a dare conforto a me. Ha parlato con me e con gli altri con voce calma e chiara. "Sapete benissimo che lui non è il suo corpo. Il suo corpo è solo una camicia e ora è andato a indossarne una nuova. La sua morte non deve essere pianta, è la sua vita invece che deve essere celebrata".

Ero sbalordito. Come faceva Krushna ad essere così radicato, saggio e amorevole, seppure in una situazione tanto difficile? Si muoveva da persona a persona stringendo loro la mano, a volte mettendo una mano sul loro cuore o intorno alle spalle, confortando chiunque toccasse.

Mentre assistevo a tutto ciò, mi sembrava di udire la voce del dottor Naram nella testa, con parole che mi suscitavano al contempo dolcezza e amarezza. Nei tanti anni trascorsi insieme, tutte le volte che si entusiasmava perché avevo appena appreso uno dei segreti chiave della sua tradizione, il dottor Naram mi diceva con gioia: "Sono così felice che tu abbia finalmente imparato questo! Ora puoi condividerlo con Krushna e in futuro con altri." Guardando Krushna ora, tuttavia, mi sentivo come se dovessi imparare molto da lui.

Negli ultimi dieci anni, ho scattato molte foto e girato video del dottor Naram in tutto il mondo, documentando il suo lavoro e la sua missione di guarigione. Per abitudine, ho preso il telefono per fotografare anche alcuni momenti al crematorio, fino a quando non è stato troppo. Era così surreale fotografare il suo corpo, sdraiato pacificamente su una tavola di legno e coperto di ghirlande di fiori. Ho rimesso il telefono in tasca e ho deciso di essere solo presente. Guardandolo sdraiato lì, desideravo fortemente che si alzasse, ci raccontasse una storia che ci ispirasse, ci facesse ridere e ci aiutasse a sentire che tutto sarebbe andato bene. Ma lui stava davvero sdraiato lì, immobile, con gli occhi chiusi.

Dopo alcuni rituali, gli uomini della famiglia del dottor Naram hanno circondato il suo corpo e lo hanno sollevato. Suo fratello maggiore, Vidyutt, mi ha fatto cenno di unirmi, come membro della famiglia, nel trasporto del corpo. Abbiamo girato più volte con il corpo attorno alla catasta di legna, posandolo infine sopra la cima.

Poco dopo, Krushna ha preso e tenuto davanti a sé un pezzo di legno ardente per incendiare il giaciglio del dottor Naram. Mentre guardavo le fiamme iniziare a sollevarsi e scoppiettare attorno al suo corpo, riflettevo su tutti gli anni in cui l'avevo visto così pieno di vita e di energia curativa. Restavamo in clinica fino alle tre o alle quattro del mattino e aveva ancora più energia rispetto all'inizio della giornata.

Mentre Krushna era in piedi accanto al corpo in fiamme, mi sono ricordato di un momento inestimabile che avevo vissuto con entrambi solo poche settimane prima. Dopo un ultimo lungo giorno di clinica in India, terminato dopo la mezzanotte, tutti pensavamo di tornare a casa, ma il dottor Naram sorprese i suoi studenti e Krushna portandoci tutti fuori per le strade di Mumbai. Il bagagliaio della sua macchina era pieno di coperte e abbiamo trascorso almeno un paio d'ore a trovare uomini, donne e bambini senzatetto e a coprirli mentre dormivano.

Anche se non era la prima volta che lo facevamo, mi chiedevo perché il dottor Naram avesse voluto portarci tutti a farlo anche alla fine di una lunghissima giornata in clinica. Lui mi disse: "Clint, anche se la nostra giornata in clinica è finita, queste persone stanno ancora soffrendo per il freddo. Dobbiamo aiutarli. Quando ero giovane e sono stato cacciato di casa, ho dovuto dormire la prima notte per strada e ricordo quanto fossi infreddolito e solo. Durante la notte uno sconosciuto mi ha messo addosso una coperta. Me ne sono accorto solo quando mi sono svegliato. Non saprò mai chi sia stato, ma l'ho benedetto e mi sono impegnato per aiutare in futuro gli altri che potevano aver bisogno come me." Immaginavo quanto fosse grato, essendo stato cacciato da casa sua e costretto a dormire in strada, per essere stato toccato dall'amore in un momento critico in cui ne aveva più bisogno. "Quando fai questo genere di cose, in forma anonima, senza bisogno di nulla in cambio, alla fine

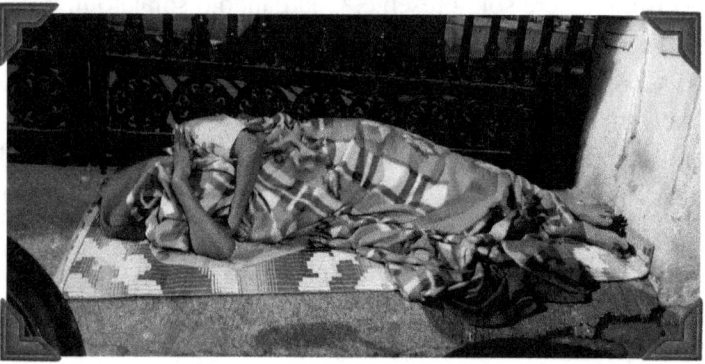

Un senzatetto abbraccia la coperta che Krushna gli ha appena messo addosso.

Dio ti benedice con una sensazione che nessuna somma di denaro può comprare."

Mentre una coltre di fuoco ora riscaldava il corpo del dottor Naram, ricordavo degli anni in cui ero con lui, di tutte le centinaia di coperte che avevamo messo sulle persone che dormivano agli angoli delle strade e sotto i ponti, e gli sguardi sui volti di alcune di loro che si erano svegliate coperte dalla gentilezza di perfetti estranei. Ovunque andassi con il dottor Naram, aveva sempre cibo o soldi in macchina o in tasca da regalare a tutti quelli che ne avessero avuto bisogno: persone, animali, chiunque. Diceva: "Il mio maestro mi ha insegnato che Aditi Devo Bhawa (tratta ogni ospite come se fosse Dio) non è solo un concetto, ma un modo di vivere". Ho visto che era così per lui. Aveva sempre qualcosa da dare ai bambini senzatetto che venivano a bussare al finestrino della macchina, o biscotti da dare ai cani randagi che incontrava per la strada. Non gli importava quanto fosse tardi o quanto avesse già fatto.

Quella notte, mentre andavamo in giro a mettere una coperta dopo l'altra sulle persone, ho visto il dottor Naram sempre più felice. Mentre guardavamo Krushna attraversare la strada per mettere coperte su una donna senzatetto addormentata e sui suoi figli, aveva sospirato dicendo: "Voglio che Krushna sappia che più un uomo è grande, più dovrebbe diventare umile. Le persone non vengono da me da tutto il mondo perché sono un 'grande dottore'. Vengono perché li amo, perché li capisco e perché trovo soluzioni ai loro problemi più importanti. Quando vedo Krushna farlo con così tanto amore, mi sento molto orgoglioso. Mi rendo conto di non dovermi più preoccupare di lui, poiché sa che non esiste benedizione migliore di poter amare veramente e servire le persone che ne hanno bisogno".

La Morte di un Maestro, la Nascita di un Movimento

Nella mia prima intervista radiofonica dopo la morte del dottor Naram, il conduttore mi ha fatto una domanda che penso si stessero facendo tantissime persone in tutto il mondo: "Il suo maestro aveva vissuto tanto a lungo, eppure il dottor Naram era relativamente giovane, aveva solo sessantacinque anni, quando ha lasciato il corpo. Come è potuto succedere?"

Ho iniziato rispondendogli: "Di alcune cose potremmo non conoscere mai il motivo..." Immagino che probabilmente tutti noi avessimo dato per scontato che il dottor Naram sarebbe vissuto più a lungo. Ma alla fine, anche con gli antichi segreti, siamo tutti mortali. Non sappiamo quando sarà il nostro ultimo respiro. Ho ripensato alla mia esperienza con Rabbat in terapia intensiva, quando, notando l'aria che entrava e usciva dai miei polmoni, mi rendevo conto che ogni singolo respiro è un dono.

Mentre mi fermavo a respirare, mi sono ricordato delle belle parole che mi disse mia sorella: "La verità sulla morte è che nessuno può evitarla per sempre. Più importante di come qualcuno è morto è invece come ha vissuto e come ha amato".

In un lampo, la mia mente si è rivolta a tutti quelli che il dottor Naram aveva amato: i suoi pazienti, i suoi amici e la sua famiglia. Ho ripensato a molti dei suoi allievi che amava, non ancora menzionati in questo libro,

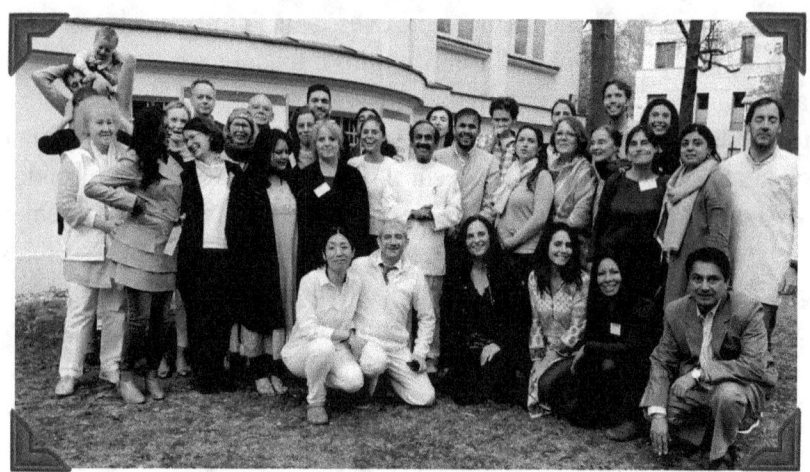

Il dottor Naram con i suoi allievi del corso di certificazione in Antiche Tradizioni di Guarigione presso l'Università di Berlino.

come Sandhya dal Giappone; Mehta, Sahaj, Pranita e altri dall'India; Alvaro e Videh dall'Italia; Sarita, Sascha e Rebecca dall'Inghilterra; Jutta dall'Austria; Radu dalla Romania; Siddiqui dal Bangladesh; Richard dalla Norvegia; Dipika dall'Australia; Suyogi, Elinor, Dubravka, Jonas, Mira, Anne, Pooja, Moksha e Shital dalla Germania, e tanti altri. Ero grato a tutti gli altri medici e professionisti ai quali aveva insegnato in Italia e a molti altri provenienti da tutto il mondo che avevano partecipato al corso di certificazione del dottor Naram presso l'Università di Berlino. Per più di trentasei anni ha insegnato a così tanti allievi e io ho avuto l'onore di essere uno di loro.

Ho pensato poi alla moglie del dottor Naram, la dottoressa Smita, che è stata con lui per così tanti anni, dirigendo l'intera clinica Panchakarma a Mumbai e insegnando ad altri medici.

Pensavo a suo figlio Krushna e a quanto il dottor Naram fosse orgoglioso dell'uomo che stava diventando. Krushna era stato formato alla guarigione attraverso la lettura del polso da quando era abbastanza grande da sedersi sulle ginocchia di suo padre, e già la sua capacità di aiutare le persone era fonte d'ispirazione.

Ho anche pensato a questo libro che state leggendo ora e a tutte le altre persone che, attraverso di esso, verranno a conoscenza dell'antica scienza di guarigione. In ogni cosa, ho visto come la morte di questo maestro non fosse la fine, poiché lui aveva già messo in atto la nascita di

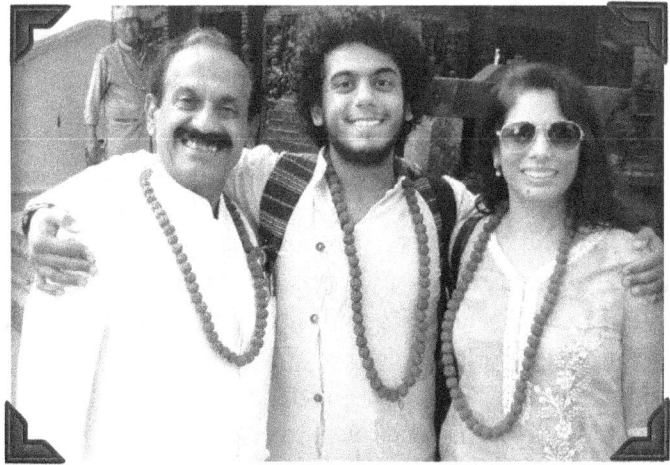

Il dottor Naram, Krushna, e Smita in Nepal.

un movimento.

Il sentimento di pace nel mio cuore ha ispirato il resto del mio intervento alla radio. All'intervistatore ho risposto con una citazione di Lao Tzu, che la mia amica Amrutha mi aveva appena inviato.

Sembrava risuonare come particolarmente vera in quel momento: "Quando l'allievo è pronto, il maestro appare. Quando l'allievo è VERAMENTE pronto, il maestro scompare."

Manifestazioni di Miracoli Mistici dell'Amore

Solo qualche tempo dopo, ho capito che il problema con la parola "scomparire" è che dà l'impressione che il lasciare il proprio corpo sia la fine. Ma se la verità fosse un'altra? E se il dottor Naram non fosse mai realmente scomparso, ma fosse con noi ora più che mai?

Nel tempo trascorso dalla scomparsa del dottor Naram, molte persone hanno riferito il verificarsi di avvenimenti mistici. Diversi leader spirituali mi hanno detto quasi con le stesse identiche parole: "L'universo/Dio deve aver avuto un grandissimo bisogno di riprendersi il dottor Naram così in fretta. Perché un'anima maestra come la sua lasci il corpo in quel modo, deve esserci una ragione importante. Ora che il dottor Naram non è vincolato da un corpo, può gioire ancora di più del suo lavoro di guarigione".

Ho notato che, anche se non siamo pienamente consapevoli della presenza del Dr. Naram nello spirito, cose mistiche e magiche accadono continuamente dalla sua scomparsa. Molte di esse in effetti sembrano proprio essere opera sua. Riesci a immaginare il suo sorriso dall'altra parte mentre continua ad aiutare a orchestrare miracoli?

Ad esempio, già decine di persone, tra cui Krushna, Smita e la mia amica Mina (che all'epoca era in visita in India), mi hanno raccontato delle straordinarie apparizioni del Dr. Naram dopo la sua scomparsa. Di solito in sogno, a volte da svegli. Ogni manifestazione è stata un importante messaggio di guarigione o un'esperienza per loro.

La mattina dopo il servizio di preghiera per il dottor Naram, alle cinque e mezzo circa, mi sono svegliato sentendomi particolarmente perso e solo. La nuvola scura di una depressione imminente cominciava a invadermi la mente. Anche se fuori era ancora buio, non riuscivo a dormire.

Quindi, mi sono alzato dal letto, mi sono messo le scarpe e sono uscito a fare una passeggiata. Venti minuti dopo il mio vagare senza meta, improvvisamente mi sono reso conto che qualcuno mi stava seguendo. All'inizio ne ero sorpreso, ma poi ho visto che si trattava di un cane. Aveva zampe, testa e coda marroni, mentre sulla schiena il pelo era nero, quasi come avesse un cappotto. La pancia e buona parte del muso erano bianchi. Quando mi sono fermato a guardarlo, si è fermato a guardarmi. Quando ho ripreso a camminare, mi ha seguito da vicino. Ero sconcertato. Perché questo cane mi seguiva?

Non avevo cibo con me e le mie mani erano vuote. Durante la lunga passeggiata, da qualsiasi parte mi girassi o qualunque strada prendessi, quel cane rimaneva con me. Era divertente ma anche strano.

Dalla mia tristezza emerse il ricordo che il dottor Naram portava sempre con sé qualcosa per i cani o per chiunque venisse da lui. Ho sentito la sua voce nella mia mente, "Athiti Devo Bhawa" (Tratta l'ospite inaspettato come se venisse Dio/la Dea in persona a farti visita). Più tardi, all'apertura dei negozi, ho comprato dei biscotti per questo ospite inatteso, che si era seduto pazientemente a terra ad attendermi. Tuttavia, quando ho messo i biscotti per terra di fronte a lui, il cane li ha annusati e poi mi ha guardato senza assaggiarli e nemmeno leccarli.

Ora ero ancora più perplesso. Se non aveva fame, allora cosa voleva da me?

Ho ripreso a camminare e, come previsto, si è alzato e mi ha seguito, lasciando i biscotti ad un altro cane o a un altro animale fortunato. A quel punto, qualunque tristezza avessi provato era sparita e al suo posto c'era un timore reverenziale per ciò che stava accadendo.

Mentre camminavamo insieme, ho iniziato a ricordare molte cose che il dottor Naram mi aveva insegnato che, alla luce della sua scomparsa, mi hanno influenzato in modi diversi.

Sentendo il valore di tutto ciò e la magia dell'apparizione di questo cane, ho tirato fuori il mio telefono e ho registrato una diretta video, da condividere su Facebook con altri che forse stavano a loro volta soffrendo per la notizia della morte del dottor Naram.

La risposta al video è stata eccezionale. Persone di tutto il mondo hanno lasciato commenti, sottolineando come il video le avesse aiutate nel loro processo di guarigione. Immediatamente dopo, ho incontrato Krushna, al quale la vista del cane aveva fatto riaffiorare dei ricordi. Ci siamo entusiasmati per le intuizioni che ne sono scaturite.

Quella sera, tuttavia, ho dovuto affrontare una sfida. Non sapevo cosa fare di questo cane che avrebbe abbaiato o guaito se lo avessi lasciato fuori dalla porta. Alla fine, ho deciso di trattare veramente questo ospite inaspettato come se fosse venuto Dio in persona. Non avrei lasciato Dio fuori a dormire per strada, vero? Quindi, con cautela, ho lasciato

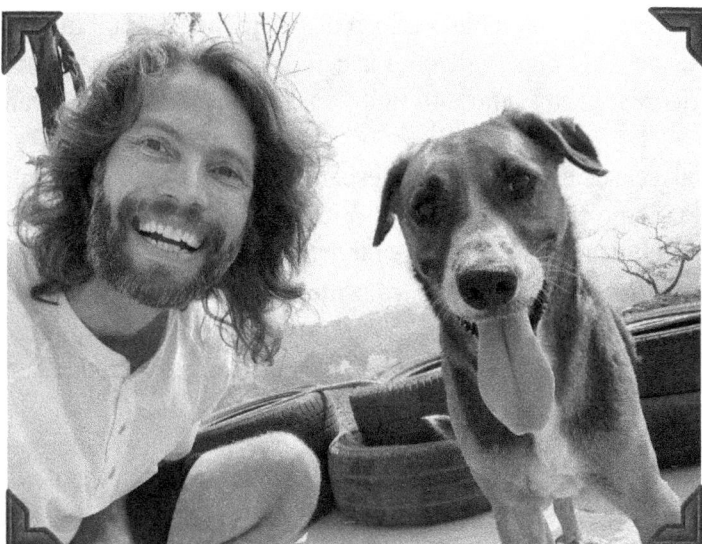

Io e Milo, il cane miracoloso, dopo una delle nostre prime passeggiate insieme.

entrare il cane e sono stato piacevolmente sorpreso dal fatto che non abbia graffiato alcun mobile o fatto pipì sul pavimento. Grazie a Dio si limitava a sdraiarsi per terra in qualunque stanza andassi e mi guardava.

Quando è arrivato il momento di dormire, ha smesso di piagnucolare solo quando ha potuto sdraiarsi sul pavimento proprio accanto al mio letto, con la mia mano sulla sua testa.

Potrei dire molto altro su questo cane divino. Ora lo chiamo Bhairava (che è una manifestazione divina di Dio nella forma di un cane) o miracoloso Milo (perché l'ho trovato quando stavo davvero giù, ma il suo arrivo mi ha riportato all'amore). La sua magica apparizione ha generato una profonda guarigione. La sua presenza mi ha mostrato che non siamo mai veramente soli. Ci sono segni dell'amore divino intorno a noi e tutto ciò che dobbiamo fare è cercarli.

Quando ho saputo per la prima volta della morte del dottor Naram, pensavo: "È questa la fine? Cosa succederà dopo?" La guarigione che Milo mi ha portato è una grande testimonianza che la sua scomparsa NON è la fine. Solo che la storia ha preso una svolta diversa da quella che ci saremmo aspettati o avremmo voluto. Ho molte altre storie vissute con il dottor Naram da condividere con voi, ma Milo mi ha anche insegnato che in futuro ne arriveranno altre ancora.

Ciò di cui sono molto entusiasta è che tu, ora, fai parte della storia che sta continuando. Sono molto curioso di sapere quale sarà il tuo ruolo in essa e quale parte condivideremo insieme. Il tempo trascorso con Milo mi ha ricordato che siamo tutti uniti, e nessuno di noi è mai veramente solo.

In tal senso, ecco un'ultima esperienza che condivido con te. Il secondo giorno che Milo era con me, io e la mia amica Mina dovevamo andare in clinica. Non sapevo cosa fare di Milo.

Quando ho chiamato Uber, Milo mi ha seguito alla macchina. Non appena Mina e io siamo saliti, è saltato subito dietro di noi, piazzandosi sulle mie ginocchia. L'autista di Uber non sembrava felice ma, per fortuna, ha deciso di portarci comunque.

Milo è rimasto seduto sulle mie gambe per l'intero percorso di trentacinque minuti. Mina osservava quanto fosse strano e interessante che un cane di strada lo facesse. Arrivati alla clinica, Milo è saltato fuori dalla macchina e ha iniziato immediatamente a scodinzolare. Ero nervoso nel lasciarlo camminare con me nei corridoi della struttura, ma non avrei

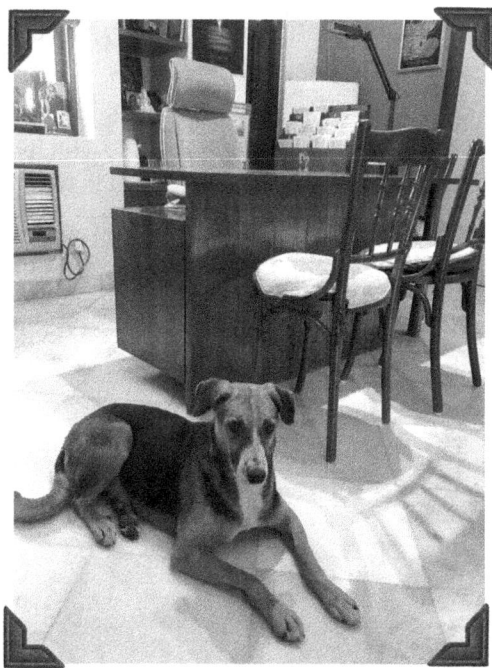

Milo, accucciato sul pavimento di fronte alla scrivania del dott. Naram.

potuto fare diversamente. Lo giustificavo pensando che, dato che molte persone avevano portato i loro animali dal dottor Naram, immaginavo che il personale fosse abituato. Una volta in clinica, è successa un'altra cosa incredibile, che ho anche ripreso in una diretta video su Facebook.

Al secondo piano dell'edificio, il cane mi ha lasciato ed è entrato direttamente nella stanza dove il dottor Naram visitava i pazienti. Un membro dello staff ha aperto la porta e tutti siamo rimasti completamente sorpresi quando Milo è entrato, ha guardato la foto del dottor Naram e Smita con il Dalai Lama, quindi ha fissato la sedia dove era solito sedere il dottore. Poi si è accucciato proprio di fronte alla scrivania, come se appartenesse a quel luogo. Le lacrime hanno iniziato a scorrere sulle guance del personale che era entrato per assistere all'avvenimento mistico. Anch'io ho dovuto riguardare il mio video di Facebook, per vedere se era successo davvero in quel modo o se l'avevo solo immaginato.

Mentre molti membri dello staff sono venuti a vedere e scattare foto con Milo, l'intera esperienza ha rinnovato il senso di stupore e meraviglia in tutti noi. Poco dopo, ho chiuso le porte dell'ufficio e Mina, Milo ed io siamo rimasti seduti lì per un po'. Con Mina abbiamo chiuso gli occhi per meditare e, nel silenzio, mi è tornata in mente una delle mie prime volte in quella stanza, dieci anni prima, quando ho visitato per la prima volta l'India con Alicia.

Proprio accanto a dove era seduto adesso Milo, il dottor Naram mi aveva preso da parte allontanandomi dalla folla di persone che stavano aspettando. Ho pensato che fosse strano che avesse chiamato me per parlare e così l'ho ascoltato attentamente mentre diceva, "Non so perché, Clint, ma credo in te." E, dopo una pausa, "Forse c'è una ragione per cui sei qui. Ho la netta sensazione che farai qualcosa di grande nella tua vita, che riuscirai a realizzare tutto quello che desideri." Con una mano sul mio braccio, mi ha guardato negli occhi e mi ha detto: "La domanda principale è: che cosa desideri veramente?"

Con questo ricordo, un grande sorriso ha illuminato il mio viso, interrompendo il flusso di lacrime che scorreva sulle mie guance.

E questa è la domanda con cui lascerò anche te ora, caro lettore.

Che cosa desideri veramente?

NOTE DELL'AUTORE

E dopo?

"Vivi come se dovessi morire domani. Impara come se dovessi vivere per sempre."
-Mahatma Gandhi

Allora, cosa farai ora? La gente mi chiede: "Clint, ora che il dottor Naram è morto, dove posso andare ad apprendere gli antichi segreti?"

Il dottor Naram mi ha insegnato che l'ottanta per cento delle volte ci sono cose semplici che si possono fare per prendersi cura di sé. Serve solo applicare alcuni principi e avere un piccolo supporto. Come saperne di più?

Registrati ora gratuitamente sul sito www.MyAncientSecrets.com/Belong

1. Avrai accesso ai video di formazione del dottor Naram, miei e di altri, abbinati a ciascun capitolo, oltre a rimedi casalinghi, rimedi erboristici, marma e segreti dietetici che possono esserti d'aiuto.
2. Se vorrai parlare di persona della tua situazione, troverai informazioni su come procedere.
3. Riceverai dei link per qualsiasi evento o formazione (dal vivo e online) e saprai come poter invitare me o qualcun altro a parlare ad un tuo

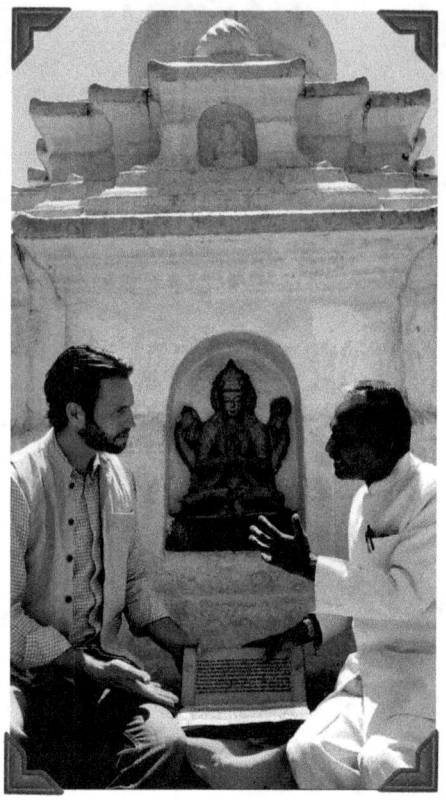

Io e il dottor Naram nel posto esatto in cui ha ricevuto gli insegnamenti dal suo maestro

evento.

4. Troverai ulteriori informazioni nel manuale allegato a questo libro "Scopri te stesso: applicazione di antichi segreti che possono cambiarti la vita" (che include ulteriori contenuti avanzati). Ti aiuterà a personalizzare e applicare questa saggezza sperimentata nel tempo, per il tuo benessere fisico, mentale, emotivo e spirituale.

5. Come bonus divertente, abbiamo creato per te un gioco chiamato "30 giorni per sbloccare il tuo antico potere segreto". Può aiutarti, mentre giochi, a sperimentare una salute più vibrante, energia illimitata e pace mentale.

6. Sarai immediatamente connesso ad una comunità di persone che vogliono fare la differenza su questo pianeta e diventerai parte della nostra famiglia.

Sono impaziente di vedere cosa succederà nella tua vita quando ti unirai a noi.

Nota: per quanto ne sappia, questo è il primo libro mai pubblicato sugli antichi segreti di guarigione del dottor Naram. Nessuno mi ha chiesto di scrivere questo libro e nessuno mi ha pagato per scriverlo. Mi sono sentito ispirato. Non è un'opera definitiva né sul dottor Naram, né sul Siddha-Veda, ma semplicemente il mio punto di vista. Spero che illustri e onori la natura vibrante e dinamica di questo uomo speciale nonché maestro guaritore, e le emozioni di chi ha condiviso la sua storia con me. Alcuni tra coloro che ho intervistato hanno chiesto di rimanere anonimi, quindi ho cambiato i loro nomi. Gli altri hanno dato il consenso a condividere le loro storie pubblicamente e, in alcuni casi, hanno dato la disponibilità a condividere le loro informazioni di contatto con chiunque lo volesse. In qualche caso ho creato personaggi di fantasia per aiutare le persone a restare anonime e contemporaneamente mantenere la fluidità della storia. Tutte le persone che hanno condiviso le loro esperienze hanno espresso la speranza di poter essere di ispirazione agli altri nel momento di maggior bisogno. Ho successivamente realizzato interviste o video con molte persone menzionate in questo libro, come Rabbat, in modo da poter verificare cosa sta succedendo nella loro vita in questo momento. Anche queste testimonianze puoi trovarle sul sito MyAncientSecrets.com.

Ringraziamenti speciali e riconoscimenti: l'elenco delle persone da ringraziare è così lungo che ho dovuto pubblicarlo sul sito MyAncientSecrets. A tutti coloro che hanno aiutato in qualche modo a condividere storie, a revisionare, modificare e recensire questo libro, mi inchino con profonda gratitudine. La benedizione del vostro amore è presente in ogni pagina.

Prossimo libro: Poiché questo libro descrive in dettaglio solo una piccola parte delle innumerevoli storie e dei rimedi casalinghi che ho raccolto, sto già lavorando al prossimo libro, che includerà ulteriori storie e segreti che possono cambiarti la vita. Quando ti iscriverai a MyAncientSecrets.com/Belong, troverai aggiornamenti sulla pubblicazione del libro successivo.

Il tuo viaggio: Mahatma Gandhi ha dichiarato che tutti noi siamo interconnessi. Ogni volta che una persona soffre, tutti soffriamo nella stessa misura. Al contrario, quando una persona viene aiutata, tutta l'umanità viene portata allo stesso livello.

Se questo libro ti ha aiutato in qualche modo, ti invito a lasciare una recensione a cinque stelle su Amazon.com, nonché a condividere ciò che hai imparato con le persone che ami.

Ogni singola vita che tocchi e rendi migliore, reca beneficio nella stessa misura a tutta l'umanità.

Questo libro in realtà non riguarda il dottor Naram e non è mai stato scritto con questo scopo. E non riguarda neanche me. Potresti non venire mai in contatto con noi, né seguire mai questo metodo di guarigione.

Questo libro parla di Te e così è sempre stato. Ha a che fare con il vedere il divino che è dentro di te e che può guidarti verso le esperienze, i maestri e la guarigione perfetti per te. La mia speranza è che, come risultato della partecipazione alla lettura di questo libro, tu possa sentire più amore, un desiderio maggiore di prenderti cura di te e più stupore nei confronti del miracolo di tutta la vita.

Sei veramente una parte bellissima, unica e brillante del divino arazzo dell'esistenza. Tutta la vita sta accadendo per te, non a te.

E tu sei guidato. Come prova di questa realtà, stai leggendo queste parole proprio ora.

Potresti anche aver avuto l'ispirazione, durante la lettura di questo libro, su alcune azioni che dovresti intraprendere e ti incoraggio a farlo. O forse ti è venuto in mente qualcuno con cui vorresti condividere queste righe. Non si può mai sapere chi può aver bisogno di questo dono d'amore, in questo momento.

Ho un'ultima piccola richiesta per te.

Ti invito a fermarti per qualche minuto, adesso, chiudere gli occhi o scrivere assecondando il libero fluire dei tuoi pensieri nello spazio sottostante.

Prenditi un po' di tempo e scrivi qui ogni momento, persona ed esperienza che ricordi abbiano contribuito alla tua vita e verso i quali provi gratitudine:

_____

_____

_____

_____

_____

_____

_____

_____

_____

_____

_____

_____

Guarda di nuovo la tua lista ora, e mentre leggi ogni punto, nel tuo cuore dì "grazie" alla vita. Quindi alla fine dì "grazie" per il dono di essere te stesso, esattamente chi sei, esattamente dove sei, in questo preciso momento. Grazie.

Proprio come io sono stato guidato ad aiutare mio padre, e mi sono trovato sul percorso esattamente le persone e le esperienze che mi hanno condotto dove sono ora, la verità è che anche tu sei stato guidato. Dall'amore. Affidati e continuerai ad essere guidato, dall'amore, esattamente verso ciò che fa per te.

E spero che ti ricorderai sempre che qualunque problema tu possa incontrare, esiste sempre una soluzione.

Ancora meglio, come diceva il dottor Naram, "Ogni problema o avversità porta in sé i semi di un uguale o maggiore beneficio".

Namaste,
Dott. Clint G. Rogers

P.S. Mi piacerebbe rimanere in contatto con te, per ascoltare la tua storia su come sei arrivato a questo libro e sulle esperienze scaturite dalla lettura. Puoi contattarmi su Facebook, Instagram o inviarmi un'e-mail a DrClint@MyAncientSecrets.com.

APPENDICE

Glossario

Aam (o ama) = tossine

Agni = termine antico usato per descrivere il fuoco o il potere digestivo.

Allopatia, o **Medicina Allopatica** = sistema di pratica medica, che mira a combattere le malattie mediante l'uso di rimedi, quali farmaci o interventi chirurgici, che producono azioni contrarie rispetto a quelle che hanno provocato la malattia (definizione tratta dal Dizionario Medico Merriam-Webster).

Amrapali = considerata una delle donne più belle mai esistite; utilizzando gli antichi segreti di bellezza e di giovinezza del Siddha-Veda, che aveva appreso da Jivaka, Amrapali mantenne intatta la sua bellezza e giovinezza al punto che il re, pur avendo già una moglie giovane e molto bella, si innamorò di lei, benché avesse oltre vent'anni più di lui.

Antica guarigione = non si tratta di "lottare contro le malattie" ma di creare una condizione di equilibrio nell'organismo, spesso attraverso una purificazione dalle tossine, grazie alla quale il corpo guarisce se stesso.

MyAncientSecrets.com = sito web a iscrizione gratuita che rappresenta un regalo per i lettori di questo libro e una risorsa per imparare come applicare immediatamente questi antichi segreti di guarigione nella vostra vita. Inizia da qui: www.MyAncientSecrets.com/Belong.

Antiche tradizioni di guarigione (ATH) = Corso di due anni di certificazione negli antichi metodi di guarigione del dottor Naram e del Siddha-Veda, originariamente offerto da una università di Berlino e ora diffuso in altre università in tutto il mondo.

"Atithi Devo Bhava" = detto indiano che significa: "tratta qualsiasi ospite, chiunque esso sia e per quanto inopportuna possa essere la sua visita, come se Dio in persona fosse venuto da te". Nella tradizione curativa del Siddha-Veda questo detto è preso molto a cuore, dato che si considera ogni persona che si incontri come una manifestazione di Dio.

Atmiyata = potente principio di vita insegnato da Hariprasad Swamijii e praticato dai membri della Divina Società Yogi: indipendentemente da come qualcuno ti tratta, puoi rispondere con amore e rispetto.

Ayurveda = scienza della vita; scienza medica dell'India che data oltre 5.000 anni e che si concentra sia sul superamento della malattia, sia su quale sia lo stile di vita capace di contribuire alla prevenzione delle malattie.

Blocchi (fisici, mentali, emotivi, relazionali, spirituali, finanziari, ecc.) = situazioni che ricorrono quando la vita di una persona si blocca e tende a ristagnare (e creare difficoltà). Si ottiene una guarigione più profonda quando si riesce a riconoscere e rimuovere i blocchi in modo definitivo.

Buddha = maestro spirituale originariamente chiamato Sidhartha Gautama, nato in India circa 2.500 anni fa; noto per aver rinunciato a una vita di privilegi a palazzo per seguire, e in seguito insegnare, un percorso verso l'illuminazione.

Conscio, inconscio, superconscio = tre livelli di coscienza, che vengono attivati attraverso Marma Shakti.

Dard Mukti = Dard significa "dolore" e Mukti significa "libertà da"; antichi segreti di guarigione che aiutano ad alleviare diversi tipi di dolori, articolari o muscolari.

Dis-agio = modo in cui il dott. Naram definiva gli squilibri: in caso di disarmonia che causa di-sagio o disfunzionalità, rimuovendo il blocco e riequilibrando il sistema, si ritrova il benessere nella vita.

Guarigione più profonda = andare oltre i sintomi per risolvere alla radice la causa di un problema a livello fisico, mentale, emotivo e spirituale.

Dosha = rappresentazioni nell'organismo umano degli elementi che esistono in natura (cioè kapha = terra/acqua; vata = vento/etere; pitta = fuoco); quando i nostri dosha sono in equilibrio, siamo in buona salute, quando sono sbilanciati, lo squilibrio crea disagio.

Ghee = burro chiarificato, prodotto attraverso un processo di bollitura che elimina dal latte le parti solide (colesterolo, caseina e lattosio); utilizzato in cucina e per scopi medicinali.

Gurudwara = luogo di culto per le persone di fede Sikh.

Jivaka = maestro guaritore che visse intorno all'anno 500 a.C. Conosciuto come il primo maestro del lignaggio Siddha-Veda, fu anche il medico personale del Buddha, di Amrapali, considerata una delle donne più belle al mondo, e del re indiano Bimbisāra. Egli ha appreso da manoscritti segreti, ed ha trasmesso ai suoi studenti, l'antica saggezza su come ottenere salute vibrante, energia illimitata e pace mentale a qualsiasi età.

Kapha = il dosha, o elemento vitale, correlato alla terra/acqua.

Karmayoga, bhaktiyoga e gyanyoga = percorsi di diverso tipo per raggiungere il Moksha, uno stato di illuminazione o realizzazione (ovvero percorso di meditazione, percorso di preghiera, percorso di successo negli affari o in battaglia).

Marma Shakti = antica tecnica di trasformazione profonda, che agisce a tutti i livelli: corpo, mente, emozioni e spirito. Consapevolmente o inconsapevolmente, tutti siamo programmati dalla società in cui viviamo. Il Marma è un'antica tecnica per riprogrammare se stessi al fine di allineare la vita al suo vero scopo. Può aiutare a rimuovere i blocchi e riequilibrare il sistema. Questa antica tecnica non solo può ridurre o far scomparire il dolore fisico, ma può anche aiutare a raggiungere qualunque cosa si voglia nella vita.

Moksha = stato di illuminazione o di realizzazione.

Namaste o Namaskar = saluto indiano espresso congiungendo le mani davanti al cuore, che significa "il/la divino/a dio/dea in me si inchina al/la divino/a dio/dea in te, e io onoro quello spazio sacro dove io e te siamo uno".

Pakoda = pietanza indiana simile agli anelli di cipolla, che il dottor Naram ha usato per liberarmi da un intenso mal di testa, dimostrando così il principio che tutto può essere una medicina o un veleno a seconda di come, dove e quando lo si usi.

Panchakarma o asthakarma = una pulizia che prevede diversi processi di ricostruzione dei sistemi fondamentali del corpo, una delle sei chiavi di guarigione profonda del Siddha-Veda.
Karma significa "azione" e pancha significa "cinque". Quindi il panchakarma consiste in cinque azioni per rimuovere le tossine o purificare il corpo. Nell'asthakarma ci sono otto azioni, o tre passaggi aggiuntivi, per ripulire, purificare e riequilibrare il corpo dall'interno all'esterno.

Pankaj Naram = il maestro guaritore (dott. Naram) a cui si fa riferimento in questo libro, che è nato il 4 maggio 1955 e che ha lasciato il corpo il 19 febbraio 2020.

Pitta = il dosha, o elemento vitale, correlato al fuoco.

Guarigione del polso = un antico metodo di diagnosi, in base al quale il guaritore tocca il polso del paziente e, a seconda del tipo di pulsazione, è in grado di determinare quali squilibri o blocchi sono presenti nel corpo e come

essi incidono sulla salute fisica, mentale, emotiva e spirituale.
Seva = significa "servizio".

Shakti = definito come "potere", o potere divino di fare o creare. Secondo il dottor Naram, questo potere è già in noi e il Marma Shakti rappresenta uno strumento antico che aiuta a farlo emergere, insieme alle altre chiavi del Siddha-Veda, al fine di aiutare le persone a fare esperienza di una salute vibrante.

Siddha-Veda (o Siddha-Raharshayam) = tradizione di guarigione o scuola di pensiero per una guarigione più profonda, trasmessa da maestro ad allievo, che va oltre l'Ayurveda e che ha ad oggetto segreti o tecniche per aiutare a scoprire ciò che si vuole, raggiungerlo e goderne.

Il 95% delle persone su questo pianeta non sa cosa vuole;

il 3% sa cosa vuole ma non riesce a raggiungerlo;

l'1% sa cosa vuole, lo raggiunge, ma poi non riesce a goderne.

Solo l'1% delle persone sa quello che vuole, lo raggiunge e riesce a goderne.

Le sei chiavi della guarigione profonda del Siddha-Veda = sono rappresentate da dieta, rimedi casalinghi, rimedi erboristici, marma shakti, stile di vita e panchakarma/asthakarma. Aiutano le persone ad apparire e a sentirsi giovani a qualsiasi età.

Vaidya = una parola sanscrita che significa "medico", usata in India per riferirsi a una persona che pratica i sistemi di medicina originari indiani.

Vata = il dosha, o elemento vitale, correlato al vento/etere.

Yagna = un tipo di rituale con un obiettivo specifico.

Confronto tra Allopatia (medicina occidentale moderna), Ayurveda e Siddha Veda

	Allopatia	Ayurveda	Siddha-Veda
Età	Oltre 200 anni, adottata ufficialmente nel 1810	Oltre 5000 anni	Oltre 2500 anni
Origine	Samuel Hahnemann (1755–1843) ha definito il termine "Allopatia" per distinguerla dall'Omeopatia	Uno dei primi studiosi, Sushruta, disse di aver appreso questo metodo medico da Dhanvantari, incarnato in quel tempo dal re di Varanasi	Jivaka (medico di Buddha e altri famosi personaggi dell'epoca)
Percorso di apprendimento	Facoltà di medicina	Libri, università e pratica	Apprendistato diretto da maestro ad allievo, in un lignaggio ininterrotto
Obiettivo principale	Trattamento dei sintomi della malattia con farmaci e interventi chirurgici; suddivide il corpo in singole parti, sulle quali si concentrano gli specialisti di una data disciplina	Definita come "scienza della vita", si basa su uno stile di vita adeguato che aiuta anche a prevenire o superare la malattia (medicina applicata su base personalizzata, ovvero in base alla particolare costituzione dosha della persona); vede l'interconnessione di tutte le parti del corpo, della mente e delle emozioni e crea rimedi che le comprendono tutte	Aiuta le persone a raggiungere una salute vibrante, energia illimitata e tranquillità (medicina applicata su base personalizzata, ovvero in base alla particolare costituzione dosha della persona): vede l'interconnessione di tutte le parti del corpo, della mente e delle emozioni e crea rimedi che le comprendono tutte; aiuta anche le persone a scoprire ciò che vogliono, ottenere ciò che vogliono e godere di ciò che hanno raggiunto

Nel sito MyAncientSecrets.com si possono trovare ulteriori argomentazioni sulle distinzioni fra le tre metodologie, così come su altre forme di medicina tradizionale e 'alternativa'.

Metodi di diagnosi	Utilizzo di macchinari esterni per acquisire dati misurabili (ad es. temperatura, pressione sanguigna, livelli di zucchero nel sangue, ecc.)	Utilizzo della percezione diretta del medico (ad es. attraverso polso, lingua, osservazione delle urine, ecc.)	Utilizzo della percezione diretta del medico (ad es. attraverso il polso e altri metodi dipendenti dalla situazione specifica)
Principali strumenti e metodi di guarigione	Farmaci e chirurgia	Preparati fitoterapici, rimedi casalinghi, dieta, stile di vita, panchakarma	6 strumenti o "chiavi" di guarigione: rimedi casalinghi, dieta, Marma shakti, preparati fitoterapici, panchakarma/asthakarma, stile di vita
Metodi di verifica	Studi in doppio cieco (che isolano le variabili e le testano in un ambiente controllato per un periodo di mesi o anni)	Effetto del rimedio sulla salute nell'immediato, con osservazione per un lungo periodo di tempo di una gran varietà di persone, nel corso di migliaia di anni	Effetto del rimedio sulla salute nell'immediato, con osservazione per un lungo periodo di tempo di una gran varietà di persone, nel corso di migliaia di anni
Punti di forza	Spesso ha effetto immediato	Punta al benessere a lungo termine	Incentrata su una guarigione più profonda e su benefici a lungo termine; erbe sempre di alta qualità e prive di metalli pesanti
Controindicazioni	Spesso ci sono effetti collaterali negativi all'assunzione dei farmaci; inoltre è spesso necessario consultare uno specialista (per le visite specialistiche occorre disporre di una propria assicurazione sanitaria oppure sostenere le relative spese di tasca propria)	Spesso ci vogliono tempo, fatica, cambiamenti nello stile di vita e pazienza per raggiungere i risultati; a seconda delle qualità del medico o delle erbe; a volte sono stati trovati metalli pesanti nelle erbe	Lunga attesa per vedere un medico, a causa della forte domanda; spesso ci vogliono tempo, fatica, cambiamenti nello stile di vita e pazienza per vedere i risultati; le erbe hanno un prezzo elevato dovuto alla loro qualità

Note dal mio diario (Segreti Gratuiti per Voi)
IL SEGRETO DI AMRAPALI

Tre antichi rimedi per aiutare le donne di qualsiasi età (dai 15 ai 60 anni e oltre) a mantenere livelli ormonali ottimali:

1) Rimedio Casalingo di Amrapali del Dottor Naram

    250 g Finocchio in polvere

    250 g Cumino in polvere

    50 g Ajwain in polvere

    50 g Sale Nero

    50 g Semi di Aneto

    25 g Polvere di Coriandolo

    10 g Asafoetida/ Hing in polvere

Mescolare tutti gli ingredienti insieme e dividerne la quantità in 60 pacchetti uguali (molti ingredienti non comuni possono essere ordinati online).

Prima di assumere ogni pacchetto metterne in ammollo il contenuto in acqua calda per 30-60 minuti e berne il contenuto. Assumere 4 pacchetti distribuiti durante la giornata. Continuare questo trattamento per almeno 6 mesi.

2) Marma Shakti per il Segreto di Amrapali - Sull'avambraccio sinistro, dal lato del pollice individuare il punto localizzato sotto il polso contando tre dita dal pollice verso il braccio e premere quel punto 6 volte, diverse volte al giorno.

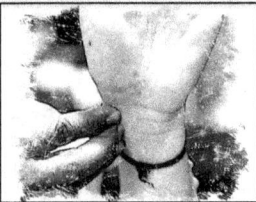 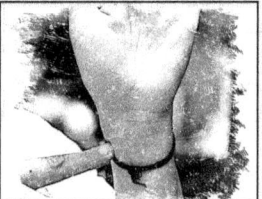

3) Rimedi a base di erbe - Esiste una forma liquida e una in compresse a base di erbe per favorire un buon funzionamento ormonale nelle donne, che comprende ingredienti quali il Finocchio, Shatavari (Asparagus Racemosus), Sedano, Semi di Agnocasto.

  * Ulteriore materiale disponibile sui segreti di Amrapali online sul sito: MyAncientSecrets.com/Belong.

  * Si Ricorda che l'esclusione di responsabilità in campo medico si applica a qualsiasi informazione presente in questo libro e online

Note dal mio diario (Segreti Gratuiti per Voi)
ANTICHI SEGRETI PER AUMENTARE LE DIFESE IMMUNITARIE

Nel capitolo 12, il dott. Giovanni ha aiutato le api di un alveare a guarire da un parassita e da un virus, utilizzando alcune erbe e un rimedio casalingo per aumentare le loro difese immunitarie. Ha ottenuto questi antichi segreti dal dott. Naram, che li ha usati per aiutare molte persone, donando loro una salute più vibrante, energia illimitata e pace della mente.

1) Dieta: bollire alcune fette di radice di Zenzero in acqua con 1/2 cucchiaino di polvere di Curcuma e sorseggiare durante il giorno. Evitare grano e latticini, nonché cibi acidi e fermentati. Mangiare invece la zuppa di Mung e verdure cotte a foglia verde.

2) Marma Shakti: premere 6 volte sulla mano destra, nella parte superiore del dito medio, più volte al giorno.

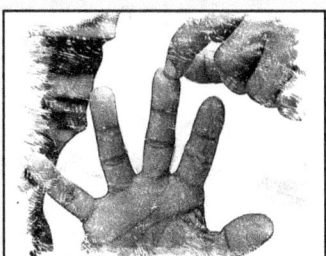

3) Rimedio casalingo - Potente antico rimedio del dott. Naram per aumentare le difese immunitarie:
    1 cucchiaino di Miele
    1/2 cucchiaino di succo di Zenzero
    1/2 cucchiaino di Curcuma in polvere
    1/4 di cucchiaino di Cannella in polvere
    11-12 foglie di Basilico santo (Tulsi)
    1/8 di cucchiaino di Chiodi di Garofano in polvere
    1 spicchio d'Aglio (non indispensabile, se proibito per motivi religiosi)
    - mescolare tutto in mezzo bicchiere di acqua calda e assumere 2-4 volte al giorno.

4) Rimedi a base di erbe - Il dott. Giovanni ci ha suggerito una formula a base di erbe per aumentare le difese immunitarie che include ingredienti quli buccia di Melograno, Tinospora indiana (Tinospora Cordifolia), radici di Liquirizia, corteccia di Holarrhena (Holarrhena Antydisenterica), radici di Andrographis (Andrographis Paniculata), Zenzero e foglie di Basilico santo (Tulsi).

*Ulteriore materiale disponibile: potete vedere online la dimostrazione del marma e come realizzare questo rimedio iscrivendovi al sito MyAncientSecrets.com.
*Si ricorda che l'esclusione di responsabilità in campo medico si applica a qualsiasi informazione presente in questo libro e online.

Formule Erboristiche Citate in Questo Libro *

Al fine di aiutare le persone a raggiungere una guarigione profonda, il dottor Naram ha creato più di trecento formule a base di erbe, a cui ha dato nomi diversi a seconda dei diversi Paesi in cui le ha usate. Ha creato queste formule usando i principi che ha appreso dal suo maestro, dagli antichi manoscritti e dalla sua vasta esperienza derivante dall'aver assistito oltre un milione di persone in più di trentasei anni. Ho visto come ha utilizzato gli antichi procedimenti segreti per ottenere i benefici alchemici derivanti dalla combinazione di specifici ingredienti e, allo stesso tempo, come ha utilizzato moderne strutture scientifiche per garantire pulizia, standardizzazione e sicurezza dei prodotti. Spero davvero che chiunque crei prodotti erboristici lo faccia con lo stesso livello di eccellenza. Quando assumete un qualunque integratore a base di erbe, è consigliabile che vi accertiate che contenga ingredienti di origine controllata e che sia totalmente privo di metalli pesanti.

A puro titolo informativo, nella tabella sottostante trovate elencati alcuni degli ingredienti che compongono talune formulazioni a base di erbe menzionate in questo libro. Non intende essere un elenco esaustivo o completo. Per maggiori informazioni su questo argomento, cercate online (usando discernimento) o affidatevi a un buon insegnante.

* Promuovere la salute relativamente a:	*Alcune formule a base d'erbe possono includere questi ingredienti:
Pressione sanguigna	Corteccia di Arjuna (Terminalia Arjuna), Pennywort indiano (Centella Asiatica), Boerhavia (Boerhavia Diffusa), Tephrosia viola (Tephrosia Purpurea), Aglio
Funzioni cerebrali	Morning Glory nana (Convolvulus), Gotu Kola (Centella Asiatica), Issopo d'acqua (Bacopa Monnieri), Shatavari (Asparagus Racemosus), Zucca bianca, Olio di semi di Celastro
Tranquillità	Ashwaganda (Vithania Somnifera), Issopo d'acqua (Bacopa Monnieri), Gotu kola (Centella Asiatica), Morning Glory nana (Convolvulus), Curcuma, Liquirizia
Capelli	Olio di sesamo, frutto di Emblica Officinalis, Pennywort indiano (Centella asiatica), Eclipta, Neem, frutto di Sapindus, foglie di Henné
Difese immunitarie	Buccia di Melagrana, Tinospora Cordifolia, radici di Liquirizia, corteccia di Holarrhena (Holarrhena Disenterica), Zenzero, foglie di Basilico santo (Tulsi)

Legamenti e giunture	Corteccia di Cissus Alata, incenso di Olibano indiano (Boswellia), foglie di Agnocasto (Vitex Agnuscastus), Zenzero, resina gommosa di Guggul
Fegato	Phillantus, Tinospora Cordifolia, Boerhavia, Terminalia Chebula, Andrographis Paniculata, Capperi (Capparis Spinosa)
Polmoni	Frutto del Melograno, radici di Yellow Fruit (Dioscorea Cayenensis), foglie di Justicia Adhatoda, radici di Liquirizia, Basilico santo (Tulsi), radici di Aegle Marmelos, radici di Stereospermum Chelonoides
Ormoni maschili	Semi di Sesamo, Tribulus Terrestris, Tinospora Cordifolia, radici di Ashwaganda (Vithania Somnifera), rizoma di Kudzu indiano (Pueraria Tuberosa), semi di Mucuna Pruriens
Sollievo da fitte muscolari o delle giunture	Menta Piperita, olio di Gaultheria, Oroxylum Indicum, Pluchea Lanceolata, olio di Cannella, Zenzero, radici di Cyperus, Curcuma, foglie di Agnocasto
Pelle	Neem, Curcuma, olio di Cocco, Basilico santo, Inderjao dolce, Cannella, Cardamomo, Cassia Fistula indiana, Emblica Officinalia, Shores robusta, Pepe nero
Ormoni femminili	Finocchio, Shatavari (Asparagus Racemosus), Sedano, semi di Agnocasto, Cumino

Osservazioni sulle Formule Erboristische e sui Rimedi Casalinghi

Non preoccuparti se alcuni ingredienti o formule a base d'erbe non sono disponibili nel tuo paese. Ricordi le sei chiavi del Siddha-Veda? Puoi cambiare la tua dieta, premere i punti marma shakti o preparare rimedi casalinghi con gli ingredienti che trovi in cucina. Il dottor Naram spesso li adeguava nei preparati in base alla condizione delle persone, alla loro costituzione, età, sesso e talvolta anche posizione sociale. Prestava anche attenzione a ciò che accadeva nel loro corpo mentre li assumevano e apportava cambiamenti secondo necessità. Quindi qualsiasi cosa tu faccia ascolta il tuo corpo e, se puoi, trova un bravo esperto che ti aiuti. Il dottor Naram direbbe: "Il viaggio di mille miglia inizia con un solo passo. Inizia da qualsiasi cosa alla quale tu abbia accesso e fai tutto ciò che puoi fare." Quindi confida che sarai guidato se sarà necessario qualcos'altro per te.

---

* Per quanto riguarda eventuali rimedi in questo libro o online, si prega di leggere le dichiarazioni di non responsabilità medica.

Foto Divertenti e Testimonianze

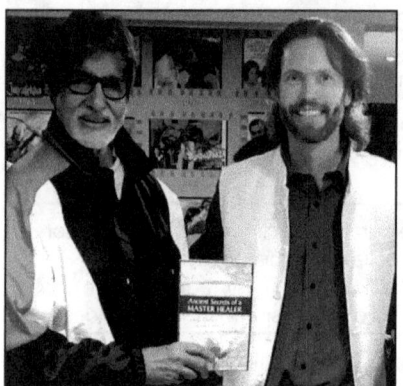

Il dott. Clint G. Rogers con la superstar di Bollywood Amitabh Bachchan.

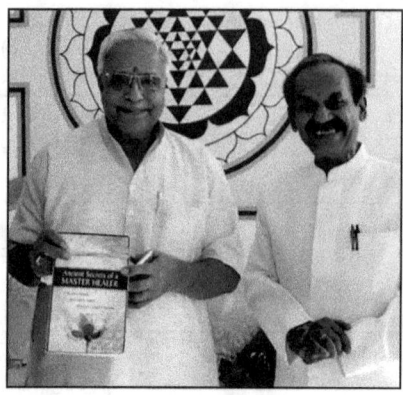

Il leader di Rashtriya Swayamsevak Sangh, Bhayya Joshi: "Questi segreti sono un tesoro inestimabile, gli indiani e le persone in tutto il mondo devono esserne fieri".

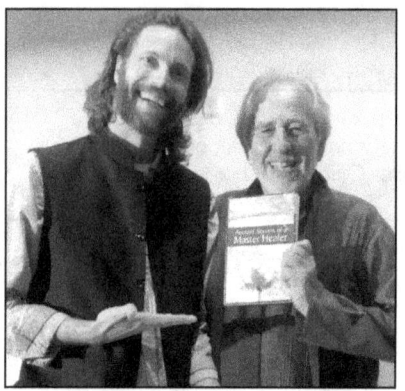

Il dott. Clint G. Rogers con il dott. Bruce Lipton, biologo e autore di best seller.

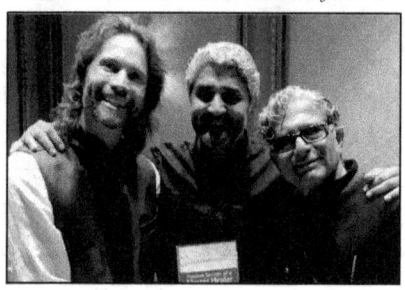

Il dott. Clint G. Rogers con Poonacha Machaiah e il dott. Deepak Chopra.

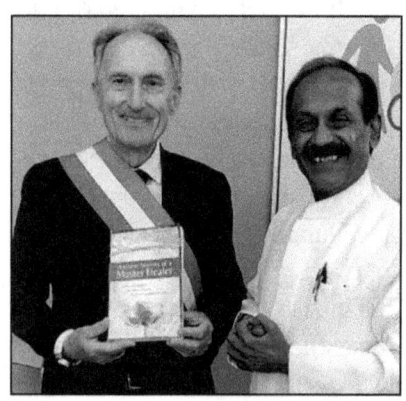

Pietro Tanzini, sindaco di Bucine (AR) in Toscana, Italia, considerava il dott. Naram un Guru della Guarigione.

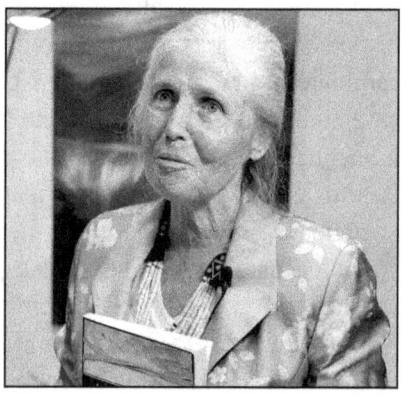

La dott.ssa Dagmar Uecker, stimata fisica tedesca, invitava ogni anno il dott. Naram presso la sua clinica in Germania per risolvere casi che nessun altro poteva risolvere.

Buone notizie! Benedizioni speciali a tutti coloro che possiedono e condividono questo libro sono state impartite da molti grandi santi e maestri, fra cui:

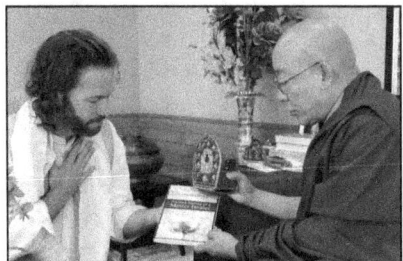

L'Oracolo di Sua Santità il 14° Dalai Lama

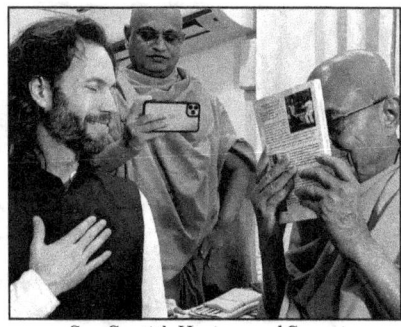

Sua Santità Hariprasad Swami

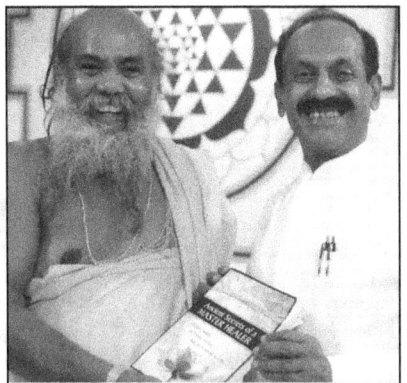

Swami Omkar Das Ji Maharaj

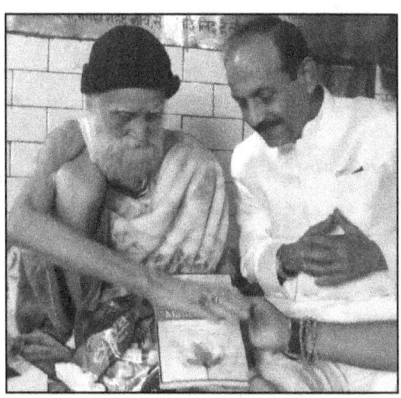

Il dott. Tyaginath Aghori Baba

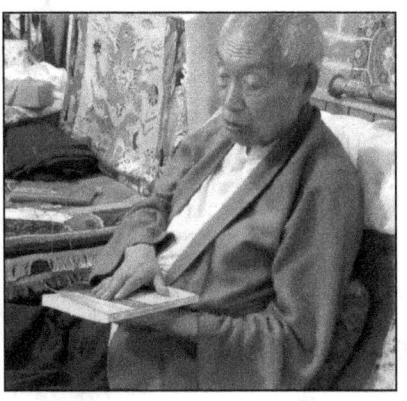

Sua Eminenza Namkha Drimed Ranjam Rinpoche

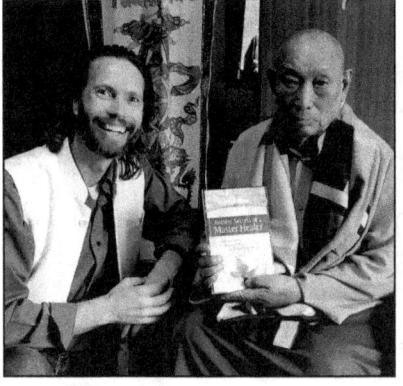

Il dott. Yeshi Dhonden, Guaritore di Medicina Tibetana

*Altri contributi sulle loro benedizioni, e su quelle date da leader spirituali di molte tradizioni si possono trovare nel sito MyAncientSecrets.com

Lettere di Santi, Studiosi e Sostenitori:

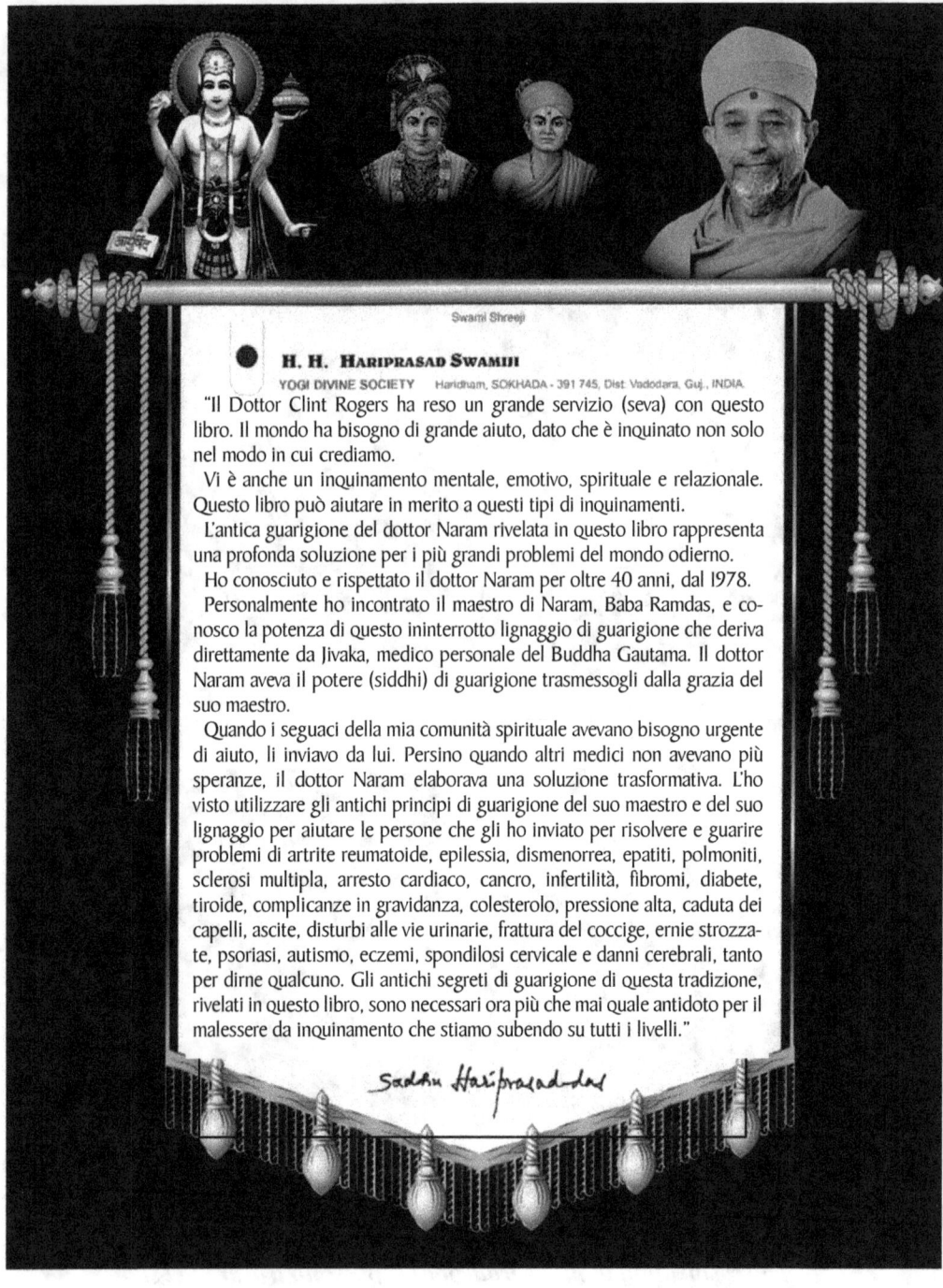

H. H. HARIPRASAD SWAMIJI
YOGI DIVINE SOCIETY — Haridham, SOKHADA - 391 745, Dist. Vadodara, Guj., INDIA

"Il Dottor Clint Rogers ha reso un grande servizio (seva) con questo libro. Il mondo ha bisogno di grande aiuto, dato che è inquinato non solo nel modo in cui crediamo.

Vi è anche un inquinamento mentale, emotivo, spirituale e relazionale. Questo libro può aiutare in merito a questi tipi di inquinamenti.

L'antica guarigione del dottor Naram rivelata in questo libro rappresenta una profonda soluzione per i più grandi problemi del mondo odierno.

Ho conosciuto e rispettato il dottor Naram per oltre 40 anni, dal 1978.

Personalmente ho incontrato il maestro di Naram, Baba Ramdas, e conosco la potenza di questo ininterrotto lignaggio di guarigione che deriva direttamente da Jivaka, medico personale del Buddha Gautama. Il dottor Naram aveva il potere (siddhi) di guarigione trasmessogli dalla grazia del suo maestro.

Quando i seguaci della mia comunità spirituale avevano bisogno urgente di aiuto, li inviavo da lui. Persino quando altri medici non avevano più speranze, il dottor Naram elaborava una soluzione trasformativa. L'ho visto utilizzare gli antichi principi di guarigione del suo maestro e del suo lignaggio per aiutare le persone che gli ho inviato per risolvere e guarire problemi di artrite reumatoide, epilessia, dismenorrea, epatiti, polmoniti, sclerosi multipla, arresto cardiaco, cancro, infertilità, fibromi, diabete, tiroide, complicanze in gravidanza, colesterolo, pressione alta, caduta dei capelli, ascite, disturbi alle vie urinarie, frattura del coccige, ernie strozzate, psoriasi, autismo, eczemi, spondilosi cervicale e danni cerebrali, tanto per dirne qualcuno. Gli antichi segreti di guarigione di questa tradizione, rivelati in questo libro, sono necessari ora più che mai quale antidoto per il malessere da inquinamento che stiamo subendo su tutti i livelli."

Sadhu Hariprasaddas

Testimonianza di Sua Santità, il 14° Dalai Lama

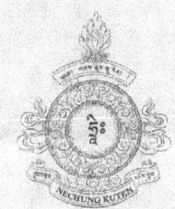

Ven. Thupten Ngodup
(The Medium of Tibet's Chief State Oracle)
Nechung Dorje Drayangling Monastery

"Sono molto interessato al libro in pubblicazione 'Antichi Segreti di un Maestro Guaritore' del dottor Clint G. Rogers, perché è esattamente correlato agli insegnamenti del Buddha: 'Oh monaci e uomini saggi, così come l'oro si valuta sfregandolo, tagliandolo e fondendolo, allo stesso modo esaminate bene le mie parole prima di accoglierle. Non accettatele solo per rispetto nei miei confronti.'

Clint Rogers ha svolto un approfondito lavoro di ricerca sulla tradizione di antiche tecniche per la cura di una miriade di malattie, soprattutto in questo secolo in cui ce ne sono moltissime diverse fra loro. È davvero necessario integrare le tecniche di guarigione antiche e quelle moderne. Le mie benedizioni e preghiere vanno a questo libro e alle migliaia di persone che lo leggeranno; che le loro vite siano benedette da guarigione profonda, felicità e pace della mente."

Ven. Thupten Ngodup (Medium of Tibet's Chief State Oracle)

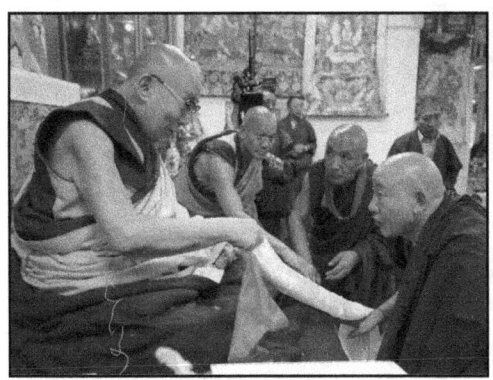
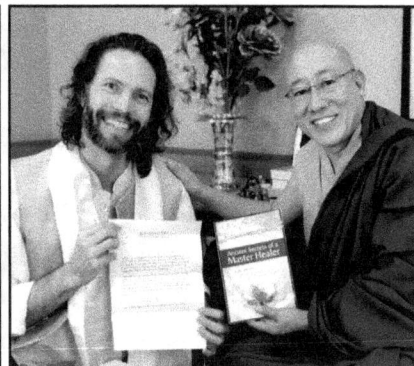

Dott.ssa Aditi Govritikar (specializzata in Psicologia, attrice e top model "Miss Mondo")

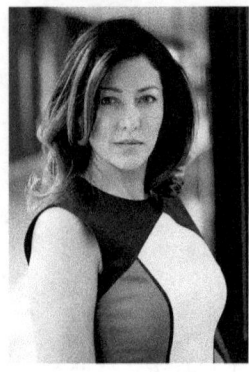
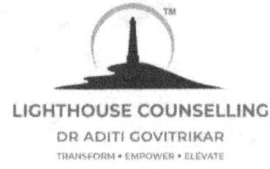

Questo libro "Antichi Segreti di un Maestro Guaritore" del dottor Clint G. Rogers è un dono, e vorrei che fosse letto non solo dalle persone che amo, ma da ogni singolo individuo su questo pianeta. È scritto con il cuore, con una infinita saggezza integrata in ogni sua storia avvincente, e funziona come una "bibbia" di rimedi casalinghi testati nel tempo che si possono applicare ad ogni necessità.

Il primo capitolo mi ha talmente coinvolto da non volerlo interrompere... per quanto era avvincente. Semplice e facile da leggere, mi ha tenuto inchiodata alla poltrona chiedendomi continuamente 'cosa succederà ora?'

Ho apprezzato come le storie siano intercalate da profonde perle di saggezza senza tempo (in India le chiamiamo 'gyan'). È pratico e fonte di ispirazione, mi ha portato a pormi domande importanti per rendere migliore la mia vita dal punto di vista fisico, emotivo e spirituale.

Questo libro è come la Gita (o la Bibbia, il Corano ecc.), a qualunque età o fase della vita ci si trovi si trarrà beneficio dalla sua lettura. Chiunque può ritrovare in esso la saggezza per affrontare le esperienze che sta incontrando in quel momento della propria vita. Ad ogni rilettura, si potrà cogliere qualcosa di nuovo.

Come madre, vorrei che ogni bambino lo leggesse. Come donna e modella, sono entusiasta di utilizzare gli antichi segreti per apparire e sentirmi più giovane. Come psicologa, apprezzo quanto questa antica scienza di guarigione riequilibri il corpo dal profondo. Ho finito col capire che soltanto l'ego trattiene qualunque medico o guaritore dall'accettare l'efficacia di altre forme di trattamento diverse da quella che praticano personalmente.

Dopo l'inaspettata scomparsa del dottor Naram, questo libro è più che mai necessario. All'avvicinarsi dell'ultimo capitolo mi sono trovata a desiderare che la storia non finisse mai. Sto già aspettando che Clint G. Rogers pubblichi il prossimo libro!

V Care Polyclinic, La Magasin, Above Roopkala Showroom, SV Road, Santacruz-54
022-26050846, 91-9820108600 | info@lighthousecounsellingcentre.com

A.M. Naik - Amministratore Delegato della Larsen & Toubro, una delle più prestigiose aziende multinazionali

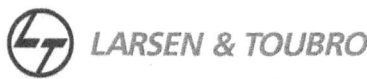

A. M. Naik
Group Chairman

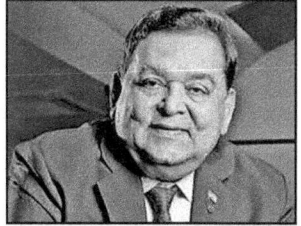

September 05, 2018

Ancient Secrets of a Master Healer

Conosco il dottor Naram da più di 30 anni, e ho visto diffondersi e crescere sempre più nel mondo la sua missione di guarigione.

Mi ha fatto enorme piacere la richiesta di scrivere la presentazione per questo libro dati i nostri comuni valori di integrità, duro lavoro e, soprattutto, passione incrollabile per qualunque cosa noi possiamo fare, compreso il propagare l'importanza degli antichi insegnamenti per la guarigione nella società moderna.

Il dottor Naram ha diffuso nel mondo antiche pratiche di guarigione che erano andate perse nel corso di generazioni. Inoltre, ha contribuito a smitizzarle e a condividerle in modo che chiunque possa utilizzarle.

Persino dopo aver influenzato le vite di milioni di persone nel mondo, la sua devozione a questa missione lo ha reso sempre più forte nel tempo. Ad un'età in cui la maggior parte delle persone sarebbe andata in pensione, è stato più appassionato che mai nel proteggere, conservare e diffondere gli antichi segreti di guarigione, tratti dagli antichi manoscritti dei maestri Himalayani, per aiutare a guarire con efficacia questo mondo.

Sono certo che troverete la storia della vita del dottor Naram, raccontata dal ricercatore universitario Clint G. Rogers, davvero affascinante e fonte d'ispirazione, e scoprirete in questo libro perle di antica saggezza da applicare alla vostra vita quotidiana.

Gli auguro il meglio in questa nobile opera.

Cari saluti.

A.M. Naik

A. M. Naik
Group Chairman - Larsen & Toubro

A.M. Naik - Amministratore Delegato della Larsen & Toubro

Larsen & Toubro Limited, Landmark Bldg., 'A' Wing, Suren Road, Chakala, Andheri (East), Mumbai - 400 093, INDIA
Tel: +91 22 6696 5333 Fax: +91 22 6696 5334 Email: amn@Larsentoubro.com www.Larsentoubro.com
Registered Office: L&T House, N. M. Marg, Ballard Estate, Mumbai - 400 001, INDIA CIN: L99999MH1946PLC004768

Sua Santità Divine Premben

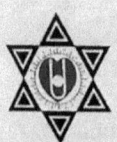

Swami Shreeji

YOGI MAHILA KENDRA

(Bombay Pumblic Trust Act Reg. No. BRD / E / 2593, Dt. 19-8-1978)
(Income Tax Act Reg. No. 110-Y-1)

President : H.D.H. Hariprasad Swamiji
Secretary : Vitthaldas S. Patel

HARIDHAM, Po. : SOKHADA - 391 745, Di. Vadodara, Gujarat
Ph:(0265) 86011/22/33/44/55,86242, Fax:(0265) 86503,86526,86142

"Il Dottor Pankaj Naram era un'autorità mondiale negli antichi segreti di guarigione.

Il mio maestro Sua Santità Hariprasad Swami Maharaj (fondatore e presidente della Yogi Divine Society) conosceva il dottor Pankaj Naram da più di quaranta anni.

Questo libro ispira chi lo legge ad integrare i suoi antichi segreti di guarigione nella vita di ogni giorno. Offre un aiuto alle persone attraverso la dieta, lo stile di vita, le erbe e i rimedi casalinghi per ottenere infinita energia, salute e felicità.

Mi ha sempre colpito la sua missione di portare benefici in ogni cuore e in ogni casa sulla terra attraverso gli Antichi Segreti di Guarigione.

Sto assumendo i suoi integratori per il diabete e il colesterolo, con risultati straordinari. Molte sorelle nell'Ashram di Bhakti stanno prendendo i suoi rimedi con risultati incredibili, in alcuni casi ottenendo una guarigione completa. Che sia diabete, tiroide, artrite, dolore alle articolazioni, mal di schiena, asma o altro, i suoi interventi sui marma hanno funzionato su persone in condizioni critiche. Il dottor Naram ha portato molte di noi all'alimentazione vegana e senza glutine aggiungendo i suoi integratori alle erbe, esercizio fisico e panchakarma. In tutti i casi con ottimi risultati.

Ringrazio il dottor Clint G. Rogers per questo magnifico libro che ogni essere umano dovrebbe leggere."

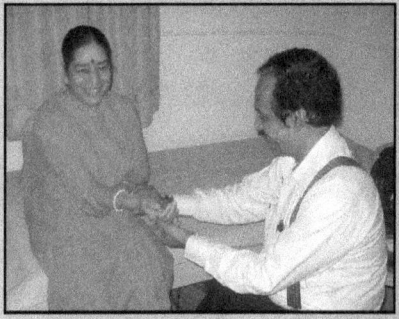

Sadhvi Suhrad

shadhvi suhrad.

Joel Fuhrman, dottore in medicina (Presidente della Fondazione per la Ricerca nella Nutrizione e sei volte autore bestseller secondo il NY Times)

The Offices Of
Joel Fuhrman, M.D.

"Ho apprezzato l'amicizia e la fraternità di Clint. Si è davvero interessato alla grande ricerca che ho svolto su come una dieta nutritariana possa completamente guarire disturbi quali diabete, pressione alta, problemi cardiaci, obesità, malattie autoimmuni e tanto altro. La ricerca della mia vita, condivisa tramite i miei libri e i miei interventi televisivi presso la PBS, dimostra come i problemi di salute che affrontiamo siano direttamente collegati al cibo di cui ci nutriamo, e come un cambiamento nella nostra alimentazione influisca in modo significativo sulla salute fisica, mentale ed emotiva.

Storie importanti di persone che sono guarite da ogni genere di malattia e disturbo non sono 'miracoli medici'. Questi risultati sono prevedibili quando si seguono determinati principi. La salute è un vostro diritto, accessibile a chiunque. Il problema è dato dagli alimenti tossici, dallo stile di vita e dai farmaci assunti dalla maggioranza di noi, che aggiungono stress ai nostri organi, anno dopo anno, fino al loro collasso. La buona notizia è che possiamo guarire virtualmente da qualunque malattia ed evitarne l'insorgenza, se lo si vuole. Il corpo umano è per sua natura una meravigliosa macchina che si ripara e si guarisce da sé quando è nutrita dai giusti alimenti e dal corretto stile di vita.

Ciò che mi piace di Clint è che si tratta di un ricercatore di verità con una curiosità che l'ha condotto su un sentiero e una missione irripetibili. Egli possiede un'incredibile conoscenza delle utilissime, ma per lo più sconosciute, antiche tecniche di guarigione. Una volta, in Messico, mia moglie soffrì di un grave problema digestivo (comunemente noto come vendetta di Montezuma). Subito Clint l'ha aiutata con un rimedio imparato dal dottor Naram, tanto che siamo stati sorpresi e felici che lei stesse bene già il giorno seguente. Quello che più rispetto è il cuore di Clint e il suo potente desiderio di fare del bene a tutte le persone. Auguro tutto il meglio a questo libro e alla sua elevata missione di aiutare l'umanità."

Joel Fuhrman, M.D.

President Nutritional Research Foundation

6 times NY Times Bestselling Author

4 Walter E Foran Boulevard, Suite 409, Flemington New Jersey 08822

.DrFuhrman.com

Altre bellissime lettere si trovano online.

Un'altra Storia Divertente per Voi

A Kathmandu, nel Nepal, c'è un tempio chiamato Swayambunath (affettuosamente conosciuto come "il tempio delle scimmie"). Questo è il luogo in cui il dottor Naram ha iniziato per la prima volta ad apprendere dal suo maestro la guarigione attraverso la lettura del polso.

Apprestandoci a pubblicare questo libro, io (dottor Clint) e il dottor Naram ci recammo là per un ringraziamento.

Ad un certo punto ho appoggiato il libro per fotografarlo con uno sfondo pittoresco… e si è verificato questo evento inaspettato!

Aghori Kabiraj, un assistente volontario delle oltre quattrocento scimmie che vagano liberamente, è rimasto enormemente colpito nel vedere le foto. Ha detto di non aver mai visto niente di simile fino a quel momento. Secondo lui quella non era una scimmia qualunque. Facilmente riconoscibile dal fatto che era senza mani e per questo considerata la più potente "scimmia tantrica" del tempio, diretta rappresentante di Lord Hanuman, il dio scimmia.

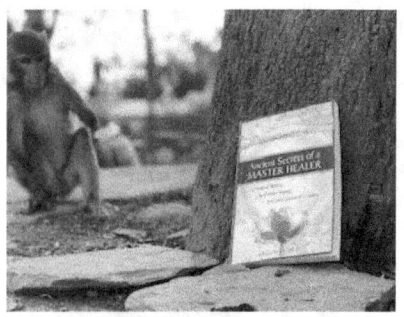
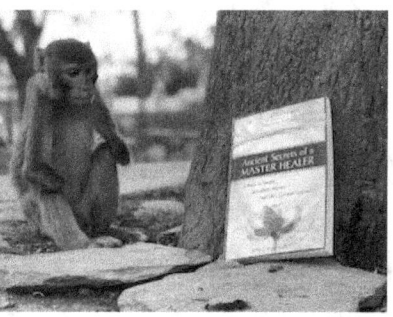

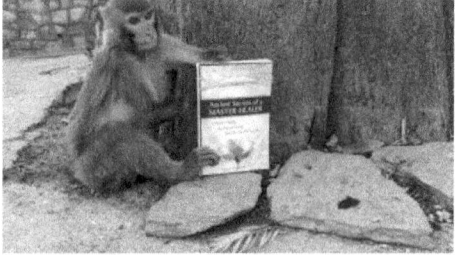

"La Scimmia Tantrica" senza mani si è avvicinata e ha preso il libro, tenendolo con grande cura.

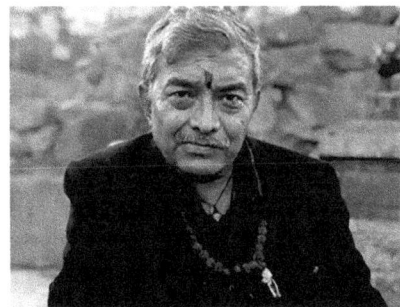
Aghori Kabiraj

"Non credo ai miei occhi", ha detto. "Hai fatto un miracolo!" Aghori Kadiraj ha esaltato la grande potenza di questa benedizione. "Qualunque cosa sia scritta nel libro, essa è benedetta da Hanuman, e chiunque possieda una copia di questo libro a casa sua e nella sua vita sarà benedetto con questa protezione divina, con la guarigione e persino la rimozione di ogni ostacolo."

Da occidentale scettico in tutta onestà non sapevo come prendere tale situazione. Ma ora, avendo sentito la benedizione di un potere divino nella stesura di questo libro, sono grato dell'insegnamento ricevuto da Aghori. Averlo in mano d'ora in poi sarà un segno di benedizione divina anche nella vostra vita.

Namaste

Note sull'Autore

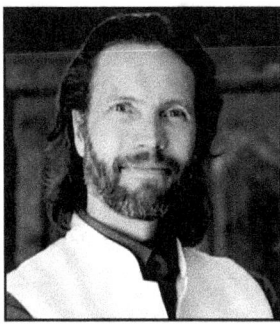

Il Dottor Clint G. Rogers è un ricercatore universitario che non aveva tempo per la 'medicina alternativa'. Da scettico a proposito di qualsiasi argomento al di fuori del regno della scienza occidentale, ha incontrato il mondo dell'antica guarigione del dott. Naram con un atteggiamento pronto a contestare e minimizzare qualsiasi evento di cui fosse stato testimone.

Tutto ciò fin quando la moderna medicina ha fallito proprio con suo padre, lasciando Clint alla disperata ricerca di qualunque soluzione potesse mantenere in vita il suo genitore. Attraverso il suo discorso sul canale di conferenze TEDx, che ha raggiunto milioni di persone, e il suo nuovo libro in uscita, Antichi Segreti di un Maestro Guaritore, egli confessa come sia stato l'amore per suo padre a spingerlo ben oltre le barriere di quanto pensava fosse logico o possibile, fino ad un mondo in cui i 'miracoli di guarigione' sono un'esperienza quotidiana.

Fino alla pubblicazione del libro, Clint ha trascorso più di 10 anni in viaggio con il dottor Naram, documentando gli antichi segreti e portando molte persone a conoscenza della loro esistenza.

Oltre al libro e al suo discorso su TEDx, Clint ha progettato, insegnando poi insieme al dottor Naram, un corso universitario di certificazione a Berlino, in Germania, per medici affermati provenienti da ogni parte del mondo, desiderosi di imparare ed applicare questi antichi segreti di guarigione.

Il dottor Clint è attualmente a capo di Wisdom of the World Wellness, un'organizzazione di visionari e attivisti alla ricerca della miglior saggezza possibile sulla terra tale da poter essere di beneficio ad ogni essere vivente.

È anche un fiduciario della Ancient Secrets Foundation, che sostiene gli sforzi umanitari tanto amati dal dottor Naram.

Clint ha passione nel condividere questa forma di guarigione profonda. Anche se non tutti dovessero sceglierla, per lo meno dovrebbero sapere che ne esiste la possibilità.

ULTERIORE MATERIALE DISPONIBILE

Scopri gli Antichi Segreti di Guarigione che Possono Cambiare la Tua Vita:

Tu o qualcuno che ami avete un problema di tipo:
- ✓ Fisico
- ✓ Mentale
- ✓ Emozionale
- ✓ Spirituale

C'è qualcosa di cui soffri da anni e per la quale vorresti sollievo?

Nel nostro sito, al quale puoi registrarti GRATUITAMENTE, sono disponibili tutti i link, i video e il materiale citati in questo libro. Sono il mio regalo per te.

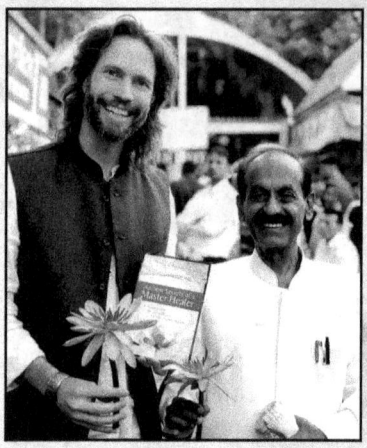

Il dott. Clint G. Rogers e il dott. Naram

Puoi iscriverti adesso su: MyAncientSecrets.com/Belong

ISCRIVENDOTI GRATUITAMENTE scoprirai:

- ✓ Come ridurre istantaneamente l'ansia
- ✓ Come perdere peso e tenerlo sotto controllo
- ✓ Come rafforzare il sistema immunitario e migliorare il livello di energia
- ✓ Come alleviare i dolori articolari attraverso l'alimentazione
- ✓ Come incrementare la memoria e la concentrazione
- ✓ Come scoprire lo scopo della tua vita
- ✓ E tanto altro ancora…

Avrai a disposizione i video correlati a ogni capitolo, che ti illustreranno i segreti contenuti in questo libro, così da poter aiutare te stesso e gli altri. Potrai anche sperimentare una potente pratica, chiamata "30 Giorni per Sbloccare il tuo Antico Potere Segreto". Durante questa esperienza scoprirai come mettere in pratica immediatamente gli antichi segreti di guarigione nella tua vita. (NOTA: Quanto sopra riguarda contenuti di livello più avanzato non presenti nel libro).

Scoprili Ora su: MyAncientSecrets.com/Belong

www.ingramcontent.com/pod-product-compliance
Lightning Source LLC
Chambersburg PA
CBHW050311120526
44592CB00014B/1869